U0377274

THE WILLS EYE HANDBOOK
OF OCULAR GENETICS

威尔斯
眼遗传学手册

编 著　[美] 亚历克斯·V.莱文（Alex V. Levin）
　　　[美] 马里奥·扎诺利（Mario Zanolli）
　　　[美] 杰尼娜·E.卡帕索（Jenina E. Capasso）

主 译　王　敏　吴继红
译 者　（以姓氏笔画为序）

王丹丹　（复旦大学附属眼耳鼻喉科医院）
王雨微　（复旦大学附属眼耳鼻喉科医院）
王　敏　（复旦大学附属眼耳鼻喉科医院）
伍　建　（北京迈基诺基因科技股份有限公司）
吴继红　（复旦大学附属眼耳鼻喉科医院）
张圣海　（复旦大学附属眼耳鼻喉科医院）
武　娜　（复旦大学附属眼耳鼻喉科医院）
周　瑶　（复旦大学附属眼耳鼻喉科医院）
胡方园　（复旦大学附属眼耳鼻喉科医院）
高凤娟　（复旦大学附属眼耳鼻喉科医院）
黄咏恒　（澳门特别行政区镜湖医院眼科）

復旦大學出版社

威尔斯眼遗传学手册

亚历克斯·V.莱文(Alex V. Levin),医学博士,健康科学硕士,加拿大皇家外科医师学会会员
主编
小儿眼科与眼遗传学
罗宾逊·D.哈雷(Robison D. Harley),医学博士,荣誉教授
小儿眼科与眼遗传学
威尔斯眼科医院
费城,宾夕法尼亚

马里奥·扎诺利(Mario Zanolli),医学博士
圣地亚哥临床医学院
德萨罗洛大学
圣地亚哥,智利
眼遗传学前研究员
威尔斯眼科医院
费城,宾夕法尼亚

杰尼娜·E.卡帕索(Jenina E. Capasso),理学硕士,认证遗传咨询师
认证遗传咨询师
威尔斯眼科医院
费城,宾夕法尼亚

　　我们向让我们有幸参与其眼遗传关怀的家属，以及陪伴我们撰写本书的家人致以最诚挚的谢意。希望本书能够为遗传性眼病患者带来更好的照护。感谢我们的配偶和孩子，是他们的奉献，才让我们有时间来写这本书。总而言之，这一切是为了患者和家属，以及所有人。

致谢

〰〰〰〰〰〰〰〰〰〰〰〰〰〰〰〰〰〰〰〰〰〰〰〰〰〰

本书的出版得到上海市科学技术委员会重大专项（2018SHZDZX05）、上海市重中之重临床医学中心项目"上海市眼部疾病临床医学中心（2017ZZ01020）"、徐汇区卫健系统重要疾病联合攻关项目"常见眼病的综合防控研究（XHLHGG201807）"、上海市视觉损伤与重建重点实验室、"优秀医师–优秀临床研究者"计划（双优计划，SYA202009）和北京迈基诺基因科技股份有限公司的支持和资助，在此表示衷心感谢！

目录

前言

〜〜〜〜〜〜〜〜〜〜〜〜〜〜〜〜〜〜〜〜〜〜〜〜〜〜〜〜〜〜〜〜〜

眼遗传学（ophthalmic genetics）是眼科的一个新兴亚专科。在写这篇文章时，世界上只有70～80位眼遗传学家。但是，遗传学在快速发展。几乎每一期眼科学杂志都有与基因相关的文章。遗传性眼病在全世界范围内是致盲的主要原因之一。遗传因素也会影响眼部感染、炎症、伤口愈合和疾病，如早产儿视网膜病变或其他获得性疾病。这就要求每一位眼科医生都能对眼遗传学知识有一些了解和掌握。

眼遗传学有时似乎是一个令人困惑的领域，内容深奥并且与临床实践有关。随着眼科学几乎所有方面的信息和技术的爆炸式增长，学习遗传学可能会让人望而生畏。《威尔斯眼遗传学手册》是为帮助各层次和各专业的眼科医生编写的。我们的目标是为各种各样的眼遗传学问题提供一个基本且详细的参考，这有助于增加读者的知识面，同时也给读者实用的方法去诊断和鉴别诊断。本书每章都提供了遗传性眼病的背景信息，这些背景信息与该疾病的现代遗传学概念相关，并通过各种途径提供正确诊断的方法，同时还有经验和教训的分享。每个主题都以习题和答案结尾，在真实病例中测试读者的知识水平,在临床实践中他们可能会遇到这些问题。读者获得的遗传学基础知识可以应用于各种各样的遗传性眼病,从而帮助患者获得诊断并接受合适的遗传咨询。

我们需要更多的眼遗传学家。本书并不打算取代目前已有的为数不多的奖学金培训机会。眼遗传学家和遗传顾问的服务仍然必不可少。相反,本书的目的是帮助非眼遗传学家在复杂的眼遗传学海洋中航行,使他们能够为遗传性眼病患者提供实用的基本知识和护理。同样地,临床遗传学家也将继续在遗传性疾病患者的管理中发挥关键作用,尤其是那些有眼部表现的系统性疾病(如神经纤维瘤病)。介绍这些疾病需要讲述大量信息,因而被排除在本书之外。眼科医生和其他非遗传学家必须继续与眼基因学家、临床遗传学家和遗传顾问协作,为患者提供高水平和精细的遗传关怀。本书将增进非遗传学家之间多一些相互理解,以加强和优化这些合作。

眼遗传学关乎患者及其家人。虽然这些遗传性疾病非常吸引人,但受累者们所处的世界不仅仅只是信息。遗传咨询必须解决诸如生殖,围绕基因诊断的情感、预后和未来选择等问题。由于家庭中可能有其他个体因先证者的疾病在基因上或情感上受到影响,因此遗传关怀不可避免地从先证者延伸到其家庭。随着实现基因疗法或细胞疗法的时间越来越近,患者们想要知道,也需要知道有哪些可能的方法可以防止因遗传性眼病导致的视力丧失。为了实现这一目标,需要将这些罕见病的患者们聚集到一起调查研究并且相互支持。随着眼科医生对遗传性眼病的熟悉,他们将更好地识别这些疾病,从而促进这些努力。

中文版前言

遗传性眼病在眼科的疾病谱中属于少见病或罕见病,也是世界上主要的致盲性眼病之一。随着眼科学、分子遗传学的不断进步和基因检测技术的快速和多样化发展,我们对遗传性眼病有了更深入的了解,诊断的准确性也明显提高。复旦大学附属眼耳鼻喉科医院作为专科医院每天接诊大量眼病患者,其中包括遗传性眼病患者。为此,眼科于 2013 年开设了遗传性眼病专科门诊,集中接诊这类患者。在门诊工作中我们发现很多医生对遗传性眼病的认识还很不够,甚至对一些常见的遗传性眼病尚不能做出正确的诊断。在与同行的沟通中,他们普遍反映目前市面上缺少一本系统介绍遗传性眼病的专业书籍。一个偶然的机会,笔者看到美国威尔斯眼科医院(Wills Eye Hospital)医生编写的一套眼科手册里有一本最新出版的眼遗传学手册,该手册对基础遗传学、遗传模式、基因检测、伦理问题和大量遗传性眼病做了通俗易懂和简明扼要的介绍,同时还有以患者为中心的遗传咨询方面的内容,包括生育、情感反应应对方法、预后判断和未来选择。参与该手册撰写的编者均是国际知名的眼科专家(包括小儿眼科和眼肿瘤)、眼遗传学专家和遗传咨询专家,具有权威性。于是笔者萌发了将该手册翻译成中文的愿望。如今通过我们翻译团队的共同努力这一愿望终于实现,作为一本教科书式的精要译著奉献给大家。

　　该手册非常实用,容易阅读。编者从遗传性眼病的诊断和处理上引导读者,每章开始有疾病概要,随后有相关现代遗传学概念的介绍,有获得正确诊断的思路,以及多年实践中积累的经验和教训。每章结束后有一些病例或案例的多选题,并有答案和解析,帮助读者把章节中学到的内容加以应用,检验学习效果,以从中获得提高。该手册适合所有年资的眼科医生、研究生和遗传咨询工作者阅读。

　　最后,我们衷心感谢每一位参与翻译的同道,是你们的付出、敬业和一丝不苟才使得这部译著得以呈献。

王　敏　吴继红

2022 年 01 月 16 日

中文版序一

遗传性眼病已成为当前儿童和青少年的主要致盲性眼病,并且还涉及不少成年后发病的患者。广义的遗传性眼病中很多眼病的发生、发展与特别的易感基因有关。得益于遗传学研究的深入和生物技术手段的不断进步,我们对许多眼遗传相关疾病的认识也日新月异,而且正朝治疗干预,甚至预防发生的领域迈进。如今的眼遗传学是临床遗传学、分子遗传学和表观遗传学的结合,聚焦研究遗传性眼病和有眼部表现的全身性遗传病的遗传方式、发病机制及可能的防治手段。因此,临床上我们对遗传性眼病的识别不再是仅基于临床症状和体征的表型,而是更加深入其分子生物学的实质性层面。

美国威尔斯眼科医院成立于1832年,是享誉全球的著名眼科中心之一。它集医、教、研于一体,更有丰富的就诊病例和收集齐全的眼病资料,同时善于总结成书,用于教学和临床诊疗参考。这本《威尔斯眼遗传学手册》是其众多著作中的一本。有幸读到复旦大学附属眼耳鼻喉科医院遗传性眼病两位专家——王敏主任医师和吴继红教授——领衔主译的这本书,甚是欣慰。因为我国的眼病患者众多,临床上不少遗传性眼病还未被很好地识别和正确诊断,而且不少遗传性眼病患者一旦被诊断,医生往往就给患者判了"死刑"。这其中,有对遗传性疾病的无奈,更有对其认识的局限,尤其是当今在可复明眼病可获得有效治疗后,更加凸显了遗传性眼病的致残性和致盲性。本书不仅给我们带来了知识的更新,还给我们带来了攻克遗传性眼病的信心。这无疑将拓展我们眼科医生的知识面和提高我们的临床诊治水平,激发我们临床研究的热情,进而获得该领域的研究成果,最终惠及广大的遗传性眼病患者。通过大家的共同努力,期待在不远的将来,绝大多数遗传性眼疾均可控、可治。

孙兴怀

复旦大学上海医学院眼科学与视觉科学系　主任

中华医学会眼科学分会　候任主任委员

2022 年 1 月 18 日

中文版序二

遗传性疾病占据临床十分重要的地位。由于分子遗传学的快速发展，许多遗传或基因突变相关疾病得以解析，基因型与表型之间的关系进一步明确，诊断准确率大大提高，使原本束手无策的治疗也初现曙光。尽管如此，学习和理解分子遗传学并将其与临床医学结合，仍然是一个艰难的过程。阅读学习著名的美国威尔斯眼科医院的医生编写的《威尔斯眼遗传学手册》，为临床眼科专业医生提供了很好的机会。然而，要将该书由英文版准确地翻译成中文版，需要的不仅是中、英文转换的语言水平，更需要很好的分子遗传学和眼科学知识。复旦大学附属眼耳鼻喉科医院眼科遗传性眼病专科建立近10年，相关团队从大量病例，特别是眼底病中积累了丰富的学识和经验，两位学术带头人——王敏主任和吴继红主任——更是业界公认的顶尖专家，他俩带领的团队用准确而流畅的语言将该书翻译成中文版。相信年轻的眼科医生和有关专业人士均能从这本将晦涩的分子遗传学与一个个典型生动病例完美结合且通俗有趣的译著中有所收获。

徐格致

复旦大学附属眼耳鼻喉科医院　副院长

2022 年 1 月 15 日

1 基础遗传学

摘要

了解与脱氧核糖核酸(deoxyribonucleic acid，DNA)的结构和功能相关的潜在机制，使我们能够应用和解释基因检测，从而有助于诊断和治疗人类遗传性疾病。基因指导蛋白质的合成，而部分 DNA 序列转录成核糖核酸(ribonucleic acid，RNA)，其本身可能具有调节功能。分子遗传学检测已成为临床医学的重要工具。

关键词

脱氧核糖核酸，基因，核糖核酸，蛋白质，突变，致病变异，多态性

> **关键点**
>
> - 基因是由核苷酸组成的 DNA 区域，通过转录合成 RNA，RNA 再进行翻译并指导蛋白质的合成。
> - 当核苷酸序列的变化导致基因的结构或功能被破坏，产生相关的临床异常，称为突变。基因序列中的非致病变异称为多态性。

1.1 什么是 DNA

DNA 是生物体产生和发挥功能的基本蓝图。DNA 由 4 种核

苷酸组成：腺嘌呤（adenine，A）、鸟嘌呤（guanine，G）、胞嘧啶（cytosine，C）和胸腺嘧啶（thymidine，T）。核苷酸以特定方式排列，即一次读取 3 个核苷酸，产生遗传密码。每个三联体（也被称为密码子）编码目标蛋白质的特定氨基酸。一些三联体被称为终止密码子，因为它们指示机体停止读取 DNA，从而结束制造蛋白质的过程。例如，"GAGAAACGGCACTAG"以三联体形式读取，其中 GAG 编码谷氨酰胺，AAA 编码赖氨酸，CGG 编码精氨酸，CAC 编码组氨酸；TAG 是终止密码子，阻止蛋白质合成。DNA 指导蛋白质合成。蛋白质可以是结构性的（例如，胶原蛋白、原纤蛋白），也可以是代谢过程中的酶，或调节其他基因的蛋白质。就像从左到右阅读这个页面上的文字一样，一个 DNA 分子从它的 5′到 3′末端，并以这个方向读取。

一些 DNA 序列不编码蛋白质。过去，这些基因组区域被称为"垃圾 DNA"，但今天已经确定这些序列具有重要功能，包括在转录、翻译和翻译后蛋白质修饰中起作用的 RNA 分子序列。

1.2 什么是基因

基因是 DNA 的一个区域，可用来转录合成 RNA 和指导蛋白质的合成。每个人有 20 000～25 000 个基因分布在 23 对染色体中。染色体通过数字来识别——从最大（1）到最小（22），还有 2 个性染色体，即 X 和 Y。前 22 对染色体被称为常染色体。每对常染色体有 2 个染色体组。此外，雌性有 2 条 X 染色体，雄性有 1 条 X 染色体和 1 条 Y 染色体。一对染色体的相同位置上控制着相对性状的一对基因，称为等位基因。每条染色体都含有数千个基因。每对染色体具有相同的基因，而基因的每个拷贝序列可能不同。无论什么组织，我们体内的每个细胞都具有相同的染色体和相同的基因。不同之处在于，不同基因在不同组织中表达或激活。

例如,光转导蛋白在外直肌中被抑制,但在视网膜细胞中被激活。一些基因用于多种组织(例如,编码原纤蛋白的基因),而其他基因对单一组织更具特异性。

1.3 什么是 RNA:转录和翻译

DNA 被转录成信使 RNA(messenger RNA,mRNA),这是由相同核苷酸组成的单链,除外胸腺嘧啶被尿嘧啶(uracil,U)取代。RNA 聚合酶催化 RNA 合成 DNA。酶可以修饰 DNA 转录后的 RNA。通过读取双螺旋 DNA $3'$ 至 $5'$ 链并组装相应的 RNA 核苷酸来产生每个 mRNA 序列。鉴于 $3'$ 至 $5'$ 链被转录,mRNA 链应直接对应 $5'$ 至 $3'$ DNA 链的序列。

通过翻译过程将 mRNA 转化为蛋白质。与 DNA 一样,mRNA 的核苷酸以三联体形式读取,每个三联体编码 1 个氨基酸。由于存在 22 种可能的氨基酸选择和更多数量的三联体可能性(考虑到 4 种核苷酸的排列),使得不止一种三联体可以编码相同的氨基酸。mRNA 由核糖体解码,核糖体由核糖体 RNA(ribosomal RNA,rRNA)组成,以产生可折叠成活性蛋白质的特定氨基酸链。转移 RNA(transfer RNA,tRNA)将氨基酸递送至核糖体,在读取 mRNA 时,它们连接在一起形成蛋白质。

一些 RNA 分子不会翻译成蛋白质,它们被称为非编码 RNA,包括 tRNA 和 rRNA。微小 RNA(micro-RNA,miRNA)和短干扰 RNA(short interfering RNA,siRNA)是参与基因表达调控的其他非编码 RNA。

1.4 内含子和外显子

基因具有特征性结构。外显子是转录到 mRNA 的那部分基因,随后被翻译成蛋白质。一个基因可以只有几个或几十个外显子。内含子是在单个基因的外显子之间的非编码核苷酸序列。它们被转录但不被翻译。尽管它们不编码最终基因产物,但内含子与 mRNA 的正确加工有关,因而导致内含子两侧的转录外显子连接在一起,此过程称为拼接。外显子-内含子连接部被称为供体位点(5′末端)和受体位点(3′末端),分别代表一个外显子的末端和下一个外显子的开始。选择性剪接可以从单个基因产生多种不同的功能蛋白,称为异构体。

启动子是 DNA 的一段序列,通常来自基因的上游(5′),被转录以产生 RNA,并且可能产生蛋白质。启动子启动和(或)调节该基因的 RNA 转录。启动子通常为 $100 \sim 1\,000$ 个核苷酸长度。

1.5 蛋白质功能:构成要素、酶及转录因子

编码蛋白质的基因具有不同的功能。一些蛋白质具有结构功能,例如肌球蛋白、原纤蛋白和许多胶原蛋白。一些蛋白质是催化生化反应的酶,例如光转导中的视紫红质或视紫红质激酶。其他基因,有时被称为发育基因(它们的表达在胚胎发育中是必需的),编码作为转录因子的蛋白质,后者调节其他基因的表达。结构基因和编码酶的基因就像管弦乐队中的不同乐器演奏一样,它们需要指挥来协调工作,在正确的时间和正确的位置表达。编码转录因子的基因通过在正确的时间、适当的位置打开和关闭其他基因来充当指挥的角色。

每个基因都存在于机体的每个细胞中,但只有某些基因在某些细胞中被使用(表达),从而得到独特的细胞特性。用于制造光感受器的基因可能不在肝脏中使用,反之亦然。一些基因用于一种以上的组织。例如,有关纤毛维持和功能的基因在视网膜中表达,并且还可见于脂肪细胞、脑细胞和耳中(包括毛细胞)的组织。

突变时,所产生的病症可能具有涉及所有这些组织的特征,如Bardet-Biedl综合征包括视网膜色素变性(retinitis pigmentosa, RP)、肥胖、发育迟缓、听力丧失和其他表现。基因在多个组织中的表达是必要的,因为结构蛋白被用于每种组织(例如,晶状体悬韧带和主动脉中的原纤蛋白)或因为转录因子调节不同细胞中的不同基因。

1.6　突变类型

当核苷酸序列的变化导致基因的结构或功能被破坏,产生相关的临床异常,称为突变。突变可能仅涉及1个或多个核苷酸(点突变)。当核苷酸的变化导致蛋白质一级结构中的氨基酸改变时,称为错义突变。当核苷酸改变导致密码子从编码氨基酸的密码子变为指示蛋白质停止合成的密码子(终止密码子)从而截短蛋白质时,称为无义突变。还可能存在核苷酸插入或缺失,使阅读框移位(移码突变),导致蛋白质整个区段的氨基酸完全变化,从而使蛋白质合成最终停止。这种错乱的蛋白质通常是有害的。突变也可以是染色体结构的改变,从而影响1个或多个邻近基因的正常功能。一个例子是,在1个基因中通常存在重复序列,即三联体重复(例如,CAGCAGCAG)的数量增加,导致基因发生功能障碍,具体取决于扩增的大小。

体细胞突变在体细胞中发生。体细胞是受精卵开始分裂成子代细胞后的任何细胞。携带新突变细胞的所有后代也将具有该突变。突变发生越早,受影响的细胞数量则越多。当一个人的突变仅来自体细胞突变的细胞群时,称为体细胞镶嵌现象,即一个细胞群具有突变而其余细胞没有。种系突变起源于配子(精子或卵子),配子存在于受精卵中,因此它存在于体内的所有细胞中。种系镶嵌现象也可能发生。在这种情况下,只有一些传播亲本的卵子或精子群体具有突变,需要种系突变将突变基因传递给后代。体细胞突变通常不可遗传。然而,在多个组织中表现出体细胞嵌合体的个体也可能因其性腺组织中的突变而具有镶嵌性,因此具有将突变传递给其后代的风险。

1.7 突变与多态性

尽管个体之间存在很多差异,但据估计个体 DNA 序列之间的差异仅为 0.1%。这相当于 3 000 万个核苷酸。基因序列中的这些差异不会引起疾病,但会导致正常的个体变异,例如虹膜、皮肤和头发颜色,身高和可变的面部特征等。基因序列中的这种非致病性变异,称为多态性。根据定义,遗传多态性是特定群体中以 1%的最小频率发生的变异。

1.8 遗传异质性、表型异质性、表现度和外显率

遗传异质性意味着单个表型(例如 RP)可能由许多不同的基因引起。相反,表型异质性意味着同一基因中的不同突变可能与多种疾病相关。例如,*ABCA4* 中的突变可导致 Stargardt 病、RP 和视锥-视杆细胞营养不良。

可变表达是指个体之间相同的基因突变导致的相同病症的严重性差异。例如,在同一家庭中,可能会看到一个人患严重的神经纤维瘤病,而另一个人却仅受到轻微影响。这可能是由于其他基因的多态性导致基因突变在不同的人中"行为不同"。表现度不应与外显率混淆。外显率是指与特定基因突变相关的特定临床表型的存在与否。具有基因突变但未显示表型的人被称为"不外显者"。

1.9　命名法

DNA 变异用特定的表示法报告,可以在人类基因突变数据库（human gene mutation database, HGMD）网站（http://www.hgmd.cf.ac.uk/docs/mut_nom.html;最后一次访问在 2016 年 7 月）中找到更全面的解释。编码蛋白质的基因的变化用"c"表示,随后是基因中受影响核苷酸的位置编号,然后是该位置的变化。例如,c.192C>A 表示位于该编码基因的第 192 位核苷酸位置的胞嘧啶被替换为腺嘌呤。如果外显子-内含子边界发生核苷酸变化,则可以看到"＋"（剪接供体）或"－"（剪接受体）符号。例如,123＋1C>T 是指胸腺嘧啶替换超过剪接供体位点 1 个核苷酸的胞嘧啶,其从基因编码序列 3′ 末端的核苷酸编号 123 开始。同样地,247－2A>G 是指鸟嘌呤取代剪接受体位点上游 2 个核苷酸的腺嘌呤,其终止于第 247 位核苷酸。也即,下一个外显子从第 247 位核苷酸开始。

蛋白质变异用代表蛋白质的"p"表示,随后是氨基酸变化和蛋白质变化的位置。例如,p.Arg650Cys 表示蛋白质中第 650 位的精氨酸（arginine,R）被半胱氨酸（cysteine,C）取代。这是一种错义突变。HGMD 中提出的命名法还可使用特指某个氨基酸的单个字母表示相同的变化。例如,R650C 表示从精氨酸到半胱氨酸的变化。

编码 DNA 中的核苷酸变化以无义突变来解释,但由此导致的蛋白质截短是用"X""＊"或"ter"来表示变化的结果。例如,c.374 C>G 表示胞嘧啶在基因的第 374 位核苷酸处变为鸟嘌呤。如果这是编码酪氨酸的密码子 TAC 中的最后一个核苷酸,那么它现在是 TAG,这是终止密码子。所得蛋白质的变化表示为 Y109X、p.Tyr109＊ 或 p.Tyr109ter,表明在该位置不再添加酪氨酸。蛋白质在此处的氨基酸链中被截短(图 1.1)。当向 DNA 序列中插入 1 个或多个核苷酸时,插入的核苷酸以命名法表示,这个改变可能会导致突变。插入也可以在染色体水平上发生,此时插入的不是核苷酸,而是大片染色体。另一方面,当一段 DNA 序列或一条染色体缺失时,导致不平衡,可能表现为缺失基因表达的蛋白质发生突变或缺失。

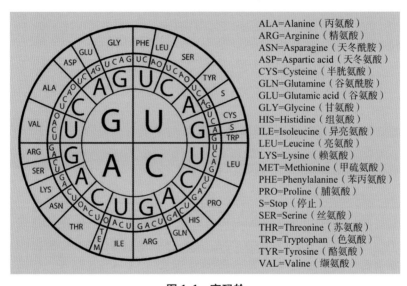

ALA=Alanine (丙氨酸)
ARG=Arginine (精氨酸)
ASN=Asparagine (天冬酰胺)
ASP=Aspartic acid (天冬氨酸)
CYS=Cysteine (半胱氨酸)
GLN=Glutamine (谷氨酰胺)
GLU=Glutamic acid (谷氨酸)
GLY=Glycine (甘氨酸)
HIS=Histidine (组氨酸)
ILE=Isoleucine (异亮氨酸)
LEU=Leucine (亮氨酸)
LYS=Lysine (赖氨酸)
MET=Methionine (甲硫氨酸)
PHE=Phenylalanine (苯丙氨酸)
PRO=Proline (脯氨酸)
S=Stop (停止)
SER=Serine (丝氨酸)
THR=Threonine (苏氨酸)
TRP=Tryptophan (色氨酸)
TYR=Tyrosine (酪氨酸)
VAL=Valine (缬氨酸)

图 1.1 密码轮
显示核苷酸的组合,形成不同的氨基酸。

移码突变

移码突变是由 DNA 序列中大量核苷酸的插入或缺失引起的突变,这些核苷酸数量不是 3 或 3 的倍数,改变了阅读框,导致翻译为不同的蛋白质。移码突变发生越早,蛋白质的改变就越多,它也被称为框架错误或阅读移框。在受影响的氨基酸之后,用"fs"表示移码。它可能是仅"fs"(简短描述)或是"fs＊♯"(长描述);后者应该包括在框移位点发生的变化。"＊♯"表示新阅读框在终止密码子(＊)中以哪个密码子的位置结束。终止密码子是在新阅读框中从第 1 个被移码突变改变的氨基酸开始沿着新的序列直到第 1 个终止密码子(＊♯)。例如,p. Pro97Argfs＊23 表示移码变化,第 97 位氨基酸处的脯氨酸作为第 1 个受影响的氨基酸,变成精氨酸,并且新阅读框在第 23 个密码子后结束。

当基因有多于 1 个突变时,变体可以是反式的,也可以是顺式的。反式突变存在于不同的等位基因上,顺式突变存在于相同的等位基因上。当考虑突变的起源时,这是特别重要的。顺式突变通常存在于从一个亲本遗传的等位基因上,而反式突变通常从每个亲本遗传 1 个。了解一种疾病的遗传模式和发现个体中的突变位置,对于解释基因检测结果非常重要。

1.10 我的患者可以进行基因治疗吗

基因治疗是指基于修复基因功能、替换基因产物、操纵遗传途径、替换基因或以直接解决遗传缺陷的方式治疗患者的疗法。基因治疗的替代方案包括症状性干预(例如,白内障手术)、干细胞移植或植入电子装置。

眼基因治疗包括 DNA 或其他遗传物质的眼内输送、修复机制或途径操作。遗传物质通常使用病毒或非病毒机制输送,其可携带基因或可与基因相互作用的其他分子(例如,转录因子、siRNA)。病毒载体可以转染活细胞以输送所需的物质,例如DNA,然后将其掺入宿主细胞的 DNA 中或使用病毒系统复制。期望的效果是阻断功能失调的基因,插入新的功能基因或修复功能失常的基因。

眼基因治疗具有许多优势:明确的解剖,免疫特权,靶细胞易于导入(例如,局部、玻璃体内和视网膜下注射),能够直接观察和检测治疗效果,以及可将未经处理的对侧眼睛作为对照。如果输送有效,实现长期基因表达,并发症如炎症等受限,并且组织功能得到改善,此基因治疗可被视为成功。

在以细胞损失为特征的遗传性疾病(例如,光感受器死亡)中,很少有细胞充当基因治疗的靶标。在这种情况下,干细胞治疗或组织移植可以做到细胞替代。另外,人工装置,如可植入视网膜芯片,正开始显示出前景,缺点是它需要内层视网膜保存完整。

随着研究的进展和新试验及技术的出现,临床医生会发现很难时刻保持最新和最全的知识储备来解答患者的疑问。临床研究数据库可在 www. clinicaltrials. gov 上找到。这种基于网络的数据库为患者及其家庭、医疗保健专业人员和研究人员提供信息。临床医生可以与患者讨论参加研究试验的基本要求。临床试验分不同阶段,每个阶段回答不同的研究问题。在Ⅰ期研究中,研究人员首次干预了一小部分人,以评估其安全性,确定安全剂量并明确不良反应。在Ⅱ期研究中,治疗更多的人,看它是否有效并进一步评估其安全性。Ⅲ期研究证实治疗有效性,监测不良反应,与常用治疗方法进行比较,并收集有助于药物或治疗有望进入临床应用的信息。最后,在药物或治疗方法上市之后进行Ⅳ期研究,收集在各种人群中的效果以及与长期使用相关的任何不良反应的信息。在眼科,实验性试验通常始于成人和视力极差的眼睛。重要的是,医生在与家庭讨论研究选择可能性时使用适当的语言,甚至术语"基因治疗",也表明了是治疗干预而不是研究。患者必须了解研究的含义和不确定性。

我们生活在遗传性疾病治疗方法令人兴奋的时代。基因治疗、视网膜芯片、抗血管内皮生长因子(vascular endothelial growth factor,VEGF)注射等正在成为积极的治疗选择。对于视网膜营养不良年轻患者,治疗肯定会在其一生中发生。更好地了解导致视觉缺陷的疾病机制以及技术的快速进步,对于有效治疗的发展至关重要。*RPE65* 突变引起的 Leber 先天性黑矇（Leber congenital amaurosis，LCA)或无脉络膜症的治疗结果令人鼓舞，尽管长期随访显示随着时间的推移改善减弱。在接受 *RPE65* 互补 DNA 的重组腺相关病毒 2/2(rAAV2/2)载体治疗的 LCA2 患者中，治疗 3 年后，视力得到改善，但视网膜光感受器的丢失率与未经治疗的视网膜相同。对治疗后 6 年的 2 名患者和治疗后 4.5 年的 1 名患者进行治疗区域的视觉敏感性地形图检测，结果表明视力改善逐渐减少。我们没有对本书所涵盖的每种疾病列举具体的干预措施，因为治疗方案的改变可能会非常迅速，以至于在本书出版时世界已发生重大变化。我们鼓励临床医生查询网络资源并咨询眼遗传学家，为患者提供最新的选择。

1.11　问题

1.11.1　病例 1

　　一名 4 岁男性患儿出现高度近视、腭裂、小颌畸形、听力低下和面中部扁平(图 1.2)。他有一只眼睛进行过治疗视网膜脱离的手术。裂隙灯检查显示，玻璃体前部膜状改变和玻璃体液化形成空腔。该临床特征提示 Stickler 综合征的诊断。以下哪种机制最能解释这种疾病的病理生理学表现？

　　a) *COL2A1* 基因第 192 位核苷酸处胞嘧啶变为腺嘌呤（c.192C＞A)使胶原 2A1 蛋白中第 57 位氨基酸处(Cys57Tyr)的半胱氨酸向酪氨

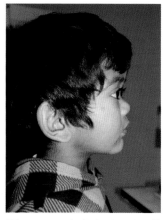

图 1.2　一名患有 Stickler 综合征的 4 岁男性患儿的侧面

表现为小颌和面中部扁平。

酸变化,从而导致蛋白质功能失调。

b）*COL2A1* 基因转录的 RNA 中是尿嘧啶而不是胸腺嘧啶的改变导致了蛋白质的翻译错误。

c）RNA 序列是通过读取 DNA 的 $3'$ 至 $5'$ 方向而不是 $5'$ 至 $3'$ 方向时生成的,使蛋白质混杂,因此导致功能失调。

d）*COL2A1* 基因内含子中的核苷酸变化是不正确的,因此导致胶原 2A1 蛋白中的氨基酸不同。

正确答案是 a。

Stickler 综合征是一种结缔组织疾病,眼部表现包括近视、皮质楔形白内障、玻璃体异常和视网膜脱离;系统表现包括听力丧失、面中部发育不全、腭裂和(或)悬雍垂裂,以及关节异常。它是由至少 6 种不同基因（*COL2A1*、*COL9A1*、*COL9A2*、*COL9A3*、*COL11A1* 和 *COL11A2*）的突变引起的。

a）**正确**。*COL2A1* 中外显子密码子的这种核苷酸变化导致由此三联体编码的氨基酸改变,使蛋白质功能失调。

b）**不正确**。尿嘧啶总是被用于 RNA,而不是胸腺嘧啶。

c）**不正确**。在 mRNA 转录中,DNA 始终以 $3'$ 至 $5'$ 方向读取,以产生 $5'$ 至 $3'$ 序列的 mRNA。

d）**不正确**。内含子被转录但未被翻译,因为在翻译之前它们在 mRNA 中被去除。虽然内含子的突变可以引起疾病,但它们是通过改变 mRNA 剪接来实现的,这样会间接改变随后产生的蛋白质。

1.11.2　病例 2

一名 8 个月大的患儿来就诊。患儿双眼角膜混浊。除了微小的外周虹膜残留、黄斑发育不全和眼球震颤外,还发现其角膜上皮水肿,角膜直径增大,眼压高,无虹膜。关于无虹膜的诊断(图 1.3),下列哪种机制可能是主要原因?

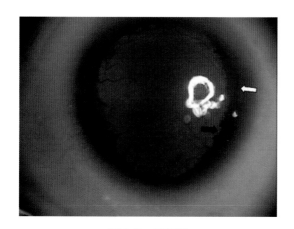

图 1.3　无虹膜

白色箭头表示虹膜残留。黑色箭头表示晶状体边缘。
注意在这种情况下有时可见永存晶状体血管膜的多根血管。

a）用于形成眼球不同部位的结构蛋白未能正常产生,导致解剖学上的眼异常。

b）发育基因的突变,影响胚胎发育过程中眼球不同部位其他基因的表达。

c）*PAX6* 基因(编码用于眼球代谢的关键酶)的突变,导致眼球多个部位的异常。

d）基因突变,产生异常蛋白质,从而阻止细胞周期。

正确答案是 b。

无虹膜通常是由 *PAX6* 基因突变导致的。*PAX6* 基因属于一个被称为同源框基因的基因家族,它们是在胚胎发育过程中对组织和器官的形成起关键作用的转录因子。当 *PAX6* 突变时,多种其他眼部基因的表达也受到影响,导致眼睛出现多种问题,例如青光眼、角膜疾病、白内障和黄斑发育不全,以及虹膜的特征性缺失。

a)不正确。无虹膜不是特定结构蛋白异常的结果,虽然突变的 *PAX6* 基因对编码结构蛋白基因的影响可以导致多种结构蛋白发生异常。

b)正确。无虹膜通常由 *PAX6* 突变引起。*PAX6* 是一种发育基因,它在胚胎发育的关键时期影响眼睛各部位的许多其他基因的表达。

c)不正确。无虹膜不是某一特定酶异常的结果,尽管由于突变的 *PAX6* 基因对编码酶的基因的影响,多种酶可能是异常的。

d)不正确。*PAX6* 基因不会通过阻止细胞周期来发挥其主要作用。

1.11.3 病例 3

一名 5 岁男孩的双眼出现晶状体异位。他有正常的手指、脚趾和胸骨,但没有任何全身性疾病的征象,特别是没有马方综合征(Marfan's syndrome)的其他表现。在患儿母亲一方的多个家庭成员中,有晶状体异位患者,但患儿母亲临床上正常。母亲的眼部检查结果正常。基因测试显示 *FBN1* 突变(c. 1948 C>T,p. Arg650Cys)。发现母亲有相同的突变。如何解释未受影响的母亲?

a)表型异质性。

b)不完全外显率。

c)基因型异质性。

d)可变表达。

正确答案是 b。

不完全外显率是一种现象,指具有已知会导致表型基因突变的个体没有疾病表现。不外显也可能与年龄相关。例如,母亲可能仍然会发展为晶状体异位或主动脉根部扩张,从这一点看她可能是外显的。

a）不正确。表型异质性是指由同一基因突变引起的许多不同疾病。例如，*PAX6* 基因中的突变可能导致无虹膜或具有正常虹膜的常染色体显性（autosomal dominant，AD）遗传性角膜炎。*ABCA4* 突变可以产生多种疾病，包括 Stargardt 病、RP 和视锥-视杆细胞营养不良。

b）正确。正如我们在这个谱系中所看到的，虽然母亲有突变，但她没有表现出这种疾病。

c）不正确。基因型异质性是指相似表型的多种可能遗传原因。RP 可由许多不同基因的突变引起。同样，马方综合征可以看作是 *FBN1* 或 *TGFβR2* 突变的结果。

d）不正确。可变表达是指基因型显示其表型表达的程度。在同一家族中，患有马方综合征的不同个体可能表现出主动脉、骨骼和眼部受累的不同严重程度以及其他表现，但总是存在一些可检测的临床特征。

1.11.4 病例 4

一名 30 岁男性夜盲症患者被诊断患有 RP。家族史表明，他的 1 个兄弟、1 个妹妹及父亲和祖母也受到影响。基因检测显示 *RHO* 基因突变（c.68C＞A；p. Pro23His），*RHO* 基因编码视紫红质。以下哪项是最可能的突变类型？

a）错义突变。

b）删除突变。

c）无义突变。

d）这不是突变，而是一种多态性。

正确答案是 a。
DNA 变异涉及将胞嘧啶取代为 *RHO* 基因中第 68 位核苷酸

的腺嘌呤,这导致蛋白质水平脯氨酸被组氨酸取代。当核苷酸变化导致蛋白质中氨基酸发生致病变化时,这是错义突变。

a) **正确**。这是一种错义突变。

b) **不正确**。移码突变发生在插入或缺失时,DNA 读取超出移码框,导致其后翻译的氨基酸全部发生变化。

c) **不正确**。当核苷酸改变导致编码氨基酸的密码子变为终止密码子时,发生无义突变。

d) **不正确**。这种变化在文献中已被充分报道。*RHO* 基因为导致常染色体显性 RP 的最常见基因。

1.11.5 病例 5

一名来自西班牙的 40 岁女性患有夜盲、畏光和视野改变,诊断为 RP。家族史表明,她的父亲也受到了影响。基因检测显示 *CRB1* 基因的序列变化,为未知的以前没有被报道过的变异(c.98C>A)。进一步的测试显示她受影响的父亲没有此变异,但她的母亲没有受到影响[临床检查正常和视网膜电图(electroretinogram,ERG)正常],却具有相同的变异。序列变化导致在蛋白质水平异亮氨酸被亮氨酸取代,预计其为良性的。进一步测试显示已知的 *RP1* 基因突变。患者受影响的父亲有相同的突变。以下哪项最能描述 *CRB1* 序列变化?

a) 引起疾病的突变。

b) CRB1 蛋白功能失调。

c) 由于 *CRB1* 基因的异常转录引起的视网膜病变。

d) 多态性。

正确答案是 d。

在这种情况下,DNA 变异涉及 *CRB1* 基因中第 98 位核苷酸的腺嘌呤变为胞嘧啶。关键是这种变异不与疾病分离:在受影响和未受影响的个体中都可以发现它。因此，它不能成为疾病的原因。

a）不正确。虽然这是导致蛋白质中氨基酸改变的错义改变，但它不与表型分离，因此可能与疾病无关，更可能是良性突变。

b）不正确。虽然该蛋白质现在有一种不同的氨基酸，但它既不产生功能障碍，也不致病。

c）不正确。转录不受此改变的影响。转录在没有功能障碍的情况下进行，并且新 mRNA 将对应新的 DNA 序列。由于序列变化不与疾病分离，因此不会引起视网膜病变。

d）正确。最可能的解释是，这是一种非致病的多态性。

1.11.6　病例 6

一名 35 岁的男性来到你的办公室，主诉左眼视物模糊。你发现他有视网膜脱离。家族史显示他的父亲患有 Wagner 综合征，这是由于 *VCAN* 基因异常导致的玻璃体视网膜病变。该基因编码蛋白质多功能蛋白聚糖。在患者的右眼，你发现中度近视、点状皮质性白内障、血管周围色素沉着和脉络膜视网膜变薄，所有这些都与诊断一致。*VCAN* 基因的突变导致 Wagner 综合征，通常在剪接受体或剪接供体位点中发现。以下内容哪些是对的？

a）引起 Wagner 综合征的突变通常位于内含子区域。

b）内含子是编码最终蛋白质重要部分的基因的一部分。

c）剪接是将外显子分开以帮助组装最终蛋白质的过程。

d）内含子位于基因的开始和结束处。

正确答案是 a。
Wagner 综合征的特征性表现为光学性玻璃体空腔、带状和纱样玻璃体变性、轻度至高度近视、白内障和进行性脉络膜视网膜萎缩。视网膜脱离发生率很高。它是一种 AD 遗传性疾病。导致

Wagner 综合征的 *VCAN* 突变通常在内含子 7 和 8 的剪接受体或剪接供体位点中发现,使外显子产物的异常剪接和蛋白聚糖功能失调。

a)**正确**。与 Wagner 综合征相关的突变通常在剪接受体或剪接供体位点中发现,存在于内含子中。

b)**不正确**。内含子是在一个基因内的外显子之间的核苷酸序列,并不会被翻译成蛋白质。

c)**不正确**。剪接是描述如何从成熟 mRNA 中移除内含子的过程,使得从完整外显子转录的 mRNA 连接在一起。

d)**不正确**。内含子可位于一个基因内的外显子之间。

1.11.7 病例 7

一名 55 岁男性的裂隙灯检查显示圆锥角膜,他还患有前皮质性白内障。角膜地形图检查证实了圆锥角膜。血液检测显示基因 *MIR184* 发生杂合取代突变,腺嘌呤替代鸟嘌呤（＋3A＞G）。*MIR184* 是位于 15q25.1 的基因,其编码非编码 miRNA。以下哪项是正确的?

a)由所有基因产生的 RNA 被翻译成蛋白质。

b)突变导致基因被正确转录,但是 tRNA 功能异常。

c)该基因的突变会产生不同的氨基酸,从而导致异常的蛋白质功能。

d)miRNA 不会被翻译成蛋白质,但仍会影响其他基因的功能。

正确答案是 d。

该患者描述的突变与圆锥角膜和 EDICT 综合征有关。EDICT 综合征是一种 AR 遗传综合征,其特征为内皮营养不良（endothelial dystrophy）、虹膜发育不全（iris hypoplasia）、前极性白内障(anterior polar cataract)和角膜基质变薄(thinning of the corneal stroma)(首字母缩写为 EDICT)。

a) **不正确**。并非每种 RNA 都被翻译成蛋白质。

b) **不正确**。DNA 基因突变导致 mRNA 的异常转录。只有当 mRNA 被翻译成蛋白质时 tRNA 才参与。

c) **不正确**。这是一种转录为 mRNA 的基因,但 mRNA 未作为蛋白质的一部分转化为氨基酸。

d) **正确**。一些 RNA 不会转化为蛋白质,但仍对其他基因具有正或负调节功能。该患者的突变导致形成异常的非编码 miRNA,后者干扰其他基因的功能,从而影响表型。

1.12 总结

了解与 DNA 结构和功能相关的潜在机制使我们能够应用和解释基因检测,从而有助于诊断和治疗人类遗传性疾病。基因指导蛋白质的合成,而其他 DNA 序列被转录成 RNA,RNA 本身具有调节功能。分子遗传学检测已成为临床医学的重要工具。

推荐阅读

[1] McAlinden A, Majava M, Bishop PN, et al. Missense and nonsense mutations in the alternatively-spliced exon 2 of COL2A1 cause the ocular variant of Stickler syndrome. Hum Mutat. 2008;29(1):83 - 90

[2] Mukhopadhyay A, Nikopoulos K, Maugeri A, et al. Erosive vitreoretinopathy and Wagner disease are caused by intronic mutations in CSPG2/Versican that result in an imbalance of splice variants. Invest Ophthalmol Vis Sci. 2006;47(8):3565 - 3572

[3] Lechner J, Bae HA, Guduric-Fuchs J, et al. Mutational analysis of MIR184 in sporadic keratoconus and myopia. Invest Ophthalmol Vis

　　Sci. 2013;54(8):5266 – 5272

［4］Iliff BW, Riazuddin SA, Gottsch JD. A single-base substitution in the seed region of miR – 184 causes EDICT syndrome. Invest Ophthalmol Vis Sci. 2012;53(1):348 – 353

［5］Bainbridge JW, Mehat MS, Sundaram V, et al. Long-term effect of gene therapy on Leber's congenital amaurosis. N Engl J Med. 2015; 372(20):1887 – 1897

［6］Jacobson SG, Cideciyan AV, Roman AJ, et al. Improvement and decline in vision with gene therapy in childhood blindness. N Engl J Med. 2015;372(20):1920 – 1926

（翻译:伍建）

2 遗传模式

摘要

    遗传模式描述了家庭内表型的传播,对遗传咨询和诊断至关重要。遗传模式反映了该疾病的遗传基础,并且可能涉及 1 个或多个常染色体、性染色体和(或)线粒体基因组。遗传模式包括常染色体隐性(autosomal recessive,AR)遗传、常染色体显性(autosomal dominant,AD)遗传、X连锁隐性(X-linked recessive)遗传、X连锁显性(X-linked dominant)遗传、线粒体遗传和其他不常见的模式。

关键词

    遗传模式,谱系,常染色体隐性遗传,常染色体显性遗传,X连锁隐性遗传,X连锁显性遗传,线粒体遗传

> **关键点**
>
> - 遗传模式描述了家庭内特定表型的传播模式。
> - 遗传模式包括常染色体隐性遗传、常染色体显性遗传、X连锁隐性遗传、X连锁显性遗传、线粒体遗传和其他不常见的模式。

2.1 简介

    遗传模式显示确定的表型或疾病传播给后代的方式。遗传模

式取决于在常染色体（染色体 1～22）或性染色体（X 或 Y）上是否发现等位基因，以及是否需要 1 个或 2 个等位基因突变以导致疾病的表型。线粒体基因组中的突变具有其自身的遗传模式。

2.2 常染色体隐性遗传

如果仅在常染色体基因的 2 个拷贝都异常时才表现出表型，则为 AR 遗传。女性和男性受到同等影响。当只有 1 个基因拷贝受到影响（杂合子）时，个体被认为是携带者，并且不会发病，尽管他们可能具有可检测的携带状态迹象，例如血液中酶水平降低（如 Tay-Sachs 病中的己糖胺酶 A）、轻度体征（如眼皮肤白化病携带者的轻度虹膜透视），或通过其他检测发现的变化［如 AR 遗传视网膜色素变性（RP）携带者的轻度视网膜电图（ERG）变化］。受影响患者的表型可能取决于突变的性质。如果每个等位基因上的突变相同，则患者是纯合的；如果每个等位基因上的突变不同，则患者是复合杂合子。

父母均是携带者，每次怀孕生下一个受影响孩子的概率为 25%，每次怀孕孩子有 50% 的概率为无症状携带者，25% 为非携带者。携带者和受影响的个体都必须与另一个携带者交配才能生育出受影响的孩子。在有限人群中，夫妻知或不知他们有血缘关系，或夫妻同属一个狭窄基因库，这增加了 AR 遗传的可能性。虽然 AR 遗传谱系通常在同一代（如兄弟姐妹）中有不止一个受影响的成员，但在多个近亲家庭中，受影响的个体与携带者交配的可能性更高，从而导致从一代传播到下一代，这称为"伪显性"模式。非血缘家庭中 AR 疾病的另一个特征是受影响的个体经常被多代人广泛分离，因为携带者与另一个携带者交配的概率很小。在非狭窄基因库中，估计这种概率小于 3%。

2.3　常染色体显性遗传

如果在常染色体基因异常的杂合子个体中出现病症,那么该病症是 AD 遗传。女性和男性受到同等影响。表型通常出现在多代中,因为每个受影响的患者在每次怀孕时生育受影响孩子的风险为 50%。例外的情况可能是新发突变或不表达病症(不外显)或轻度表达(可变表达)的病例。临床上正常的家庭成员可能具有亚临床表现(例如,仅在 AD 遗传性家族性渗出性玻璃体视网膜病变的荧光素血管造影上见到的视网膜周边部缺血),并且仍然将完整的表型传递给他们的孩子。例如,1 型神经纤维瘤病是由 17 号染色体上 *NF1* 基因的杂合突变引起的。智力正常的父母可能只有虹膜的 Lisch 结节和皮肤的浅褐色斑点,而受影响的孩子不仅有这些表现,还会有轻度的发育迟缓。

显性负性突变

有些突变蛋白会破坏正常蛋白活性,导致此类突变蛋白的突变即为显性负突变。这种机制已在肿瘤抑制基因中得到描述。

2.4　X 连锁隐性遗传

当一个等位基因上存在正常的基因拷贝时,X 连锁隐性表型在临床上无表现。在男性中,X 连锁隐性疾病在临床上有表现,因为他们只有 X 染色体的单拷贝,没有突变基因的正常拷贝。女性通常不受 X 连锁隐性遗传的影响,因为她们具有突变基因的正常拷贝。某些携带者可有轻微或亚临床表现,例如 X 连锁隐性 RP 女性携带者的 ERG 检查有轻度暗视改变。如果基因的 2 个拷贝都是突变的,且突变基因的群体频率高(例如,红绿色视觉缺陷)或者正常 X 染色体存在失活偏移的情况,则女性可显示临床表型。

在 X 连锁隐性遗传性疾病中,没有男性-男性传播。受影响的父亲所生的所有女儿都是携带者(杂合子)。女性携带者必须与受影响的男性交配后怀孕才会生育受影响的孩子。由于新发突变,X 连锁隐性遗传病也可能在男性中发生。X 连锁隐性遗传家系中,女性常是杂合突变但不发病,其父亲或儿子发病。女性患者罕见。

2.5　X 连锁显性遗传

在 X 连锁显性遗传性疾病中,例如色素失禁症,只需要 1 个突变基因的拷贝就能引起疾病。因此,在 X 染色体上具有单个突变基因的杂合子女性和半杂合子男性会受到影响。男性往往比女性受到更严重的影响,并且经常在出生之前或之后死亡,如色素失禁症。存活的男性可能具有 XXY 或其他基因型,这些基因型除了提供给他们突变拷贝之外,还提供正常的基因拷贝。

受影响女性的每个男性和女性后代都有 50% 的遗传风险。与 X 连锁隐性相似,家系的特征为不仅无男性-男性的传播,而且女性也受影响,并且通常男性胎儿流产的概率更高。

2.6　线粒体疾病

线粒体是存在于所有细胞的细胞质中的细胞器。线粒体有多个拷贝的环状 DNA 链,其不同于核 DNA,可编码一些 tRNA 和线粒体功能所必需的蛋白质。线粒体的主要功能是为细胞代谢制造能量。因此,许多线粒体遗传性疾病影响多个器官,特别是那些具有高能量消耗的器官,如骨骼肌、心脏或眼睛。线粒体功能障碍可能是由编码运输到线粒体中的蛋白质核基因突变引起的。在这种情况下,遗传模式遵循前面提到的模式。如果突变位于线粒体基因组内的基因,则为线粒体遗传的典型母系传播。一些疾病可以多种方式遗传,例如慢性进行性眼外肌麻痹。

同型异源性是指线粒体 DNA(mitochondrial DNA, mtDNA)的拷贝都是相同的一种细胞。大多数线粒体突变是异质的,这意味着它们仅出现在一些 mtDNA 拷贝中。特定组织中的异质性程度决定了表型。只有女性能够将线粒体传递给后代,因为线粒体只能从卵子传递。男性和女性后代受到同等影响(Leber遗传性视神经病变除外,男性所受的影响大于女性,原因不明)。具有同型异源性突变女性的所有子女会遗传该突变,没有男性-男性的传播。具有线粒体基因组突变异质性的女性也会将突变传递给所有孩子。所以,后代中突变线粒体的比例,以及疾病的表达和严重程度可以有很大差异。

2.7 其他遗传模式

2.7.1 双基因

单基因遗传是指单个基因对表型的遗传表达,正如前面讨论的模式。不太常见的是,两种基因的相互作用是表型表达所必需的,称为双基因遗传。在这种情况下,表型表达需要每个基因有至少 1 个拷贝的突变。如果患者仅在 2 个基因中的 1 个发生突变,那么他们在临床上是正常的。具有杂合 *ROM1* 或 *PRPH2* 突变的个体可能是正常的,但是对于 *ROM1* 和 *PRPH2* 突变都是杂合的个体就会患 RP。另一个例子是 Bardet-Biedl 综合征,其也可能由于双基因突变(例如,*BBS2* 和 *BBS6*)或甚至三基因突变而发生,其中在 1 个基因(复合杂合子)中发现 2 个突变,而在不同基因中发现第 3 个突变。

有时,一个基因充当另一个基因的修饰者。在成人和青少年中均发病的 AD 遗传性原发性青光眼家族中，可观察到 *MYOC* 和 *CYP1B1* 突变的分离。携带 *MYOC* 突变的所有患者均具有成人发病模式，具有 *MYOC* 和 *CYP1B1* 突变的患者具有更严重的幼年表现。仅携带杂合 *CYP1B1* 突变的个体不受影响。

2.7.2　多基因

多基因表型是指受多于 1 种基因影响的表型。典型的例子包括身高或肤色，其显示连续分布。许多多基因性状也受环境影响，称为多因子遗传。

2.7.3　多因素或复杂遗传模式

许多疾病和表型具有多因子遗传模式，包括阿尔茨海默病、心脏病、肥胖症、糖尿病、年龄相关性黄斑变性，甚至智力水平。这些条件不是由单个基因突变引起的，而是遗传因素和环境因素相互作用的结果。突变可能使个体易患疾病，但不会直接致病，而其他因素决定疾病是否发展。

由于这种复杂性，多因素条件更难以通过家系追踪，尽管它们在特定家系中确实具有更高的患病率。复杂遗传性疾病通常表现出家族性分离，因为患者的亲属更可能具有共同的疾病易感等位基因。然而，亲属可能仍然表型不一致。例如，在同卵双胞胎中缺乏相同的表型。

遗传和环境因素相互作用的潜在机制在很大程度上仍然未知，可能涉及外部因素对 DNA 的直接影响或对非编码 RNA 的影响。因此，遗传咨询是对发病风险的经验性估计。受影响家庭成员一级亲属的发病风险高于远亲。一般而言，在一个家庭中，存在多于 1 个较早或发病较重的患者也会增加其他家庭成员的发病风险。

2.7.4 杂合性缺失

患者的 1 个基因拷贝突变不会导致疾病,而要求该基因的剩余拷贝发生突变才能致病,这种情况称为杂合性缺失(loss of heterozygosity,LOH)。这种情况在肿瘤中特别常见。*RB1* 基因杂合突变的视网膜母细胞瘤的个体仅在视网膜细胞中第 2 个 *RB1* 基因变得异常时才发展为视网膜母细胞瘤。LOH 代表剩余等位基因的"第 2 次命中"。LOH 可以通过间质缺失、有丝分裂重组或不分离而发生。神经纤维瘤病的肿瘤和结节性硬化也是这种现象的例子。

如果初始异常基因在受影响个体的精子或卵子(种系突变)中发现,则初始异常基因仅传递给后代,后代需要"第 2 次命中"才会发展为肿瘤。因此,该遗传模式是 AD 遗传,尽管在肿瘤内没有正常功能的基因拷贝。

2.7.5 单亲二倍体

当患者仅从父母一方遗传了染色体的全部或部分的 2 个拷贝时,称为单亲二倍体(uniparental disomy,UPD)。由于缺乏从父亲遗传的等位基因,Prader-Willi 综合征的产生可能因遗传自母亲的 15q11 - q13 的 UPD。染色体的这个区域被印记(甲基化),使得我们仅使用父亲的等位基因。如果没有父亲的等位基因,则将会致病。同样地,由于缺乏母亲遗传的等位基因,Angelman 综合征的产生可能由于遗传自父亲的 15q11 - q13 的 UPD。该区域内的 Angelman 基因座被印记,因此我们仅使用母亲的等位基因。UPD 应该被认为是:①在仅有 1 个携带者父母的 AR 疾病中存在(假设正确的亲子关系);②在已知的综合征中具有不常见的特征;③假设父母和患者在没有血缘关系的情况下有 AR 遗传病;④在男性-男性之间传播的 X 连锁隐性遗传病。

2.7.6 镶嵌现象

当患者染色体异常时,这种异常通常存在于身体的所有细胞中。然而,如果染色体畸变或单基因突变在胚胎受精后发生,则只有从第 1 个异常细胞下行的细胞才具有相同的核型。因此,个体具有 2 种(或更多种)不同的遗传互补物。只有畸变的组织才显示出临床异常,称为镶嵌现象。胚胎发育中突变发生越早,受影响的细胞和组织则越多。例如,虽然 Sturge-Weber 综合征代表 *GNAQ* 基因中的体细胞镶嵌突变,其可能发生在发育晚期,因此仅影响单侧眼周皮肤(葡萄酒色胎记)和眼球(青光眼、脉络膜血管瘤);如果在胚胎发生早期产生突变,患者可能有严重的双侧疾病,伴有广泛的葡萄酒色胎记、严重的发育迟缓、癫痫发作和青光眼。镶嵌现象可以通过对多个组织(例如,皮肤和血液)取样来确认。

如果在生殖细胞中也发生畸变或突变,则镶嵌异常只能传递给后代。生殖细胞也可以发生镶嵌(种系镶嵌)。虽然理论上可以测试精子的变化,但这样做是不切实际的,而且也无法进入卵子去测试。因此,通过家系推测种系镶嵌。例如,如果一位母亲有 2 个患有遗传性疾病的孩子,有 2 位不同的未受影响的父亲,但她的血液检测结果显示阴性,那么可以假设她的卵子发生了突变。

2.7.7 三核苷酸重复扩增

DNA 片段的受影响基因是由串联的 3 个核苷酸的重复单元组成。例如,重复单元通常由 1 组 CCG(CCGCCGCCGCCG)组成。重复次数可以代代递增,直到超出正常范围,导致基因功能中断。例如亨廷顿病、脆性 X 综合征、伴有视网膜营养不良的脊髓小脑性共济失调和 Fuchs 角膜内皮营养不良。虽然这些疾病是以 AD 遗传方式遗传的,但是病情似乎随着每一代继续发病而变得越来越严重,这种现象称为增益。

2.8 问题

2.8.1 病例1

一名患有神经纤维瘤病的 15 岁男性来进行遗传咨询。临床检查明确了诊断。家族史显示没有近亲结婚史。根据家系（图2.1），哪种遗传模式最有可能？

a）AR 遗传。　　　　**b**）AD 遗传。

c）X 连锁隐性遗传。　**d**）线粒体遗传。

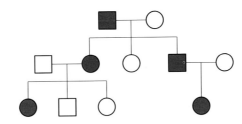

图 2.1　一名患有神经纤维瘤病的 15 岁男性的家系图

正确答案是 b。

这种模式显示了 2 个受影响的世代，男性-男性传播和男女均受影响，这与 AD 遗传相符合。父亲似乎在 *NF1* 中有一个新发突变，因为他的父母和他们的父母没有受到影响。

a）**不正确**。虽然祖父母可能是携带者，但父亲需要与携带者结合才能将致病基因传下去，这在没有狭窄基因库（没有血缘关系或共同血统）的情况下是不可能的。此外，神经纤维瘤病大多是AD 遗传。

b）**正确**。

c）**不正确**。男性-男性传播排除了 X 连锁遗传。

d）**不正确**。男性-男性传播排除了线粒体遗传。

2.8.2 病例 2

一名 52 岁女性患者前来接受视网膜疾病的遗传评估。在这种遗传模式中(图 2.2),哪种机制能最好地解释先证者的状态?

a) 不完全外显。　　　　　**b)** 可变表达。

c) 增益。　　　　　　　　**d)** 镶嵌现象。

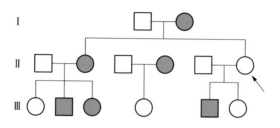

图 2.2　一名 52 岁女性患者的视网膜疾病家系图

正确答案是 a。

3 代人中的男女均有发病,更可能是 AD 遗传模式。先证者的母亲和儿子均发病,因此怀疑不完全外显。外显是指携带者或通过分子测试已知具有致病基因但没有发病的个体。

a) **正确。**

b) **不正确。** 先证者无症状。可变表达是指在具有相同遗传性疾病的不同人群中症状和体征的程度不同。

c) **不正确。** 增益存在于三核苷酸重复扩增中,指疾病似乎随着每一代连续发生而变得越来越严重。因此,人们会预期先证者的病情比她母亲更严重。

d) **不正确。** 有镶嵌现象的患者将在突变组织中呈现一些表型,并且通常不遗传,因为突变不在其生殖细胞中。

2.8.3 病例3

基于这个受红绿色盲影响的家庭的家系图（图2.3），请问先证者是如何受到影响的？

a） X连锁显性条件下的血缘关系。

b） 具有完全外显的AD遗传。

c） 在狭窄基因库中的AR遗传。

d） X连锁隐性条件下的血缘关系。

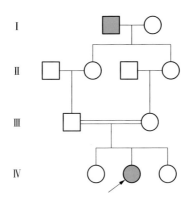

图2.3 一个受红绿色盲影响的家庭的家系图

正确答案是d。

此家系显示了一个X连锁隐性遗传家庭中的血缘关系，例如红绿色盲。结果显示，受影响的女性是突变的纯合子（2个等位基因都受到影响），她从她受影响的父亲那里遗传了一个拷贝，而另一个拷贝来自她的携带者母亲。

a）不正确。 在X连锁显性疾病中，男性通常死亡或受到非常严重的影响。专性携带者发生不外显非常罕见，例如先证者的祖母。

b）不正确。虽然家系可以支持 AD 遗传模式，但先证者的祖母是不外显的。我们知道红绿色觉缺陷总是 X 连锁隐性遗传的。

c）不正确。虽然这个家系可能代表 AR 遗传的情况，但是祖父必须是携带者。如果没有已知的血缘关系或狭窄基因库，这是不可能的。此外，红绿色觉缺陷大多是 X 连锁隐性遗传病。

d）正确。

2.8.4　病例4

一名 36 岁男性前来进行基因咨询。他的 2 个孩子呈现典型的 AD 遗传模式（图 2.4），并通过 DNA 测试证实，但临床和基因检测结果均为阴性。这个发现的最佳解释是什么？

a）线粒体遗传。　　　**b）可变表达。**

c）增益。　　　　　　**d）镶嵌现象。**

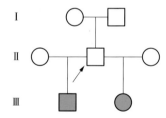

图 2.4　一名 36 岁男性及其 2 个孩子的遗传模式

正确答案是 d。

这个家系显示来自不同母亲的受影响的兄弟姐妹与临床和遗传正常的父亲。可能的解释是镶嵌现象，即突变仅存在于父亲的种系组织（精子）中。

a）不正确。男性不能将线粒体疾病遗传给孩子。

b）不正确。父亲没有症状，因此没有表达。如果他有突变，则为不外显。表达和外显这两个术语仅指具有突变的个体。

c）**不正确**。增益需要连续几代人,且受影响的程度越来越大。在这个家系中,只有一代人受影响。

d）**正确**。

2.8.5 病例 5

在这个有视神经病变家庭的家系图（图 2.5）中,哪种遗传模式最能描述病情?

a）AD 遗传。

b）线粒体遗传。

c）AR 遗传。

d）X 连锁显性遗传。

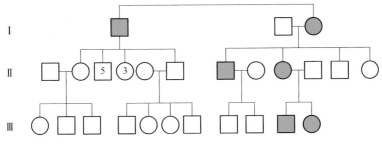

图 2.5 一个有视神经病变家庭的家系图

正确答案是 b。

这个家系表明这种情况是通过母系遗传的。受影响的男性没有遗传这种疾病,则线粒体疾病的可能性较大。

a）**不正确**。AD 遗传女性每次怀孕有 50% 的传播机会,但第 1 代受影响的男性有 10 个孩子,均没有受影响。所以 AD 遗传的可能性为 $(0.5)^{10}$。

b）**正确**。

c）**不正确**。第 1 代受影响的女性及其受影响的女儿必须与携带者结合才能生出受影响的孩子。在没有血缘关系或狭窄基因库的情况下，这种可能性极小。

d）**不正确**。此家系中存在许多受影响的男性，通常可以排除 X 连锁显性遗传性疾病。此外，受影响男性的女儿都会受到影响。

（翻译：伍建）

3 基因检测

摘要

    分子遗传学检测是治疗遗传性眼病患者的有力工具,优点包括确认或排除潜在的遗传性疾病及协助确定遗传性疾病的发生风险。在检测之前,考虑因素包括检测的目标和目的、成本、可行性、可能的意外结果、风险、局限性和益处。基因检测的形式有很多,特定检测的选择必须基于对可能结果的了解。结果的分析和处理是一个复杂的过程,通常需要经验丰富的遗传学团队进行。

关键词

    分子遗传学检测,核型,微阵列,基因测序,缺失/重复分析,全外显子测序,全基因组测序

> **关键点**
>
> - 有多种基因检测的方法。检测的选择必须基于对可能结果的了解。
> - 检测的选择基于完整的表型特征和成本效益的考虑。
> - 结果分析和处理是一个复杂的过程,需要经验丰富的遗传学团队进行。

3.1 简介

    分子遗传学检测是关系到遗传性眼病患者及其家庭的诊疗基

石之一。这些检测有许多优点，包括确认或排除潜在的遗传性疾病及协助确定遗传性疾病的发生风险。有许多选择来研究疾病的遗传病因，我们应该考虑检测的目标和目的、成本、可行性、可能的意外结果、风险、局限性和益处。

分子检测的范围可以从寻找单个基因中的特定突变到整个基因组的测序。染色体检测是分析整个染色体或特定长度的 DNA，以鉴定是否发生染色体的缺失、重复或重排。生化检测用于研究蛋白质的数量或功能水平，它可以提示导致特定疾病的致病 DNA 变化。

基因检测是自愿的。由于这些检测既有益处也有风险，因此患者在开始检测前应充分了解情况。临床/眼遗传学家或遗传咨询师应提供有关特定基因检测的局限性、优点和缺点、风险（例如，发现未报告的非亲属、发现与检测无关的健康风险），以及潜在的社会、保险和情感的影响。咨询还应包括有关正在进行检测的遗传性疾病的性质、遗传特征和影响的信息。在检测结果出来后，应该进行类似的咨询。

3.1.1 核型

核型是指用光学显微镜进行检测并描述的真核细胞核中染色体的数量和外观（图 3.1）。在细胞周期的特定阶段将染色体从细胞核中移除以达到所需长度的染色体，然后用各种化学物质染色以产生特征性条带，从而鉴定每条染色体上的特定区域。分析的变量包括染色体物质的大量增加或丢失、染色体数目、染色体位置或构型的改变，以及卫星/标记材料的存在。为了识别可能的镶嵌现象，分析不止 1 个细胞。当没有可识别的特异性单基因综合征和涉及超过 2 个器官或系统时，如果存在特定染色体畸变的表型（例如，21 三体），或者家族史表明染色体有问题的情况（例如，由于不平衡易位引起的多次流产），则应要求患者进行核型检测。

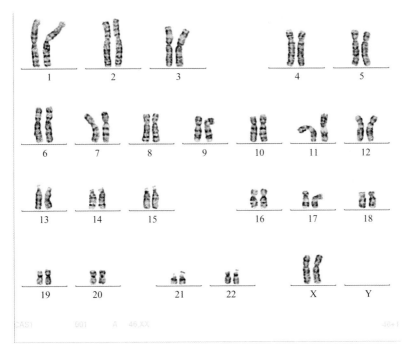

图 3.1　人类女性核型

［该图片由西尔维亚·卡斯蒂略医学博士（Silvia Castillo，MD.）提供。］

3.1.2　染色体微阵列分析

当核型正常时,应考虑做染色体微阵列分析(chromosomal microarray analysis,CMA),但临床表现仍然高度提示染色体畸变。CMA 是一种基于微芯片的测试平台,可以同时对多个 DNA 片段进行大量自动分析。

该方法可以筛选整个核基因组的亚显微拷贝数变异(copy number variations,CNV):缺失或重复。这些变化因太细微而在光学显微镜下看不到,但可能涉及多个基因,因此导致疾病表型。互联网数据库允许输入识别的 CNV 坐标,可显示特定区域中受影响的基因(参见"突变和拷贝数变异数据库"部分)。相关的已知表型也可在医学文献中获得。然后,医生将这些发现与受影响个体的表型相关联。CNV 内的基因可能与患者的病情无明显关联,因此需要进一步调查。CMA 还可以检测纯合子区域,提示隐性疾病或印记障碍的风险。CMA 不检测平衡易位、单个基因内的序列变异或低水平镶嵌(通常低于 20%)。也可能存在小于 CMA 分辨率的基因内缺失或重复。对于 CMA 检测而言,太小的基因内变化的删除/重复分析(del/dup)可以使用探针扩增方法找到。当测序结果为阴性,而临床情况非常倾向于由该基因突变引起的特定综合征,或仅在假定的常染色体隐性遗传病的 1 个等位基因上发现突变时,应考虑删除和重复分析。

3.1.3 突变和拷贝数变异数据库(2016 年 6 月访问)

- LOVD:Leiden Open Variation Database:
  http://www.lovd.nl/3.0/home.
- RetNet:
  https://sph.uth.edu/retnet/.
- CentoMD:
  https://info.centomd.com/.
- Retina International Mutation Database:
  http://www.retina-international.org/sci-news/databases/mutation-database/.
- RetinoGenetics:
  http://www.retinogenetics.org.
- Keio Mutation Databases:KmeyeDB:
  http://mutview.dmb.med.keio.ac.jp/MutationView/jsp/index.jsp.
- University of California,Santa Cruz(UCSC)Genome

Bioinformatics：

○ https：//genome.ucsc.edu/.

● DECIPHER：

○ http：//decipher.sanger.ac.uk.

3.1.4 荧光素原位杂交

荧光素原位杂交(fluorescein in situ hybrid，FISH)是指用结合特定靶区域的荧光探针标记中期染色体，从而鉴定这些区域是否被删除或重复。选择 FISH 需要已知靶区域，适用于：Prader-Willi/Angelman 综合征（del15q11 – q13），22q11 缺失综合征（del22q11.2），Cri-du-chat 综合征（del5pter），视网膜母细胞瘤合并系统性畸形（del13q14.1），或肾母细胞瘤、无虹膜、泌尿生殖系统异常、生长发育迟缓 del（11）（p13）（WAGR）综合征（del11p13）。FISH 的优点在于比常规细胞遗传学方法更容易发现异常细胞，并且不需要活细胞和自动量化的能力。但是，需要训练有素的技术人员来区分细微的异常情况。

3.1.5 基因测序

当怀疑单基因疾病时，应选择基因测序。测序是指定义基因 DNA 内核苷酸的精确顺序的过程。Sanger 测序多年来一直是"金标准"。它在体外 DNA 复制期间通过 DNA 聚合酶选择性掺入双脱氧核苷酸终止链。最近，二代测序（next-generation sequencing，NGS)方法已经允许进行大规模自动化基因研究，包括多基因目标基因组，其中许多基因可以平行测序。Sanger 方法仍广泛用于验证 NGS 结果。

3.1.6 全外显子组测序

全外显子组测序（whole exome sequencing，WES）是指使用

NGS技术的同时测序核基因组中所有已知编码基因的技术。该测试可以在非特异性表型或在常规诊断检测阴性时进行分子诊断。与其他检测相比,它的效率是高的。WES只能识别编码区中的突变(尽管某些指南里涉及一些外显子-内含子边界或更深入的内含子测序)。约99%的人类基因组未被WES覆盖。

使用WES和全基因组测序(whole genome sequencing, WGS;参见"全基因组测序"部分),可能识别到与检测目标无关的偶然发现,这可能对患者有或没有价值。美国医学遗传学院(American College of Medical Genetics,ACMG)发表了关于临床WES的政策声明,强调了在检测前的患者咨询中告知这种结果的重要性。"医学上可行"的基因列表要求,如果发现突变则需要强制性公开(因为有可能进行重要的预防性干预)。WES还可能揭示许多其他基因的变化,这些变化可能与患者的表型无关。因此,大多数检测实验室对所生成的数据进行"过滤",使得给予患者的结果(不在ACMG强制性公开列表中)仅针对那些被认为可能与表型相关的基因。一些实验室为了处理过多危险和不需要的信息而采取的另一个选择是使用外显子组测序定制基因包,限制结果为特定基因,此方法与二代阵列测序基因包非常相似。

3.1.7　线粒体基因组测序

线粒体疾病是由线粒体呼吸链功能障碍引起的一组异质性疾病。与核DNA或线粒体DNA(mtDNA)编码的基因突变有关。研究mtDNA有不同的选择,包括特定的基因[例如,Leber遗传性视神经病变(Leber hereditary optic neuropathy,LHON)的靶向测序]、整个mtDNA的测序,或整个有丝分裂测序,其包括编码线粒体蛋白的所有mtDNA和核基因。

3.1.8 全基因组测序

WGS 评估完整的 DNA 序列,包括非编码区。这是分析基因组的最全面的测试方法。降低测序成本和大规模数据管理使 WGS 成为一项新兴技术。将来 WGS 可能会指导"个性化医疗",其中包括诊断服务、治疗干预、疾病易感性和药物反应。

3.1.9 X 染色体失活

当怀疑女性表现出 X 连锁隐性遗传病的临床症状时,需要进行 X 染色体失活研究。这项检测可以评估是否存在不利的 X 染色体失活偏移,使得不成比例的细胞中存在突变的 X 染色体。

3.1.10 甲基化研究

甲基化研究可以揭示基因表达的显著变化。这在考虑单亲二倍体(等二倍体和异二倍体)时特别有用,其中个体从父母中的一方接受染色体(或染色体的一部分)的 2 个拷贝,而余下的父或母没有此类拷贝。这可能导致表达印记障碍,包括一些癌症、Prader-Willi/Angelman 综合征或罕见的常染色体隐性(AR)遗传病。

3.1.11 全基因组关联研究

在遗传流行病学领域,全基因组关联研究(genome-wide association study, GWAS)是对不同个体中常见遗传变异的检查,以确定是否存在与其关联的表型。该方法揭示了复杂疾病(例如,青光眼或糖尿病)的易感基因位点,并且还使得对多因子表型的等位基因结构更易理解。

3.1.12 关联研究

尽管目前不常使用,但这种方法用于采集受影响和未受影响的多个家族成员的血液来分离遗传的 DNA 片段。在与表型"相关"的特定染色体上，可能包含致病基因。使用统计检测，例如赔率对数（log of odds，LOD）评分，可以评估所识别的 DNA 基因位点确实是正确关联位点的概率。该测试耗时且涉及多个家族成员，这使得它在高通量测序的时代里有些不切实际，但它是发现未知突变基因的有用工具。

3.2　解释测试结果的 Michelle D. Lingao 原则

基因检测结果的解释很复杂。"阴性"结果不一定说明临床诊断无效。"阳性"结果实际上可能无关紧要，且与临床诊断无关。也可能遇到需要进一步检测的"不确定"结果。在选择和预约基因检测时，我们建议采用 4 步法，包括完整的表型特征、检测选择、检测结果分析和结果报告。

1. *表型特征*。仔细记录眼部和可能的全身症状是基因检测的基础。这个过程始于深入采集病史和多代谱系，以及对全身的完整检查。需要时可进行诊断性检查，如静脉内荧光素血管造影（intravenous fluorescin angiography，IVFA）、光学相干断层扫描（optical coherence tomography，OCT）、多焦视网膜电图（multifocal electroretinography，mfERG）、全视野视网膜电图（full-field electroretinography，ffERG）、视野、眼底自发荧光（fundus autofluorescence，FAF）、色觉检查和眼部超声。还可能需要全身检查，如腹部超声、神经成像或超声心动图。如果需要，可能进行血液检查，以评估发生线粒体或代谢性疾病的可能。表型的精确特征指向最可能的临床诊断，反之可帮助找到最合适的基因检测。

2. *检测选择*。如果表型与某个已知的遗传性疾病非常相符，此疾病具有特异性检测方法（例如，唐氏综合征进行核型检测，马

方综合征进行 *FBN1* 测序),那么该测试将是最佳选择。美国眼科学会(American Academy of Ophthalmology,AAO)特别工作组的基因检测报告建议,当有特定的检测存在时,避免进行其他不必要的并行检测。如果表型说明该疾病具有遗传异质性(例如,视网膜色素变性),则基因阵列目标基因组测试可能更适合。如果表型不指向某一特定疾病,但涉及多于 1 个器官或系统,则第一选择是通过核型或 CMA 搜索 CNV。如果表型不指向某一特定疾病,但存在另一种具有重叠特征的疾病,则对该疾病的检测可揭示表型异质性。一些家系可能暗示一种非传统的遗传模式,其中易位是一种可能的解释,在这种情况下,核型可能是最好的检测项目。当对疑似疾病的检测未能揭示遗传病因或表型不足以指导选择何种检测方法时,那么 WES 可能是最合适的。基因检测的选择还取决于价格、可行性、可靠性、保险和方法学。

3. 检测结果分析。检测结果可能是阳性、阴性或不确定。"阳性"结果显示致病性基因突变与特定表型相关。这可以根据先前表明致病性的报告来推断。该突变还应做家系共分离分析,它可能为已知致病突变或从分子水平分析具有致病性。例如,如果检测显示出新的移码突变,但下游移码先前被报告为致病,那么上游移码也致病的可能性很大。报告的异常也应与家族中观察到的遗传模式一致。"阴性"结果不一定排除可疑的诊断,或者诊断可能不正确。下列情况结果也可能是阴性的:检测分辨率不足(例如,核型不能检测亚显微缺失);整个基因可能尚未检测(例如,启动子区域、深内含子区域);正在测序的基因可能部分或完全删除;基因的序列可能是正常的,但基因的全部或部分是重复的;或者可能是针对疾病的错误检测;还有可能是标本被贴错标签或实验室出现技术错误。

有些检测可能会发现一种突变,这种突变并不会立即表现出致病性,称为未知意义的突变(variant of unknown significance,

VOUS)。它可能是以前从未在医学文献中报道的突变,因此被视为新的变化,其功能及与表型的关系尚未明确。目前在孟德尔遗传性疾病领域,描述突变的标准术语有 5 个类别("致病性""可能致病性""不确定性""可能良性"和"良性")。此外,突变的分类应基于突变证据亚型的标准(例如,人口数据、计算数据、功能数据、隔离数据等)。一些实验室使用各种基于计算机的算法提供致病性预测,该算法能估计突变的预测致病性(例如,PolyPhen‐2)。某个实验室已经计算出致病概率(estimate of pathogenic probability,EPP)评分的估计值,其中 0 分为非常不可能致病,3分为可能致病。解释突变的重要性还可能需要对家庭成员进行检测和表型分析(分离分析)以及文献查询,以确定突变的可能生物学意义。在正常父母身上找到先证者的 VOUS 可以减少但不能完全消除突变对他们的孩子表型的影响,因为可变表达或不外显也可以解释。知晓这些可疑疾病的概念也有助于解释。对其他家庭成员进行检测可能会有所帮助,因为不外显的情况很少见。随着越来越多的证据出现,对 VOUS 的解释也可能随着时间而改变。如果检测到的突变被认为是致病的并且与患者的表型相关,则它也应该与遗传模式一致。获取合适的数据库对于搜索相似的已报道的突变(例如,在相同的密码子或外显子中)至关重要,因为它可以提供对突变致病性的深入分析。

3.3　问题

3.3.1　病例 1

一名 18 个月大的男婴患有视网膜母细胞瘤、发育迟缓和面部畸形。他的核型正常。家族史阴性。以下哪项检测最适合预约?

a)RB1 测序。　　　　　b)甲基化检测。

c)WES。　　　　　　　d)CMA。

正确答案是 d。

该患儿表现出视网膜母细胞瘤和影响其他系统的体征,但具有正常核型。表型强烈暗示 13q 缺失综合征。CMA 可以发现核型检测看不到的亚显微的微缺失或微复制。

a)**不合适**。测序不能检测到完全缺失的基因,这是基于表型的怀疑。

b)**不正确**。虽然一些视网膜母细胞瘤是由甲基化异常引起的,但不太常见,当测序为阴性时,才会考虑。

c)**不正确**。当特征表型的目标检测为阴性时应该使用 WES。此外,WES 无法检测到可疑的微缺失。

d)**正确**。

3.3.2 病例2

一名 1 岁男婴前来进行遗传咨询。他被诊断患有 LCA,因为先天性失明与等电位 ffERG 相关。LCA 目标基因组揭示了 *IQCB1* 中的杂合突变(已报道突变 c. 1090C＞T 和新变异 c.1549A＞T；PolyPhen‐2 预测可能致病,得分为 0.995,满分为 1.0)。突变是反式的,父母是无症状的杂合子。以下哪项不支持 *IQCB1* 变异的致病性?

a)肾脏超声异常和肾功能受损。

b)PolyPhen‐2 得分＞0.85。

c)与先证者具有相同的 2 种变异但未受影响的兄弟姐妹。

d)2 种变体均为顺式。

正确答案是 c。

AR 遗传性疾病很少发生不外显。如果未受影响的同胞具有与先证者相同的复合杂合突变,那么不能将表型归因于此突变。

a)**不正确**。对表型的了解有助于评估基因型是否致病。

IQCB1 突变导致的 LCA 与肾髓质囊肿或肾结核（Senior-Løken 综合征）有关。

b）不正确。PolyPhen‑2>0.85 被认为极可能致病，<0.15 可能为良性，0.15~0.85 为可能致病。

c）正确。

d）不正确。父母不受影响，表明他们都是先证者变异其中一个序列的杂合子，此与 AR 遗传模式一致。这样的父母是携带者。

3.3.3　病例 3

一名 16 岁的女孩被诊断患有 Stargardt 病，她的妹妹也受到影响。其他家庭成员没有受到影响。检查后确认临床诊断并选择检测 *ABCA4*，该实验室对编码外显子进行测序并进行删除/重复分析。发现 2 个顺式突变（c.5882G>A 和 c.5929G>A）并且显示其遗传自女孩的父亲。以下哪项是最合适的下一步？

a）公布该结果为导致该女孩的致病突变。

b）进行视网膜营养不良基因包测序，寻找另一个突变基因。

c）找不同的实验室重复外显子 *ABCA4* 测序。

d）*ABCA4* 的内含子测序。

正确答案是 d。

这种疾病通常是 AR 遗传。人们会预测先证者的另一个等位基因的序列突变。*ABCA4* 内含子致病突变比以前认为的更频繁。此例中，在母亲等位基因中发现了突变（c.302＋68C>T）。

a）不正确。外显子突变是顺式的，这意味着它们都来自一个家长。这与家系中显示的 AD 遗传模式不一致。

b）不正确。普遍认为，多达 30% 的 *ABCA4* 突变患者会在另一个等位基因中发现内含子致病突变。目前来说，双基因还不是典型 Stargardt 表型的病因。

c）不正确。如果实验室是经过临床实验室改进修正案
（Clinical Laboratory Improvement Amendments，CLIA）认证
的,信誉良好并使用标准技术,则该实验室发生错误的可能性
很小。

d）正确。

3.3.4　病例 4

有一对姐妹患有眼部缺损及其他先天性畸形。CMA 发现两
个女孩均有涉及染色体 12q 的 519‐kb 重复。未受影响的母亲有
相同的 CNV。使用 UCSC Genome Browser 的研究表明,受影响
的区域包含 1 个在晶状体中表达的基因。以下哪个陈述是正
确的?

a）未受影响的母亲有相同的 CNV。虽然应该对母亲进行仔
细地眼部检查,但 CNV 应该是不致病的。

b）由于该区域存在眼部基因,CNV 可能是致病因素。

c）CNV 无法解释涉及不同系统的多种先天性畸形。

d）姐妹俩可能表现出 CNV 的可变表达。

正确答案是 a。

由于母亲是完全健康且有相同的 CNV,我们可以得出结论,
重复不一定与这些女孩的异常有关。尽管存在明确记录的微缺失
和复制综合征,CNV 仍可存在于一些无症状的父母中,但当 CNV
没有与表型相关且父母是正常的时,CNV 可能与先证者的表型
无关。

a）正确。

b）不正确。没有必要。如果受影响区域的基因与表型或遗
传模式不匹配,那么它可能是无关的。例如,此病例中,晶状体基
因在表面外胚层衍生物中表达,而与缺损有关的基因更可能是局

限于神经外胚层衍生物的基因。

c) **不正确**。CNV 确实常有多个系统的参与,因为通常不止 1 个基因位于受影响的区域。

d) **不正确**。具有相同 CNV 的母亲缺乏表型,强烈表明其不致病。不外显对于致病 CNV 来说非常少见,尽管并非不可能。

推荐阅读

[1] Stone EM, Aldave AJ, Drack AV, et al. Recommendations for genetic testing of inherited eye diseases: report of the American Academy of Ophthalmology task force on genetic testing. Ophthalmology. 2012;119(11):2408 - 2410

[2] Koenekoop RK, Lopez I, den Hollander AI, et al. Genetic testing for retinal dystrophies and dysfunctions: benefits, dilemmas and solutions. Clin Experiment Ophthalmol. 2007;35(5):473 - 485

[3] Nishiguchi KM, Tearle RG, Liu YP, et al. Whole genome sequencing in patients with retinitis pigmentosa reveals pathogenic DNA structural changes and NEK2 as a new disease gene. Proc Natl Acad Sci U S A. 2013;110(40):16139 - 16144

[4] Zanolli MT, Khetan V, Dotan G, et al. Should patients with ocular genetic disorders have genetic testing? Curr Opin Ophthalmol. 2014; 25(5):359 - 365

[5] Brandt DS, Shinkunas L, Hillis SL, et al. A closer look at the recommended criteria for disclosing genetic results: perspectives of medical genetic specialists, genomic researchers, and institutional review board chairs. J Genet Couns. 2013;22(4):544 - 553

[6] Richards CS, Bale S, Bellissimo DB, et al. Molecular Subcommittee of the ACMG Laboratory Quality Assurance Committee. ACMG recommendations for standards for interpretation and reporting of sequence variations: revisions 2007. Genet Med. 2008; 10 (4): 294 - 300

[7] Ellingford JM, Barton S, Bhaskar S, et al. Whole genome sequencing increases molecular diagnostic yield compared with current diagnostic testing for inherited retinal disease. Ophthalmology. 2016;123(5): 1143 - 1150

[8] Nussbaum RL, McInnes RR, Willard HF. Thompson & Thompson genetics in medicine. Philadelphia, PA: Elsevier Health Sciences; 2015

[9] Hu H, Xiao X, Li S, et al. KIF11 mutations are a common cause of autosomal dominant familial exudative vitreoretinopathy. Br J Ophthalmol. 2016;100(2):278 - 283

[10] Small KW, DeLuca AP, Whitmore SS, et al. North Carolina Macular Dystrophy Is Caused by Dysregulation of the Retinal Transcription Factor PRDM13. Ophthalmology. 2016;123(1):9 - 18

[11] Weisschuh N, Mayer AK, Strom TM, et al. Mutation detection in patients with retinal dystrophies using targeted next generation sequencing. PLoS One. 2016;11(1):e0145951

[12] Sun W, Huang L, Xu Y, et al. Exome sequencing on 298 probands with early-onset high myopia: approximately one-fourth show potential pathogenic mutations in RetNet genes. Invest Ophthalmol Vis Sci. 2015;56(13):8365 - 8372

[13] Green RC, Berg JS, Grody WW, et al. American College of Medical Genetics and Genomics. ACMG recommendations for reporting of incidental findings in clinical exome and genome sequencing. Genet Med. 2013;15(7):565 - 574

[14] Richards S, Aziz N, Bale S, et al. ACMG Laboratory Quality Assurance Committee. Standards and guidelines for the interpretation of sequence variants: a joint consensus recommendation of the American College of Medical Genetics and Genomics and the Association for Molecular Pathology. Genet Med. 2015; 17 (5): 405 - 424

（翻译：伍建）

4 伦理问题

摘要

　　针对特定的复杂伦理问题,可能需要考虑多个原则。伦理反映了许多个人的观点,这些观点基于过去的经验、成长的环境、价值观、宗教、政治信仰和文化。眼遗传学的伦理挑战包括产前诊断、症状前测试、筛查及保密需要。基因检测可以揭示患者可能不想知道或感觉耻辱的重要信息。其他问题包括与医药企业的互动、创新疗法、知情同意、真相告知和临床研究的伦理。进行遗传咨询时必须考虑到,根据遗传信息,在选择生孩子或改变怀孕过程方面,每个人有不同的价值观。

关键词

　　伦理,产前诊断,症状前检测,基因筛查,保密,偶然发现

关键点

- 针对特定的复杂伦理问题,可能需要考虑多个原则。
- 伦理问题包括产前诊断、症状前检测或筛查、保密需要、偶然发现的信息披露和污名化。
- 遗传咨询对于适当地阐明遗传性眼病相关的复杂伦理问题是必不可少的。

4.1 概述

伦理学（ethics）是一个复数词，它反映了个人基于过去的经验、成长环境、价值观、宗教信仰、政治信仰和文化等许多方面。伦理学的基本原则包括自主（患者的决策权和对医学状况的了解）、有利（以患者的最佳利益行事）、善意（"不伤害"）和公正（公平）原则。复杂的伦理问题可能同时需要考虑多个特定的情形。

在遗传学领域中具有挑战性的伦理问题包括产前诊断、症状前检测或筛查（尤其是在检测易患迟发型或成年时发病的不可治疗疾病的基因型时）和保密需要（尤其是在遗传知识可能影响患者保险投保范围的情况时）。基因检测可以揭示患者可能不想知情的信息（例如，非亲子关系或先前未知的乱伦），这些遗传信息会导致耻辱感、负罪感或羞愧感。传统的生物伦理学问题也出现在遗传学领域：与医学界的互动、创新疗法、知情同意、真相告知、研究伦理和受训人员参与。

遗传咨询提出了一系列独特的道德问题，需考虑到每个人在基于遗传信息选择生孩子或改变怀孕过程方面可能有不同的价值观。一个家庭可能认为一个致盲的常染色体隐性（AR）遗传病的患病率为25％时太高了，而另一对夫妇可能认为这是相对较低的风险。因此，基因咨询必须是非指导性的，是提供选择而不是具体的方案。眼科疾病的咨询也要有一些特殊的考虑。例如，是否应该对一种仅影响儿童视力的无法治疗的疾病进行产前检查？是否应对难以预测基因型-表型相关性的无法治疗的眼部疾病进行产前筛查（例如，*ABCA 4*突变）？对一些无法治疗的成年期发病的疾病比如视网膜色素变性（RP），儿童期是否应该进行预先检测？医疗专业人员在多大程度上是这种检测的"看门人"，还是渠道应该畅通，由每个人自己决定？虽然社会就这些问题发表了一些政策声明,但关于眼遗传学方面的文献报道却很少。

随着对更多患者基因型的了解,症状前检测,也可以称为预测性检测,正成为眼遗传学研究领域一个日益受关注的问题。关于这方面的伦理挑战,我们从亨廷顿病这种成年期发病、外显率高和无法治疗的致命性神经系统疾病的相关经验中学到了很多东西。个体在出现这种进展性疾病的迹象之前,可能多年不会有症状。但在症状前检测之后不管是阳性或者阴性结果,患者却有可能抑郁,甚至自杀。RP患者也会出现这样的情况。疑似患者会承受可能患病的心理阴影,并且他们可能由于这种心理预期的存在而改变他们的生活方式(如放弃工作和旅行)。家人刻意的不打扰可能使他们觉得自己是局外人,从而感觉内疚。症状前检测的益处包括生育决定、职业选择或为视力障碍发生以后的生活做准备,阴性结果则可能会带来心理上的解脱。接受测试的决定是高度个人化的,只有在接受遗传学专家的咨询后才能做出。患者应根据病情的严重程度,外显率和疾病进展情况,利用所有有关风险与获益的可用信息,特别是他们自己对于检测可能导致的风险与获益的感知,做出知情的决定。

如果关注的个体是儿童,生物伦理学原则必须考虑到这一群体的脆弱性,以及儿童不能表达自己的意愿和自主权。当然,当病情可以得到控制或发病率显著降低(例如,高胱氨酸尿症)时,检测儿童的疾病易感性是可行的。对儿童的测试也有心理后遗症、污名化和受歧视的风险。儿童的自主权必须与父母获取遗传信息的愿望相对等。通常认为,除非对儿童的照料有明显的好处,否则,只有当患者成熟到能够自己决定是否接受这种检测时,才应对无症状儿童进行成年期发病疾病的基因检测。

每个人都有权对自己的医疗信息保密,这是患者自主权的一部分:每个人都有权决定自己的医疗信息如何使用和是否透露给他人。然而在遗传学方面,另一个重要的因素是家庭。一个人对隐私的愿望可能与其他家庭成员的想法相冲突。如果一名家庭成员拒绝分享信息,则提供者有义务维护其隐私,可能不能公开该个体是否受到影响或是否进行了检测评估。一个例外的难题是,当另一个家庭成员健康或安全受到严重威胁时,例如患视网膜母细胞瘤的风险。这方面的建议并不一致。根据美国健康保险可携性与责任法案(Health Insurance Portability and Accountability Act,HIPAA),只有在医生认为公开信息可以防止或减轻对个人或公众的严重和迫在眉睫的威胁时,他(她)才可以在未经患者授权的情况下向另一位患者透露该患者受保护的健康信息。

当考虑到基因检测的可及性时,公平原则变得尤为重要。一些个人或群体由于技术或成本的原因无法进行基因检测,在这种情况下提供同样平等的机会就变得非常具有挑战性。随着现有基因检测范围的推广,尽管检测的成本正在下降,但这个问题以及部分地域服务不足的地域平衡问题也变得越来越受人关注。

4.2　问题

4.2.1　病例1

一位母亲带着她2岁的儿子来就诊,她想了解儿子患RP的风险。家系分析显示,她是一个携带者,因为她是一个受影响的男性的女儿。此前在该家族进行的测试显示 *RPGR* 基因突变,孩子目前无症状。这位母亲希望她的孩子进行突变基因的 DNA 测试。你该怎么做?

a) 在没有讨论症状前检测风险的情况下,测试小男孩的基因。

b) 讨论症状前检测的风险和益处,只有当母亲在完全知情后仍愿意做测试时才进行。

c) 在全身麻醉下进行视网膜电图(ERG)检查。

d）不对这个男孩进行测试。

正确答案是 b。

虽然对于某些疾病，症状前检测可能允许在损伤发生前进行预防性治疗，但目前 RP 尚无有效的治疗方法。阳性和阴性结果的不良后果会导致明显的社会心理变化。然而，有些研究表明，一些患者可能从检测中获益。因此，应与患者和（或）家属讨论检测的风险和益处，以便就是否继续进行检测做出知情后的决定。

a）错误。在进行症状前测试前，应告知家长有关的风险和益处。

b）正确。

c）错误。ERG 检查的结果可能会或不会使个体受到影响。也许在这个年龄 ERG 检查是正常的，但是后来会变得异常。特别是在 AR 遗传病中，异常的 ERG 可能只是表明患者是携带者。在常染色体显性（AD）疾病中，异常的 ERG 不能预测晚期症状的严重程度。DNA 测试是确定个人受影响程度的一种更明确的方法。

d）错误。在确定计划之前，应向家庭提供关于各种选择的建议。

4.2.2 病例 2

一名 30 岁男性，中心视力下降，来做眼科检查，其母亲有相同症状。临床和实验室检查显示，由于 *PRPH2* 突变，他患有一种图形样视网膜营养不良。2 个月后，他 25 岁的妹妹前来就诊，并且有相似的视力和病史主诉。她询问你关于她哥哥的检查结果，这些资料是否应该被透露？

a）是，毕竟结果是跟她有关的。

b）是，但首先要通过伦理委员会审议。

c）未经她哥哥同意，不得透露。

d）根据她的检查结果，如果检测显示情况相同，可以透露她哥哥的医疗信息。

正确答案是 c。

由 *PRPH2* 突变引起的图形样视网膜营养不良是一种 AD 遗传病，且与任何严重的系统疾病无关，目前无法治疗。患者有权保密，只有在紧急情况下或视力（生命）受到威胁的情况下，或在法律另有规定的情况下（例如，报告虐待儿童），才可考虑取消保密。因此，在没有这种考虑的情况下，必须尊重这个哥哥的隐私权，并将信息（甚至包括对他进行检查的事实）对他妹妹保密，直至他在知情的情况下同意分享。

a）不正确。虽然资料可能是相关的，但未经同意不得分享。

b）不正确。没有必要让伦理委员会参与，因为这方面的原则和政策是相当明确和普遍的。

c）正确。

d）不正确。知道她的分子诊断并不意味着医生有权违反她哥哥的保密协议。

4.2.3　病例 3

一名 45 岁女性有与 Best 病相同的临床表现且被发现携带 1 个 *BEST1* 基因突变。和她关系疏远的父亲，据说视力下降了。她希望与十几岁的儿子讨论结果，但坚持不告知她父亲和同父异母的弟弟、妹妹他们可能会有风险，而且是可以检测的。你下一步该怎么做？

a）你有义务尊重她的隐私权。

b）由于有视力丧失的风险，必须通知亲属。

c）你必须通知她的父亲，而不告诉她同父异母的弟弟、妹妹。

d） 告诫她的无知，并说服她自己向父亲和弟弟、妹妹透露这一信息。

正确答案是 a。

医生只应在患者的家庭成员有可预防的死亡或失明风险时，才考虑推翻患者的此类要求。许多 Best 病患者并不严重也不会导致法律意义上的盲。该病是无法医治的，除非是罕见的视网膜下新生血管可能。这些因素不可能上升到令人忧虑的程度，因此医生在未经授权的情况下不得透露。此外，无症状的家庭成员可以选择不知晓他们的风险。

a）正确。

b）错误。

c）错误。

d）错误。 虽然我们可以讨论患者向她的家人透露这些信息的风险和益处，但我们不能责备患者的选择。我们的咨询应该保持非指导性。

推荐阅读

［1］ Nussbaum RL，McInnes RR，Willard HF. Thompson & Thompson Genetics in Medicine. Philadelphia，PA：Elsevier Health Sciences；2015

［2］ Godard B，Hurlimann T，Letendre M，et al. Guidelines for disclosing genetic information to family members：from development to use. Fam Cancer. 2006；5（1）：103 - 116

［3］ Greely HT. Banning genetic discrimination. N Engl J Med. 2005；353（9）：865 - 867

［4］ Harper PS. Genetic testing，life insurance，and adverse selection. Philos Trans R Soc Lond B Biol Sci. 1997；352.（1357）：

1063 - 1066

[5] Lapham EV, Kozma C, Weiss JO. Genetic discrimination: perspectives of consumers. Science. 1996;274(5287):621 - 624

[6] Nowlan W. Human genetics. A rational view of insurance and genetic discrimination. Science. 2002;297(5579):195 - 196

[7] Offit K, Groeger E, Turner S, et al. The "duty to warn" a patient's family members about hereditary disease risks. JAMA. 2004; 292 (12):1469 - 1473

[8] Ossa DF, Towse A. Genetic screening, health care and the insurance industry. Should genetic information be made available to insurers? Eur J Health Econ. 2004;5(2):116 - 121

[9] Golden-Grant K, Merritt JL, II, Scott CR. Ethical considerations of population screening for late-onset genetic disease. Clin Genet. 2015; 88(6):589 - 592

[10] Mezer E, Babul-Hirji R, Wise R, et al. Attitudes regarding predictive testing for retinitis pigmentosa. Ophthalmic Genet. 2007; 28 (1): 9 - 15

[11] Dheensa S, Fenwick A, Shkedi-Rafid S, et al. Health-care professionals' responsibility to patients' relatives in genetic medicine: a systematic review and synthesis of empirical research. Genet Med. 2016;18(4):290 - 301

[12] Arbour L, Canadian Paediatric Society. Guidelines for genetic testing of healthy children. Paediatr Child Health. 2003;8(1):42 - 52

[13] Association for Clinical Genetics Practice. Best Practice Guidelines. http://www. acgs. uk. com/committees/quality-committee/ best-practice-guidelines/. Accessed April 2016

[14] The American Society of Human Genetics. Policy & Position Statement Archive. http://www. ashg. org/pages/policy _ statements. shtml. Accessed April 2016

（翻译：张圣海）

57

5 角膜营养不良

巴勃罗·罗密欧（Pablo Romero）

摘要

角膜营养不良是一组遗传性疾病，其特征是角膜透明度下降，影响角膜的不同层面。通常是双眼发病，但发病可能有先后或不对称。可见形态特殊的角膜沉积物和形态的变化。国际角膜营养不良分类委员会（The International Committee for Classification of Corneal Dystrophies，IC3D）提出了一种改进的解剖学分类方法，包括：①上皮和上皮下营养不良；②上皮-基质转化生长因子诱导（transforming growth factor-induced，TGFBI）营养不良；③基质营养不良；④内皮营养不良。角膜营养不良具有遗传性和表型异质性。

关键词

角膜营养不良，角膜上皮营养不良，角膜上皮下营养不良，上皮-基质转化生长因子诱导的角膜营养不良，角膜基质营养不良，角膜内皮营养不良

关键点

- 角膜营养不良是一组遗传性双侧角膜病变，其特征是形态特殊的角膜沉积物和形态的变化。
- 角膜营养不良是由 IC3D 分类。
- 角膜营养不良表现为遗传性和表型异质性。

5.1 概述

角膜营养不良是一组遗传性疾病,其特征是角膜透明度下降,影响角膜各层。通常是双眼发病,尽管发病可能有先后或不对称。IC3D 第 2 版提出了一个修订的解剖学分类,包括:①上皮和上皮下营养不良;②上皮-基质 TGFBI 营养不良;③基质营养不良;④内皮营养不良(表 5.1)。

表 5.1　角膜营养不良的 IC3D 分类

分　类	基因/位点	遗传模式
上皮和上皮下营养不良(OMIM)		
上皮基底膜营养不良(121820)	*TGFBI*(5q31.1)	AD
上皮复发性侵蚀性营养不良(Franceschetti)(122400)	*COL17A1*(10q25.1)	AD
Smolandiensis 营养不良	未知	AD
Helsinglandica 营养不良	未知	AD
上皮黏液性角膜营养不良(612867)	未知	AD
Meesmann 角膜营养不良(122100)	*KRT3*(12q13.13) *KRT12*(17q21.2)	AD
Lisch 角膜上皮营养不良(300778)	Xp22.3	XL
胶滴状角膜营养不良(204870)	*TACSTD2*(1p32.1)	AR
Salzmann 结节变性	未知(非遗传反应型)	未知
上皮-基质角膜营养不良(OMIM)		
Reis-Bückler 角膜营养不良(608470)	*TGFBI*(5q31.1)	AD

续表

分　类	基因/位点	遗传模式
Thiel-Behnke 角膜营养不良（602082）	*TGFBI*（5q31.1）	AD
颗粒状角膜营养不良，1 型（121900）	*TGFBI*（5q31.1）	AD
颗粒状角膜营养不良，2 型（Avellino 营养不良）（607541）	*TGFBI*（5q31.1）	AD
经典格子状角膜营养不良（122200） 格子状突变（Ⅲ，ⅢA，Ⅰ/ⅢA，Ⅳ）	*TGFBI*（5q31.1）	AD
基质营养不良（OMIM）		
斑状角膜营养不良（217800）	*CHST6*（16q22）	AR
Schnyder 角膜营养不良（21800）	*UBIAD1*（1p36）	AD
先天性角膜基质营养不良（610048）	*DCN*（12q21.33）	AD
斑块状角膜营养不良（121850）	*PIP5K3*（2q35）	AD
后无定形角膜营养不良	未知	AD
François 中心性云状角膜营养不良（217600）	未知	AD
前 Descemet 层角膜营养不良	未知	未知
内皮营养不良		
Fuchs 角膜内皮营养不良（136800）	*COL8A1*（3q12.3） *TCF4*（18q21.2） *TCF8*（10p11.22） *LOXHD1*（18q21.1） *SLC4A11*（20p13）	部分 AD，大多散发

分　类	基因/位点	遗传模式
	早发：*COL8A2*（1p34.3 - p32） 其他位点：13pTel - 13q12.13；1p34.3 - p32； 5q33.1 - q35.2；9p24.1 - p22.1；15q25.	
后多形性角膜营养不良 （122000；609140；609141）	未知（20p11.2 - q11.2） *COL8A2*（1p34.3 - p32.3） *ZEB1*（10p11.2）	AD
先天性遗传性内皮营养不良 （121700；217700）	未知（20p11.2 - q11.2） *SLC4A11*（20p13）	AD AR
X连锁角膜内皮营养不良	未知（Xq25）	XL

缩略词：OMIM（在线人类孟德尔遗传）；AD（常染色体显性）；AR（常染色体隐性）；XL（X连锁）。

5.1.1　上皮和上皮下营养不良

上皮基底膜营养不良（epithelial basement membrane dystrophy，EBMD），也称为地图状-点状-指纹状营养不良，通常发生在20～40岁之间。其特征为灰白色上皮指纹状线、点（微囊）和地图样线。虽然EBMD通常是无症状的，但大约10%的患者会出现疼痛、复发性上皮糜烂和视力下降。在某些家系中，EBMD似乎是一种常染色体显性（AD）遗传病，*TGFBI* 基因的点突变已经被确定。然而，在50岁以上的人群中，有76%的人患有EBMD，表明这种疾病的大多数病例呈现与年龄相关的角膜变性。

Meesmann角膜营养不良是一种进展缓慢的角膜营养不良，儿童早期发病，表现为多个上皮小泡，延伸至角膜缘（图5.1）。这些上皮小泡在眼睑区最多见。囊肿的融合可能会导致透明的角膜中出现屈光性的线性混浊。也可能出现角膜变薄和感觉减退。在 Stocker-Holt 突变中，整个角膜呈细灰色斑点状，上皮性混浊用荧光素染色，线性混浊可能呈螺旋状。患者通常无症状，但有些人可能有轻微的视力下降、眩光、畏光和反复疼痛的点状上皮糜烂。

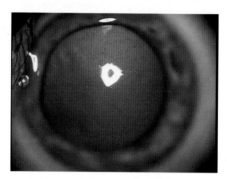

图 5.1　Meesmann 角膜营养不良
可见多个上皮小泡。

5.1.2　上皮-基质转化生长因子诱导营养不良

Reis-Bücklers 角膜营养不良（Reis-Bücklers corneal dystrophy，RBCD）患者的症状包括严重的复发性角膜糜烂和视力受损，始于生命的最初 10 年。而复发性角膜糜烂则随着时间的推移逐渐减少，视力逐渐恶化。在早期阶段，在 Bowman 层和浅层基质水平上出现了密度不同的离散汇合不规则的地图形混浊。随后，混浊扩展到角膜缘和更深的基质。

Thiel-Behnke 角膜营养不良（Thiel-Behnke corneal dystrophy，TBCD）又称为 Bowman Ⅱ型角膜营养不良、蜂窝状角膜营养不良、Ⅱ型前界膜营养不良和卷曲纤维角膜营养不良。TBCD 是一种以进行性蜂窝状上皮角膜混浊并反复糜烂为特征的 AD 遗传角膜营养不良。在早期或个别病例中，很难区分 TBCD 和 RBCD。在早期，RBCD 表现出更多不规则的弥漫性阴影并有明显的中断,而 TBCD 则表现为多个有网状结构的斑点。RBCD 往往有一个更激进的过程。对于 TBCD 患者,症状始于第 1 个和第 2 个 10 年,并伴有令人痛苦的复发性角膜糜烂。侵蚀逐渐减少,特征性的孤立斑点或不规则形状的散乱混浊出现在 Bowman 层,随后是对称的上皮下蜂窝状混浊(图 5.2)。视力损害发生于生命的第 2 个 10 年,并随着角膜瘢痕的增加而逐渐进展。周围角膜通常不受影响,但在老年患者中,混浊可进展到更深的基质层,并影响角膜周边。眼前节光学相干断层扫描(OCT)显示 TBCD 患者 Bowman 层有锯齿状高反光物质存在。

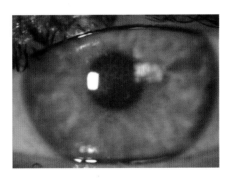

图 5.2 TBCD 蜂窝状中央阴影影响 Bowman 层

颗粒状角膜营养不良 1 型(granular corneal dystrophy type 1,GCD 1),又称为 Groenouw 角膜营养不良 I 型,具有多发基质混浊的特点。症状早在患儿 2 岁时即开始出现。最初的症状是眩光和畏光。随着年龄增长,混浊导致视力逐渐降低。反复侵蚀经常发生。在患儿中,可以观察到 Bowman 层表面有漩涡状褐色颗粒。在后期,清晰的颗粒在直接光照下呈白色,带有透明的基质(图 5.3)。颗粒的大小和数量增加,产生"雪花状"外观。在后照法中,这些颗粒由极小的、半透明的点组成,它们被描述为类似于液泡、玻璃碎片或碎面包屑。混浊不延伸到角膜缘。在患者老年,颗粒延伸到接近 Descemet 膜更深的基质中。随着进展，混浊在浅表角膜变得更加严重，视力进一步降低。

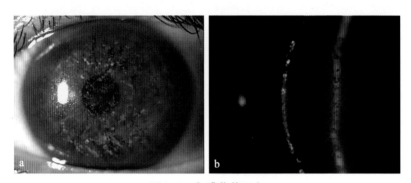

图 5.3　角膜营养不良

(a)GCD1；(b)注意前基质混浊。

颗粒状角膜营养不良 2 型（granular corneal dystrophy type 2，GCD 2）又称为 Avellino 营养不良，原为 Groenouw Ⅰ 型。由于在组织学上存在淀粉样成分，所以使用了术语"颗粒-格子营养不良"，但是临床上没有观察到格子线。与 GCD 1 患者相比，GCD 2 患者的基质混浊较少。最初症状是细微的浅表基质小白点，常发展为小的辐射状或棘状。后来，在中基质层前部形成尖刺状的沉积物，呈星形、冰柱状或蜘蛛状。在后照法中呈半透明，表面呈白色，有虫蚀中心的圆形或盘状、环状斑块。在后基质中至分支基质混浊深处可观察到半透明短虚线样或点状沉积物。短线或"破折号"与更精细的格子线不同。GCD 2 混浊看起来更白，折射也更少。与网格线不同，这些"破折号"很少相互交叉。症状（如严重的复发性角膜糜烂）早在 8 岁时就开始出现。随着年龄的增长，视力会逐渐下降。在随后的阶段中，由于上皮侵蚀，表层颗粒的自发脱落会导致中央不透明区域的消除，该区域还会随着复发而变厚。

格子状角膜营养不良（lattice corneal dystrophy，LCD）的临

床表现多样,但外显性强。在初始阶段,呈现出与其他较小的不透明斑点和折射晶格线相关的线性混浊。在生命的第2个和第3个10年,可以看到一个与多形性前基质混浊相关的线性混浊网络(图5.4)。在老年病例中,角膜混浊是继发于上皮表面不规则的上皮下和前基质瘢痕。前部基质呈淡黄色,导致中央角膜混浊。

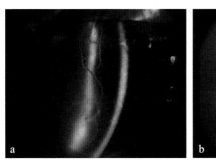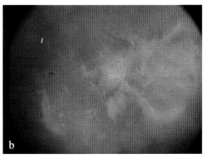

图 5.4 LCD 1

(a)LCD 1 的青年病例;(b)LCD 1 的进展期老年病例。注意与糜烂有关的弥漫性阴影。

5.1.3 基质营养不良

斑点状角膜营养不良(macular corneal dystrophy,MCD)最初表现为弥漫性基质混浊,延伸至角膜缘,随后出现浅表、中央、隆起、不规则的白色阴影,称为"斑点状"(图5.5)。角膜混浊之间没有透明的区域,这是 MCD 区别于 GCD 的一个特征。MCD 早期角膜薄,但随着病情进展,角膜内皮受到影响,发展为基质水肿。患者通常在10～30岁时出现严重的视力障碍。其他症状包括角膜感觉减退、畏光和反复糜烂。根据斑点沉积的免疫反应性,有3种变体在临床上无法区分:Ⅰ型角膜细胞和血清中没有硫酸角蛋白活性;ⅠA型角膜细胞中有硫酸角蛋白的抗原反应性;Ⅱ型角膜沉积物中有硫酸角蛋白的反应性,血清中的硫酸角蛋白水平正常或偏低。

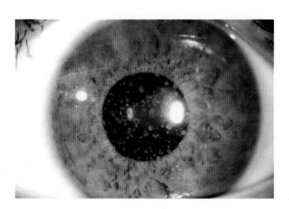

图5.5 MCD表现为弥漫性基质混浊

5.1.4 内皮营养不良

先天性遗传性内皮营养不良（congenital hereditary endothelial dystrophy，CHED）表现为弥漫性双侧角膜水肿。CHED的主要异常被认为是妊娠期内皮细胞的退化或发育不全。根据最近的分类变化，CHED（前CHED 2）很可能只是一种AR遗传病。AD遗传模式（以前的CHED 1）不再被认为是一种独特的角膜营养不良，因为它类似于一种与20号染色体连锁的多形性角膜后层营养不良。CHED患者在出生时就很明显，通常伴随着由于视觉剥夺而引起的眼球震颤。

多形性角膜后层营养不良（posterior polymorphous corneal dystrophy，PPCD）有多种多样的表现。单侧病例可能是遗传的，也可能是非遗传的。内皮细胞的改变通常是无症状的，但视力损害可能继发于角膜水肿。内皮异常被描述为"蜗牛轨迹"，可与先天性青光眼所见的Haab纹较长的扇形平行线混淆。需要后照法来可视化内皮表面任何地方可能发生的变化。20%～25%的患者需要角膜移植。

Fuchs 角 膜 内 皮 营 养 不 良（Fuchs' endothelial corneal dystrophy，FECD)可能是最常见的角膜营养不良,其患病率因种群而异。由于未知的原因,在早发型和晚发型中都是女性更易患病。患者的角膜内皮细胞发生形态改变及逐渐丢失,最终导致角膜水肿。有或无色素沉着的弥漫性斑点样混浊和内皮抬高的临床表现称为滴状角膜(cornea guttata),它从中心开始并向周围扩散（1 期)。部分患者进展为内皮失代偿和基质水肿(2 期)。基质水肿可进展至累及上皮,引起大疱性角膜病变(3 期)。在长期病例中,因慢性水肿引起上皮纤维化、瘢痕形成和周围浅表血管化(4 期)。FECD 的症状通常出现在 60 岁以上的患者,其特征是由上皮或基质水肿引起的间歇性视力下降,早晨加重。疼痛、畏光及由上皮侵蚀引起的溢泪也可能发生。白内障手术可能导致角膜内皮细胞的进一步丢失而加重病情。

分子遗传学

TGFBI，5q31 以前称为 *BIGH3*,在多个角膜营养不良疾病中发生突变。该基因编码一种含精氨酸的甘氨酸蛋白,与Ⅰ、Ⅱ和Ⅳ型胶原结合。这种蛋白在许多细胞外基质蛋白中都有发现,在这些蛋白质中,它调节细胞的黏附性,并作为整合素的配体识别序列。该蛋白由转化生长因子β诱导,抑制细胞黏附。罕见的等位基因引起 Arg555Gln 与其他 *TGFBI* 突变导致带有不典型混浊的 TBCD 变异型。与杂合子相比,GCD 1 和 GCD 2 纯合子及复合杂合子 *TGFBI* 病例发病早,症状重。

鉴别诊断

角膜营养不良必须区别于其他引起角膜沉积的原因(例如,代谢紊乱如黏多糖贮积症或胱氨酸病)、免疫沉积(例如,多发性骨髓瘤)、角膜水肿(例如,先天性青光眼)、角膜畸形(例如,Peters 畸形)、感染(例如,腺病毒感染后的上皮沉积、先天性风疹内皮炎)、异物和人工晶状体或无晶状体大疱性角膜病。

虽然很少并发青光眼,但 CHED 的水肿与先天性青光眼的水肿不同,因为没有 Haab 纹,角膜直径正常,角膜缘到角膜缘有很厚的"磨玻璃样"表现,没有密集的白色基质混浊。

罕见表现

在角膜上皮基质性营养不良患者中,激光屈光手术可诱发或加重角膜疾病。光治疗性角膜切削术(phototherapeutic keratectomy,PTK)治疗浅表性角膜混浊和不规则也可复发(图5.6)。

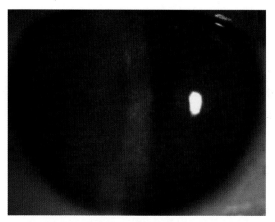

图 5.6 RBCD 复发

PTK 治疗 3 年后。

Salzmann 结节性角膜变性伴中度干眼症已在一名患有网状色素性皮肤病的女孩中见到。

CHED 角膜营养不良伴知觉性耳聋(OMIM 217400),也称为 Harboyan 综合征,是由 *SLC4A11* 突变引起的。

皮肤软骨角膜营养不良(OMIM 221800),或称 François 综合征,是一种罕见的疾病,表现为进展的皮肤结节、四肢畸形和以白色上皮下阴影为特征的中央及浅表角膜营养不良。

AR 遗传的脑桥小脑发育不全与角膜营养不良、阴唇皱襞发育不全和乳头多毛有关。

临床检查

● **共聚焦显微镜**

共聚焦显微镜能识别与许多在体角膜营养不良相关的角膜微结构变化,包括沉积和反射率变化。共聚焦显微镜也能观察到多边形、多形性、六边形减少和内皮细胞数量减少。

● **眼前节 OCT**

眼前节 OCT 检查显示角膜厚度异常,有助于鉴别角膜沉积物的层级和分布。

● **免疫组织化学**

免疫组织化学有助于诊断角膜营养不良的多种类型,包括上皮性复发性糜烂性营养不良、RBCD、TBCD、LCD、MCD 等。

● **组织病理学**

组织病理学表现见表 5.2。

表 5.2　角膜营养不良的组织病理学表现

角膜营养不良	组织病理学表现
Reis-Bückler 角膜营养不良(RBCD)	上皮内基底膜和微囊
Meesmann 角膜营养不良	上皮内微囊
Thiel-Behnke 角膜营养不良(TBCD)	上皮基底膜和 Bowman 层的局灶性丢失
颗粒状角膜营养不良(GCD)1 型	突变蛋白的离散沉淀用 Masson 三色染色显示为红色
颗粒状角膜营养不良(GCD)2 型	与 GCD 1 相似的角膜沉积物和淀粉样沉淀
格子状角膜(LCD)	被刚果红染色的双折射淀粉样沉积物

续表

角膜营养不良	组织病理学表现
斑状角膜营养不良（MCD）	沉积物与胶体铁和 Alcian 蓝反应呈阳性
家族性上皮淀粉样变	含有乳铁蛋白的上皮淀粉样沉积物
中央基质结晶样营养不良	前基质内胆固醇酯晶状体
斑块状角膜营养不良	上皮和基质淀粉样沉积物。与胶体铁和 Alcian 蓝反应可着色
先天性遗传性内皮营养不良（CHED）	水肿上皮缺乏 Bowman 层 增厚的基质和 Descemet 膜。内皮细胞数量减少
后部多形性营养不良	异常的 Descemet 膜。后角膜多层上皮细胞

基因检测

表 5.1 描述了特定的基因和遗传模式。对于临床表现符合 EBMD、上皮-基质营养不良和部分基质营养不良的患者，可以进行 *TGFBI* 测序。如果发现内皮营养不良如角膜营养不良和感音性耳聋（corneal dystrophy and perceptive deafness，CDPD）、CHED 或 FECD，则应考虑行 *SLC4A11* 测序。在早发的 FECD 中，可以行 *COL8A2* 测序。多基因阵列目标基因组正在成为角膜营养不良的可用工具。

5.2 问题

5.2.1 病例 1

一对近亲结婚的健康夫妇，没有眼病病史。他们 2 周大的儿子在自然阴道分娩后几天即开始出现角膜混浊。包括眼压在内的检查是正常的。婴儿的角膜呈角膜缘到角膜缘的"磨玻璃样"阴影,厚度明显增加。角膜直径 10.25 mm。体格检查和听力测试正常。以下哪项是最有可能的诊断?

a) CHED。   b) 先天性青光眼。

c) FECD。   d) 先天性风疹综合征。

正确答案是 a。

CHED 引起弥漫性双侧角膜水肿。这种 AR 遗传病在出生时即可发病,常伴随着因视觉剥夺而引起的眼球震颤。

a) 正确。

b) 错误。 先天性青光眼可由微囊上皮及基质水肿引起角膜混浊,但伴有角膜直径增大、Haab 纹及白色基质混浊。

c) 错误。 FECD 通常是成人发病。

d) 错误。 先天性风疹综合征的典型特征包括心脏畸形、脉络膜视网膜炎、白内障、角膜混浊、小眼球、斜视、青光眼和耳聋。可能伴有内皮炎。

5.2.2 病例 2

一名 27 岁的女性想要知道导致她的母亲、弟弟和她遭受痛苦的复发性角膜糜烂的角膜疾病对她后代的风险。她想评估她孩子患这种疾病的概率。根据她的裂隙灯检查(见图 5.4a),她有一个同样情况的孩子的概率有多大?

a) 66.6%。   b) 50%。

c) 25%。   d) 100%。

正确答案是 b。

经典的 LCD 是 AD 遗传病。这个女性每次怀孕都有 50% 的概率生一个受影响的孩子。

a）错误。　　　　　　　b）正确。

c）错误。　　　　　　　d）错误。

5.2.3　病例 3

一名 59 岁的妇女主诉视力有间歇性下降，尤其是在早晨，不伴有疼痛、畏光或溢泪。眼前节检查显示，晨起轻度双侧角膜水肿和中央角膜点状物。共聚焦显微镜显示，内皮细胞多形性、六边形减少，内皮细胞数量减少。下列哪个因素对她角膜水肿的形成起着最重要的作用？

a）正常老化。

b）PPCD。

c）X 连锁隐性角膜内皮营养不良。

d）FECD。

正确答案是 d。

这是 FECD 第 1 期的表现。这些症状平均开始于 60 岁，晨起间歇性视力下降更严重。疼痛、畏光和溢泪是第 3 期的特征。

a）错误。虽然可能出现滴状赘疣，但是在 59 岁，老化通常不会导致内皮细胞多边形、多形性和六边形减少。

b）错误。角膜内皮细胞的改变通常是无症状的，尽管视力损害可能继发于角膜水肿。

c）错误。患者为女性。此外，还表现为先天性"磨玻璃样"角膜混浊或弥漫性角膜混浊。

d）正确。

5.2.4　病例 4

一名 32 岁的妇女主诉双眼视力进行性下降 5 年。她还抱怨说，她从 3 岁起就有短暂的眼睛疼痛。她 59 岁的父亲和 14 岁的女儿也有相似的症状，但症状较轻。角膜检查显示，中央上皮蜂窝状混浊，而眼前节 OCT 检查显示 Bowman 层有锯齿状的高反光物质。以下哪种基因突变最有可能导致角膜混浊的形成?

a）*SLC4A11*。　　　　　b）*TGFBI*。

c）*CHST6*。　　　　　　d）*TACSTD2*。

正确答案是 b。

这是 TBCD 的一种表现形式，它是一种临床表现高度变异的 AD 遗传病，不一定与年龄相关。

a）**错误**。*SLC4A11* 突变与 Harboyan 综合征有关。

b）**正确**。

c）**错误**。*CHST6* 突变与 MCD 有关。

d）**错误**。*TACSTD2* 突变与胶滴状角膜营养不良有关。

5.2.5　病例 5

一名 35 岁的妇女在过去 10 年中视力逐渐恶化。她 35 岁的异卵双胞胎妹妹也有类似的症状。无其他受影响的家庭成员。临床和遗传学研究证实她患有角膜基质营养不良。在这个病例中，下列哪一种诊断最有可能?

a）LCD。　　　　　　　b）RBCD。

c）MCD。　　　　　　　d）TBCD。

正确答案是 c。

这是遵循 AR 遗传模式的 MCD 的一种表现。

a）**错误**。LCD 是一种上皮-基质营养不良，遵循 AD 遗传模式。

b）**错误**。RBCD 是一种上皮-基质营养不良，遵循 AR 遗传模式。

c)正确。

d)错误。TBCD 是一种上皮-基质营养不良,遵循 AD 遗传模式。

推荐阅读

[1] Weiss JS, Møller HU, Lisch W, et al. The IC3D classification of the corneal dystrophies. Cornea. 2008;27 Suppl 2:S1 - S83

[2] Weiss JS, Møller HU, Aldave AJ, et al. IC3D classification of corneal dystrophies—edition 2. Cornea. 2015;34(2):117 - 159

[3] Aldave AJ, Sonmez B. Elucidating the molecular genetic basis of the corneal dystrophies: are we there yet? Arch Ophthalmol. 2007;125 (2):177 - 186

[4] Stone EM, Mathers WD, Rosenwasser GO, et al. Three autosomal dominant corneal dystrophies map to chromosome 5q. Nat Genet. 1994;6(1):47 - 51

[5] Escribano J, Hernando N, Ghosh S, et al. cDNA from human ocular ciliary epithelium homologous to beta ig - h3 is preferentially expressed as an extracellular protein in the corneal epithelium. J Cell Physiol. 1994;160(3):511 - 521

[6] Dighiero P, Niel F, Ellies P, et al. Histologic phenotype-genotype correlation of corneal dystrophies associated with eight distinct mutations in the TGFBI gene. Ophthalmology. 2001;108(4): 818 - 823

[7] Abramowicz MJ, Albuquerque-Silva J, Zanen A. Corneal dystrophy and perceptive deafness (Harboyan syndrome): CDPD1 maps to 20p13. J Med Genet. 2002;39(2):110 - 112

[8] Desir J, Moya G, Reish O, et al. Borate transporter SLC4A11 mutations cause both Harboyan syndrome and non-syndromic corneal endothelial dystrophy. J Med Genet. 2007;44(5):322 - 326

[9] Vithana EN, Morgan PE, Ramprasad V, et al. SLC4A11 mutations in Fuchs endothelial corneal dystrophy. Hum Mol Genet. 2008;17(5): 656 – 666

[10] Kannabiran C. Genetics of corneal endothelial dystrophies. J Genet. 2009;88(4):487 – 494

（翻译：张圣海）

6 无虹膜

摘要

　　无虹膜患者表现为双侧几乎完全或部分虹膜缺失。这是因位于 11 号染色体上的转录因子 *PAX6* 基因异常引起的。这些患者通常表现为眼球震颤、角膜血管翳、斜视、屈光不正、青光眼、白内障、中央凹发育不全和视神经发育不全。Wilms 肿瘤、无虹膜、泌尿生殖系统畸形、智力低下（Wilms tumor，aniridia，genitourinary malformation，mental retardation，WAGR）综合征是一种由 11p13 缺失引起的邻近基因缺失性疾病。检测 WAGR 缺失对于预防肾脏恶性肿瘤的发病率和死亡率至关重要。

关键词

　　无虹膜，*PAX6* 基因，Wilms 肿瘤，无虹膜，泌尿生殖系统畸形，智力低下，11p13 缺失，眼球震颤，黄斑发育不全

关键点

- 无虹膜是一种常染色体显性（AD）遗传的全眼疾病，通常由 *PAX6* 基因杂合子点突变或缺失引起。
- WAGR 综合征是一种由 11p13 缺失引起的邻近基因缺失性疾病。
- 检测 WAGR 缺失对于预防肾脏恶性肿瘤的发病率和死亡率至关重要。

6.1 概述

无虹膜患者的症状表现为双侧几乎全部或部分虹膜缺失(图 6.1),发病率在 1/100 000～1/40 000。这种病是由染色体 11p13 位点上的转录因子 *PAX6* 基因突变导致的。*PAX6* 是眼睛发育的"主控基因"。因此,破坏该基因的功能会使许多下游基因异常表达,可能导致眼睛每一部分的异常,包括眼球震颤、角膜血管翳(图 6.2)、从由于角膜缘干细胞缺乏引起的外周无血管性血管翳到重度全角膜血管化、斜视、屈光不正、青光眼、白内障(特别是前椎体白内障,图 6.3)、中心凹/黄斑发育不全(图 6.4 和图 6.5)。这些异常会导致不同程度的视力损害和视神经发育不全。

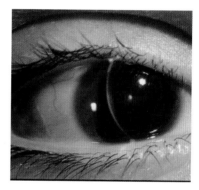

图 6.1 *PAX6* 基因突变引起的"部分"无虹膜

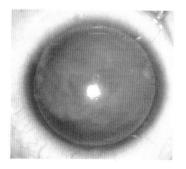

图 6.2 无虹膜患者的角膜病变

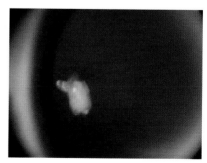

图 6.3 无虹膜患者的前锥体白内障

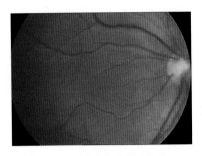

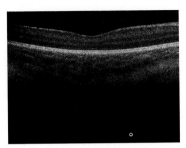

图 6.4　无虹膜患者的黄斑发育不全
注意中心凹反射缺失和血管穿过中央黄斑。

图 6.5　光学相干断层扫描（OCT）显示无虹膜患者的中心凹发育不全

6.2　分子遗传学

无虹膜是一种 AD 遗传病。大多数 *PAX6* 突变（40%）是过早终止密码子（无义突变）。错义突变（25%）导致不严重的无虹膜。基因内缺失可能也会发生，并通常导致更严重的疾病。该基因的某些突变将仅作为该疾病的孤立部分表达而无虹膜畸形：AD 遗传黄斑发育不全、白内障或角膜炎。*PAX6* 功能的纯合或复合杂合突变导致无眼畸形、脑畸形，并常导致死亡。

如果在 11p13 区域（包括 *PAX6* 和附近的 *WT1* 基因）发生杂合的邻近基因缺失可导致 WAGR 综合征，患病率为 1/500 000。*PAX6* 和 *WT1* 缺失的患者将有 45%～50% 的风险患 Wilms 肿瘤。这些缺失大小不同，大到可以通过核型检测到，小到像亚显微缺失需要荧光原位杂交（fluorescence in situ hybridization，FISH）或染色体微阵列分析（CMA）才能检测到。更小的缺失可能不包括 *WT1*，但仍然导致其他临床表现。缺失可能再次发生或作为亲代易位的结果。非常小缺失的患者很少会有家族性无虹膜的病史，相关的系统性表现也很少。

鉴别诊断

Axenfeld-Rieger 疾病谱（OMIM 180500）

Axenfeld-Rieger 疾病谱可通过后胚胎环的存在和角膜血管化的缺失或中心凹发育不全而区别于无虹膜。罕见的是，由于 6p25 的缺失或重复，可能发生一种无虹膜的变异型，但这些患者也有后胚胎环和正常的小凹。

虹膜缺损

虹膜缺损常伴有后极部缺损。它可能是单侧的。在无眼底缺损的情况下，无黄斑发育不全。角膜正常。

白化病（OMIM 203100）

白化病通常出现在婴儿早期并伴有眼球震颤，但有结构完整的虹膜和出现虹膜透照、眼底色素减退、视神经灰白，且是在眼皮肤白化病的情况下，皮肤和头发色素减退。此外，三导联视觉诱发电位（visual evoked potential，VEP）可能显示白化病患者的图形翻转。无虹膜没有虹膜透照。

Peters 异常（OMIM 604229）

最常见的表现是出生时角膜混浊，在 OCT 或超声生物显微镜（ultrasound biomicroscopy，UBM）上看到角膜后扇形缺损，经常伴有虹膜角膜粘连。可能发生各种各样的虹膜异常，但中心凹通常是正常的，尽管可能发生其他后节异常。该异常可以是单侧的。

创伤

创伤通常是单侧的并伴有其他部位的创伤和外伤史。也可能因为手术所致。

其他前节发育不全

各种前节发育不全可能表现为无虹膜变异型，但这些患者通常有小眼畸形、其他前节表现不典型的无虹膜和正常的中心凹。

永存胚胎血管（OMIM221900）

永存胚胎血管（persistent fetal vasculature，PFV）是典型单侧的，通常伴有后极白内障，可伴有严重的视网膜异常。它可以在真正的无虹膜中出现，因为它是一个眼部发育缺陷，但通常是孤立的或与许多其他前节发育不全并存。

Gillespie 综合征（OMIM 206700）

这是一种以无虹膜、智力低下和小脑共济失调为特征的 AR 遗传病。虽然它已经被证实与 *PAX6* 突变相关，但许多报告未能证明该基因的致病变异。

6.3 罕见表现

其他眼部异常可在无虹膜患者中发现，包括晶状体异位、晶状体血管膜残余、永存瞳孔残膜、上睑下垂、PFV、小眼球、迟发型视网膜变性或 Peters 异常。

6.4 临床检查

6.4.1 黄斑光学相干断层扫描

黄斑 OCT 检查可用于显示中心凹发育不全，但检查质量可能受到眼球震颤的限制。

6.4.2 前节光学相干断层扫描或高频超声生物显微镜

前节 OCT 或高频 UBM 对诊断角膜混浊病例有帮助。

6.4.3 系统评估

WAGR 综合征患者的全身表现包括尿道下裂和隐睾、步态异常和发育迟缓。通常情况下，患者可能会有嗅觉下降、肥胖、听力异常、大脑或小脑发育不全，以及松果体缺失。

6.4.4 肾脏超声

所有患者都应进行肾脏超声检查，每 6 个月进行 1 次，直到 7～8 岁，或直到基因检测排除 WAGR 综合征的发生为止。对于 *WT1* 基因缺失的患者，肾脏超声应每 3 个月进行 1 次，直到 8 岁。

6.5 基因检测

虽然临床检查可以诊断出无虹膜，但对这些患者进行基因检测至关重要。为确定单独的无虹膜患者的致病突变，应对 *PAX6* 进行测序和(或)缺失/重复分析。通常，基因测序是首先进行的，虽然一些实验室在没有发现突变时将自动进行删除/复制分析。测序检测到 60%～80% 的病例发生突变，而缺失/重复分析则可发现另外 17% 的病例。这些数字可能因实验室不同而异。如果发现基因内异常，那么就没有必要考虑 WAGR 综合征，并且可能放弃对 Wilms 肿瘤的临床筛查。此外，如果 *PAX6* 基因全序列没有发现突变，那么应该考虑寻找启动子突变。最近，*PAX6* 下游的 2 个基因被报道为 *PAX6* "增强子基因"：*DCDC 1* 和 *ELP4*。其中 1 个或所有这些基因的部分或全部缺失已经在一些无虹膜家系中被发现，许多基因可能因太小而用 CMA 无法检测，在 *PAX6* -阴性家系中也应考虑这些情况。最近的一项研究发现，*TRIM44* 的过度表达显著降低了人晶状体上皮细胞中 *PAX6* 的表达，这是一种新的无虹膜致病机制。

作为另一种可选途径，尤其是根据家族史或临床检查怀疑 WAGR 时，可以进行核型分析。如果核型正常，CMA 或 FISH 可以检测到较小的染色体缺失。芯片检测发现多达 20% 的无家族史的患者存在 11p13 缺失。

6.6 问题

6.6.1 病例 1

一名其他方面都正常的 3 个月大的女婴，无家族史，表现为双侧无虹膜、眼球震颤、牛眼征、角膜水肿和黄斑发育不全。应进行下列哪项检查？

a）超声心动图。

b）肾脏超声。

c）脑部磁共振（magnetic resonance imaging，MRI）。

d）胸部 X 线片。

正确答案是 b。

在遗传学确认 *WT1* 基因不参与之前，需要做肾脏超声检查来排除 WAGR 综合征，特别是在无家族史的无虹膜患者中。

a）**错误**。心脏畸形与无虹膜不相关。

b）**正确**。

c）**错误**。虽然大脑畸形是一种罕见的关联，但脑部 MRI 检查并不能在其他方面都良好的无虹膜儿童中有所发现。

d）**错误**。肺异常与无虹膜不相关。

6.6.2 病例 2

一对健康的父母有一对双胞胎，这对双胞胎患有 11p13 缺失引起的 WAGR 综合征。这位父亲透露，他有 1 个兄弟和 1 个叔叔在很小的时候就死于肾癌。这该如何解释呢？

a）巧合，不需要再做测试了。

b）父亲是非外显者。做 *PAX6* 测序。

c）父亲在 *WT1* 基因中有 1 个杂合突变，应该对该基因进行测序。

d）平衡易位。父亲应做核型检测。

正确答案是 d。

导致 WAGR 综合征的缺失可能重新出现,或遗传自未受影响的父母,其平衡易位涉及 11q。死者可能也患有 WAGR 综合征。

a）错误。尽管有可能,但患 2 种不相关罕见疾病的概率低于患一种可解释这两种情况的综合征。

b）错误。在诸如 WAGR 之类的染色体缺失中不发生非外显现象。此外,如果基因被删除,*PAX6* 基因的测序可能不会检测到 WAGR。

c）错误。Wilms 肿瘤通常发生在儿童时期。如果父亲有 *WT1* 突变,他就会有肾脏检查结果。此外,这也不能解释他的双胞胎儿子都患有 WAGR 综合征。

d）正确。核型证实了父亲的平衡易位和由此导致的孩子的基因缺失。

6.6.3 病例 3

下列哪一个临床表现可能与 *PAX6* 基因杂合突变有关(C.299G＞A)?

a）没有这种疾病的表达。　　b）重度脑畸形和眼内炎。

c）无虹膜。　　d）WAGR 综合征。

正确答案是 c。

PAX6 杂合无义突变会引起无虹膜,特别是这种无义突变,这种突变会产生一种截短的蛋白。*PAX6* 错义突变可能具有较轻的眼部表型,包括孤立性角膜炎、小角膜、Peters 异常、瞳孔异位、白

内障、孤立性中央凹发育不全、视神经发育不全和黄斑发育不全，以及"部分性"或完全性无虹膜。

a）错误。 杂合子 *PAX6* 突变产生功能失调的转录因子，影响眼睛发育。

b）错误。 纯合子或复合杂合子突变的患者具有这种严重的表型。

c）正确。

d）错误。 WAGR 综合征是由于 11p13 区缺失引起的。*PAX6* 的点突变导致孤立的眼表型。

6.6.4 病例 4

一名 4 岁无虹膜男性患儿的 *PAX6* 测序阴性，男性核型正常。CMA 检查显示了 1 个涉及 *PAX6* 基因的微缺失，而不是 *WT1* 基因缺失。下面的陈述中哪一个是正确的？

a） 不需做肾脏超声。　　　　**b）** 需做 FISH 检测。

c） 需做 *PAX6* 内含子测序。　　**d）** 需做 *WT1* 测序。

正确答案是 a。

CMA 检测到 1 个不涉及 *WT1* 基因的缺失，因此，不会增加患 Wilms 肿瘤的风险。

a）正确。

b）错误。 CMA 和 FISH 都检测缺失。如果 CMA 显示 1 个缺失，那么 FISH 就不需要做了。

c）错误。 患者有无虹膜症状，而且 CMA 显示 1 个涉及 *PAX6* 基因的缺失，我们知道 *PAX6* 基因的全部或部分缺失是导致无虹膜的原因。

d）错误。 由于 *WT1* 不参与缺失，因此不必关心涉及该基因的异常。

推荐阅读

[1] Azuma N, Hotta Y, Tanaka H, et al. Missense mutations in the PAX6 gene in aniridia. Invest Ophthalmol Vis Sci. 1998;39(13):2524 - 2528

[2] Brandt JD, Casuso LA, Budenz DL. Markedly increased central corneal thickness: an unrecognized finding in congenital aniridia. Am J Ophthalmol. 2004;137(2):348 - 350

[3] Fischbach BV, Trout KL, Lewis J, et al. WAGR syndrome: a clinical review of 54 cases. Pediatrics. 2005;116(4):984 - 988

[4] Gramer E, Reiter C, Gramer G. Glaucoma and frequency of ocular and general diseases in 30 patients with aniridia: a clinical study. Eur J Ophthalmol. 2012;22(1):104 - 110

[5] Hingorani M, Williamson KA, Moore AT, et al. Detailed ophthalmologic evaluation of 43 individuals with PAX6 mutations. Invest Ophthalmol Vis Sci. 2009;50(6):2581 - 2590

[6] Glaser T, Walton DS, Maas RL. Genomic structure, evolutionary conservation and aniridia mutations in the human PAX6 gene. Nat Genet. 1992;2(3):232 - 239

[7] Netland PA, Scott ML, Boyle JW, et al. Ocular and systemic findings in a survey of aniridia subjects. J AAPOS. 2011;15(6):562 - 566

[8] Shiple D, Finklea B, Lauderdale JD, et al. Keratopathy, cataract, and dry eye in a survey of aniridia subjects. Clin Ophthalmol. 2015;9:291 - 295

[9] Chang JW, Kim JH, Kim SJ, et al. Congenital aniridia: long-term clinical course, visual outcome, and prognostic factors. Korean J Ophthalmol. 2014;28(6):479 - 485

[10] Sadagopan KA, Liu GT, Capasso JE, et al. Anirdia-like phenotype caused by 6p25 dosage aberrations. Am J Med Genet A. 2015;167A (3):524 - 528

[11] Zhang X, Qin G, Chen G, et al. Variants in TRIM44 cause aniridia by impairing PAX6 expression. Hum Mutat. 2015;36(12):1164 - 1167

（翻译：张圣海）

7 Peters 异常

赖昱宏（Yu-Hung Lai）

摘要

　　Peters 异常是一种以角膜混浊、角膜后部缺损，以及各种程度的虹膜角膜和（或）晶状体角膜粘连为特征的罕见疾病，通常由与前节发育相关的基因突变引起。它表现为序列畸形，原发于表面外胚层在视泡囊的适当诱导下形成晶状体时受阻，其次是神经嵴移动形成角膜和前节结构时被打乱。视力预后通常基于所产生的损伤痕迹的位置和大小。大多数患者都是双眼发病，并且很有可能伴有与之相关的全身畸形。无论有无做角膜手术，患者终身都有患青光眼的风险。

关键词

　　Peters 异常，青光眼，Peters 综合征，白内障，前节发育不全，角膜后缺损，*PAX6*，*PITX2*，*FOXC1*，*CYP1B1*，*FOXE3*，*TFAP2A*，*FLNA*，*HCCS*，*NDP SLC4A11*，*B3GALTL*

关键点

- Peters 异常表现为角膜混浊伴角膜后缺损，以及不同程度的虹膜角膜和（或）晶状体角膜粘连。
- 与前节发育相关的基因突变可导致 Peters 异常。
- Peters 异常是由于胚胎角膜/虹膜/晶状体形成受到破坏引起的。

7.1 概述

Peters 异常(OMIM 604229)是一种以角膜混浊、角膜后部缺损,以及各种程度的虹膜角膜和(或)晶状体角膜粘连为特征的罕见疾病(图 7.1),通常由与前节发育相关基因(如 *PAX6* 基因)的突变引起。它表现为序列畸形,原发于表面外胚层在视泡囊的适当诱导下形成晶状体时受阻,其次是神经嵴移动形成角膜和前节结构时被打乱。视力预后通常基于所产生的损伤痕迹的位置和大小。大多数患者都是双眼发病,并且很可能伴有与之相关的全身畸形。治疗选择包括角膜移植,如果存在白内障,则行白内障摘除术。对于不太严重的患者,可以进行激光虹膜切除术或药物性散瞳。无论有无做角膜手术,患者终身都有患青光眼的风险。

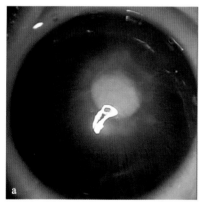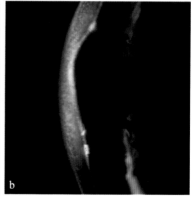

图 7.1 Peters 异常

(a)中央角膜混浊伴有浅前房和白内障,从瞳孔到角膜瘢痕区有虹膜角膜粘连;(b)角膜后部缺损,并且有浅前房和虹膜角膜粘连。

少数情况下,Peters 异常患者可能伴有相关的全身系统性异常,包括身材矮小、唇腭裂、特征性面部改变和发育迟缓,被称为

Peters 综合征（MIM 261540）。这些患儿中大约有 80% 的患儿发育迟缓。在没有骨骼发育异常的情况下，Peters 异常也可能出现在伴有或不伴有明确的综合征性诊断的各种各样其他畸形中，而不是真正的 Peters 附加异常。

7.2 分子遗传学

大多数病例是散发的。但也有报道为常染色体隐性（AR）遗传和常染色体显性（AD）遗传。前节发育基因的突变可导致 Peters 异常。Peters 异常与 *PAX6* 基因突变有关（AD，11p13，OMIM 607108）。这个基因最常见是与先天性无虹膜有关，但 Peters 异常可以不发生无虹膜。

关于 Axenfeld-Rieger 疾病谱，更常见的报道是关于 *PITX2*（常染色体，4q25，OMIM 601542）和 *FOXC1*（拷贝数变异，AD，6p25，OMIM 601909）基因。*CYP1B1* 基因（AR，2p22.2，OMIM 601771）突变更常见于先天性青光眼。*FOXE3* 基因（1p33，OMIM 601094）也与原发性无晶状体有关。其他相关基因包括 *TFAP2A* 和 *FLNA*，当出现诸如面部畸形、听力损失、腭咽闭合不全、身材矮小、肾发育不全、心脏和骨骼异常等综合征特征时，以及 *HCCS*、*NDP* 和 *SLC4A11* 基因与孤立性 Peters 异常患者相关。

β-1,3-半乳糖基转移酶样糖基转移酶（*B3GALTL*）是唯一已知的突变会产生 Peters 附加综合征的基因。大多数患者是内含子 8 剪接位点（c.660 + 1G＞A）发生的纯合突变。Peters 附加综合征以 AR 模式遗传。该基因位点 13q12.3 的删除和重复突变也可能导致 Peters 附加综合征。

7.3 鉴别诊断

7.3.1 产伤

产钳导致的产伤可能造成后弹力层损伤伴基质细胞水肿。可以想象该损伤为垂直方向、边缘锐利、伤口平行的内皮损伤。产钳相关创伤通常表现为伴有眶周软组织损伤,眼压及瞳孔大小正常。

7.3.2 先天性遗传性内皮/基质营养不良

先天性遗传性内皮/基质营养不良通常表现为婴幼儿或儿童早期的角膜完全混浊,具有厚"磨玻璃样"外观。

7.3.3 角膜皮样囊肿

角膜皮样囊肿十分罕见,有些综合征如 Lowe 综合征或 Rubinstein-Taybi 综合征可表现为双眼损害。

7.3.4 代谢紊乱

代谢物沉积在角膜中(例如,黏多糖贮积症)的代谢紊乱会在婴幼儿期表现为角膜混浊,但在出生时罕见。除此之外前节表现正常。

7.3.5 宫内角膜炎

宫内角膜炎(如疱疹或风疹)可能导致婴幼儿角膜混浊。葡萄膜炎导致的虹膜后粘连可能造成与 Peters 异常相似的虹膜异常。

7.3.6 羊膜穿刺穿孔

虽然由羊膜穿刺针导致眼睛损伤的报道很罕见,但实际发生的概率可能比报道的多。所报道的表现包括血管化角膜白斑、前房无色素性上皮囊肿、眼睑残缺、视网膜脱离、巩膜缘穿孔伴虹膜脱垂、瞳孔变形、无晶状体和脉络膜视网膜瘢痕。本病单眼受累。

7.3.7　先天性青光眼

角膜水肿通常中央部位发病,使前房观察不清。患眼往往增大。不表现虹膜角膜粘连。

7.3.8　Axenfeld-Rieger 疾病谱

本病具有高度的异质性,伴有包括瞳孔异位、多瞳症、虹膜外翻和角膜后胚胎环等进展性前房异常。可能见到面部畸形、牙齿异常和脐周多余皮肤。可能发生青光眼。

7.3.9　先天性无晶状体

患者总是表现为银白色角膜混浊伴晶状体缺失。可能出现眼内容物紊乱。它可能与 Peters 异常有关。青光眼常见。

7.4　罕见表现

Peters 异常可能是前节基质发育不全(OMIM 107250)或其他发育性疾病的一种,如无虹膜畸形、Axenfeld-Rieger 或永存胚胎血管(PFV)。可能出现角膜后胚胎环。

7.4.1　Walker-Warburg 综合征

Walker-Warburg 综合征是一组损害肌肉、大脑和眼发育的遗传性疾病。它是最严重的先天性肌肉营养不良,会使婴幼儿早期发生肌肉萎缩。大多数患儿在发病的 3 年内死亡。神经系统表现包括卵圆形无脑回、脑积水、严重发育迟缓、癫痫和小脑/脑干异常。可能发生脑疝。眼部异常包括小眼畸形、牛眼征、白内障、角膜混浊、视网膜发育不全和视神经异常。可能发生 Peters 异常。

7.4.2　先天性角膜膨隆

先天性角膜膨隆是一种出生时中央角膜膨隆甚至穿孔的严重 Peters 异常，常伴有显著的小眼畸形。它通常双眼发病并需要严密监测预后。

7.4.3　荣格综合征

荣格综合征（OMIM 601427）由生长发育延迟、先天性甲状腺功能减退、外耳道狭窄、小脑发育不全、短颈、气管狭窄、臀部发育不全、生殖异常和毛发浓密组成。并发现了缺乏生长激素、短足和铠甲胸。患者可能有眼组织残缺和（或）包括 Peters 异常的前节发育不全。

7.5　临床检查

临床检查的关键特征通常包括有清晰圆形边缘的内皮混浊，可能出现虹膜角膜或晶状体角膜粘连，使前房变浅，虹膜甚至与角膜内皮完全粘连。青光眼和（或）白内障可能发生或不发生。

高频超声生物显微镜

高频超声生物显微镜（UBM）可能用于探查角膜后表面轮廓（常表现为先前所知的 von Hippel 溃疡导致的后部凹陷）、晶状体和虹膜前粘连的严重程度及前节形态。

全身性异常也应该加以评估。

7.6　基因检测

一些实验室提供前节疾病的目标基因组检测。当表现特异性的临床症状时,可以对特定基因进行检测以确定特定的致病基因(例如,角膜后胚胎环让人猜想 *PITX2* 或 *FOXC1* 突变的可能)。当基因测序为阴性,尤其是表现为全身性异常时,应考虑片段缺失或重复可能导致 Peters 异常的可能。对怀疑有 Peters 附加综合征的患者,可以进行 *B3GALTL* 基因(OMIM 610308)测序,但基因芯片测序也应进行。

7.7　问题

7.7.1　病例 1

一名 2 个月大双侧角膜混浊的女婴,眼科检查显示双侧虹膜角膜粘连、中央角膜内皮混浊,其余无异常。出生史正常,无羊膜腔穿刺史。体格检查正常。咨询后,家长想知道遗传原因。若要进行基因诊断,下列哪项检查应首先完成?

　　a)*PAX6* 测序。　　　　　　b)*PITX2* 测序。

　　c)全外显子组测序(WES)。　　d)前节异常靶向基因组测序。

正确答案是 d。

本例中,没有特别的表现指向单基因测序。合理的方法是前节异常靶向基因组测序。

　　a)**不正确**。虽然孤立的 Peters 异常可能十分罕见,*PAX6* 基因大多与无虹膜畸形相关。

　　b)**不正确**。在 Axenfeld-Rieger 疾病谱中,*PITX2* 和 *FOXC1* 基因被报道的频率更高。

　　c)**不正确**。虽然可能找到突变基因,但出于对成本、伦理问

题和更有针对性并有可用策略的考虑,WES 不作为检测的第一
选择。

d) **正确**。

7.7.2 病例 2

一名 1 个月大的女婴出现角膜混浊。下列哪一项指向 Peters
异常?

a) 中央角膜混浊,外周角膜清晰。

b) 角膜后胚胎环。

c) 边缘白色的团块伴细丝。

d) 进行性角膜混浊。

正确答案是 a。

Peters 异常通常以角膜中心混浊伴角膜后缺损,以及不同程
度的虹膜和(或)晶状体与角膜粘连为特征。外周角膜通常清晰。

a) **正确**。

b) **不正确**。本项提示 Axenfeld-Rieger 疾病谱。

c) **不正确**。本项提示角膜皮样瘤。

d) **不正确**。本项提示传染性角膜炎、代谢性疾病(例如,黏多
糖贮积症)或先天性遗传性内皮营养不良,这些都在出生后才可能
发病。

7.7.3 病例 3

一名新生儿以 Peters 异常被送来求诊。下列哪项检查对他
(她)最不合适?

a) 裂隙灯检查。

b) 高频 UBM。

c) 如果看不到后节就进行 B 超检查。

d) 视网膜电图(ERG)。

正确答案是 d。

裂隙灯检查、UBM 和 B 超对于评价 Peters 异常有意义。

a）不正确。

b）不正确。

c）不正确。

d）正确。Peters 异常的视网膜通常正常。视力丧失的主要原因是角膜混浊、白内障和弱视。

7.7.4　病例 4

一名 11 个月大的女婴患双侧 Peters 异常，另外还有四肢短小、发育迟缓、唇裂和腭裂。下列哪项基因检测最合适？

a）*B3GALTL* 测序。

b）染色体基因芯片分析。

c）全基因组测序（WGS）。

d）a + b。

正确选项为 d。

对患儿的描述提示 Peters 附加综合征。*B3GALTL* 基因是目前唯一已知突变后可能导致 Peters 附加综合征的基因。也有报道本位点的缺失突变。

a）正确。

b）正确。 *B3GALTL* 基因可作为基因检测的首选项。然而，由于多发性系统性异常，如果不考虑患儿为典型的 Peters 附加综合征，也可以进行染色体基因芯片分析。

c）不正确。WGS 仅适用于所有检测都是阴性的情况下。

d）正确选项为 d。

参考文献

［1］Bhandari R, Ferri S, Whittaker B, et al. Peters anomaly: review of the literature. Cornea. 2011;30(8):939-944

［2］Reis LM, Semina EV. Genetics of anterior segment dysgenesis disorders. Curr Opin Ophthalmol. 2011;22(5):314-324

［3］Hanson IM, Fletcher JM, Jordan T, et al. Mutations at the PAX6 locus are found in heterogeneous anterior segment malformations including Peters anomaly. Nat Genet. 1994;6(2):168-173

［4］Doward W, Perveen R, Lloyd IC, et al. A mutation in the RIEG1 gene associated with Peters anomaly. J Med Genet. 1999;36(2):152-155

［5］Nishimura DY, Searby CC, Alward WL, et al. A spectrum of FOXC1 mutations suggests gene dosage as a mechanism for developmental defects of the anterior chamber of the eye. Am J Hum Genet. 2001;68(2):364-372

［6］Vincent A, Billingsley G, Priston M, et al. Phenotypic heterogeneity of CYP1B1: mutations in a patient with Peters anomaly. J Med Genet. 2001;38(5):324-326

［7］Traboulsi EI, Maumenee IH. Peters anomaly and associated congenital malformations. Arch Ophthalmol. 1992; 110 (12): 1739-1742

［8］Weh E, Reis LM, Happ HC, et al. Whole exome sequence analysis of Peters anomaly. Hum Genet. 2014;133(12):1497-1511

（翻译：高凤娟）

8 Axenfeld-Rieger 疾病谱

赖昱宏（Yu-Hung Lai）

摘要

Axenfeld-Rieger 疾病谱（Axenfeld-Rieger spectrum，ARS）是一组以角膜后胚胎环和与其通常直接相连的虹膜角膜线为特征的前节发育不全性疾病。其他表现可能包括虹膜畸形、瞳孔异位和（或）多瞳症。任何发病年龄的 ARS 患者一生中患青光眼的风险约为 50%。它的全身表现包括面部、牙齿、脐和骨骼的异常。ARS 通常双眼发病，但两侧的患病情况常不对称。

关键词

Axenfeld-Rieger 疾病谱，角膜后胚胎环，虹膜角膜线，青光眼，白内障，前节发育不全，*PITX2*，*FOXC1*，*PAX6*，*JAG1*，*FOXC2*，*CYP1B1*，*LAMB2*，*PRDM5*

关键点

- ARS 的典型表现是角膜后胚胎环、虹膜畸形、瞳孔异位和（或）多瞳症，伴或不伴有牙齿或脐的异常。
- 大约 50% 的 ARS 患者发展为青光眼。
- *PITX2* 和 *FOXC1* 基因突变可以解释 40% 的病例，*PAX6*、*JAG1*、*FOXC2*、*CYP1B1*、*LAMB2* 和 *PRDM5* 的突变也与本病相关。
- ARS 患者也可能有听力损伤、上颌骨发育不全、脑积水、隐睾和（或）心、肾异常。

8.1 概述

ARS 是一组以角膜后胚胎环（即突出和前移的 Schwalbe 线）和与其通常直接相连的虹膜角膜线为特征的前节发育不全性疾病。其他表现可能包括虹膜畸形、瞳孔异位和（或）多瞳症（图 8.1）。任何发病年龄的患者都有大约 50% 的风险发展为青光眼，可能出现或不出现全身症状。这些症状包括面部、牙齿（图 8.2）、脐（图 8.3）和骨骼的异常。Axenfeld 异常、ARS、Rieger 异常和 Rieger 综合征等术语曾被用来描述眼部和（或）全身症状的特定组合。即使具有相同的基因突变，分子遗传学也能识别广泛的表达，因此使用术语 ARS 来涵盖所有患者。ARS 通常双眼发病，但两侧的患病情况常不对称。孤立的角膜后胚胎环在一般人群中不常见，其发生率约为 15%。

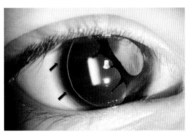

图 8.1　ARS 患者的眼部表现

有多瞳症和明显的虹膜发育不全。箭头所指为角膜后胚胎环。

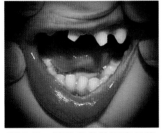

图 8.2　ARS 患者的牙齿异常

小牙、牙齿先天性缺失和齿形异常。

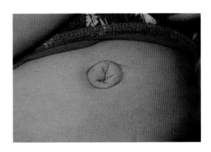

图 8.3　ARS 患者的脐周有多余皮肤

8.2 分子遗传学

ARS 具有基因和表型的多样性。1 型 Axenfeld-Rieger（RIEG1，OMIM 180500）由 *PITX2* 基因突变导致，而 3 型 Axenfeld-Rieger（RIEG3，OMIM 602482）由 *FOXC1* 基因突变导致。2 型 Axenfeld-Rieger（RIEG2，OMIM 601449）与常染色体 13q14 有关，但相关基因还未被识别。*PITX2*［常染色体显性（AD），4q25，OMIM 601542］和 *FOXC1*（AD，6p25，OMIM 601090）基因突变解释了大约 40% 的 ARS 病例。据报道，1 型与牙齿和脐的异常有关，而 2 型与心脏和听力的损伤或与孤立的眼部缺陷有关。其他导致眼部和全身异常的突变基因及其 ARS 特征在表 8.1 中列出。

表 8.1　ARS

基　因	表　　现
PAX6	虹膜外翻，瞳孔异位，虹膜发育不全，白内障
JAG1	ARS；角膜后胚胎环
FOXC2	淋巴水肿-双行睫综合征；虹膜发育不全，瞳孔异位
CYP1B1	ARS 相关的脐部凸起和牙齿异常
LAMB2	Pierson 综合征；虹膜发育不全，虹膜外翻，角膜后胚胎环
PRDM5	先天性青光眼，瞳孔异位，虹膜发育不全，角膜混浊，角膜后胚胎环，后囊下白内障
PIK3R1	SHORT 综合征；ARS
COL4A1	脑小血管病变伴或不伴有眼部异常，包括 ARS

缩略词：SHORT［身材矮小，弹性过度，疝气，眼压降低（眼球内陷），Rieger 异常和出牙滞后］。

8.3 鉴别诊断

8.3.1 Peters 异常（OMIM 604229）

Peters 异常是一种以中央角膜混浊伴角膜后缺损，且虹膜角膜和（或）晶状体角膜粘连为特征的疾病。一些患者也可能表现出 ARS 的体征，尤其是角膜后胚胎环。

8.3.2 先天性青光眼（OMIM 231300）

虽然出生时或婴幼儿期的青光眼可能是 ARS 的特征，先天性青光眼患者没有在 ARS 患者中可见的前节解剖异常。先天性青光眼患者可能出现异色症、辐射状虹膜基质和（或）外周虹膜基质萎缩。前房角镜检查显示大量虹膜嵌入小梁网，但没有前房的 Schwalbe 线和虹膜角膜粘连。

8.3.3 无虹膜（OMIM 612469;607108）

无虹膜是通过局部或几乎全部虹膜缺失来辨别的。当局部虹膜存在，本病与 ARS 的鉴别在于缺乏角膜后胚胎环。白内障、中央凹发育不全和视神经发育不全在无虹膜畸形中常见，但在 ARS 中不存在。

8.3.4 虹膜残缺

虹膜残缺可能表现为钥孔状瞳孔并发生于虹膜鼻侧下象限。瞳孔也可能向该象限牵引，因此出现与 ARS 相似的瞳孔异位。不发生角膜后胚胎环和青光眼。不同于 ARS，虹膜缺损可能与白内障、晶状体切迹、小眼畸形和视网膜和（或）视神经残缺有关。

8.3.5 虹膜角膜内皮综合征

虹膜角膜内皮综合征是一种典型的单眼发病,多发生于成年女性。它与角膜内皮的化生("上皮化")相关。患者常有虹膜萎缩、瞳孔异位、虹膜角膜粘连、青光眼和(或)虹膜色素痣。患者不发生角膜后胚胎环或先天性前节发育不全。

8.3.6 虹膜基质囊肿

虹膜基质囊肿可能导致瞳孔异位、虹膜角膜粘连和青光眼。不同于 ARS,本病通常为获得性、进行性并与角膜后胚胎环无关。

8.3.7 孤立的正常变异角膜后胚胎环

孤立的正常变异角膜后胚胎环定义为明显并前移的 Schwalbe 线,它和角膜内表面的解剖学线一致。它勾勒了内皮的边界并显示出后弹力层的终止部分。基于人群的调查,有 10%～30% 的角膜后胚胎环是孤立的正常变异。

8.3.8 创伤性瞳孔异位

创伤性瞳孔异位通过患者的病史或眼科手术可以很容易与 ARS 区分。行羊膜腔穿刺术时造成的眼穿孔可能导致伴虹膜角膜粘连的先天性瞳孔异位,虽然它与青光眼或角膜后胚胎环无关,但与 ARS 的症状相似。

8.4 罕见表现

ARS 的少见表现包括听力损害、轻度面部畸形、脑积水、隐睾、胎儿肾脏分叶、先天性心脏缺陷和先天性臀部异常。

8.4.1 Alagille 综合征（OMIM 118450）

Alagille 综合征是一种与 *JAG1* 基因突变相关，并以不同程度的胆道闭锁、心脏异常、脊椎畸形和特征面容为特征的疾病。眼部特点包括角膜后胚胎环和偶发的虹膜发育不全、虹膜角膜粘连和瞳孔异位。患者也可能表现为色素性视网膜病变。闭角型青光眼罕有报道。

8.4.2 淋巴水肿-双行睫综合征（OMIM 153400）

此类患者可能发生虹膜发育不全和瞳孔异位。这种综合征与 *FOXC2* 突变相关。

8.4.3 Pierson 综合征（OMIM 609049；LAMB2 突变）

Pierson 综合征是以先天性肾病综合征和神经异常为特征的疾病。眼部表现包括瞳孔缩小、虹膜发育不全、虹膜外翻和（或）角膜后胚胎环。患者表现为色素性视网膜病变及可能发生的视网膜脱离。

8.4.4 SHORT 综合征（OMIM 269880）

PIK3R1 基因突变与 SHORT［身材矮小、弹性增加、疝气、眼压低（眼球内陷）、Rieger 异常和牙齿发育延迟］综合征相关，是一种 AD 疾病。连续缺失综合征也会发生这种情况。

8.5 临床检查

裂隙灯检查、测眼压、前房角镜和超声生物显微镜（UBM）检查可能对评价临床疾病和确定诊断有帮助。定期随访对了解青光眼是否发生至关重要。

8.6 基因检测

由于 *PITX2* 和 *FOXC1* 基因突变解释了 40% 的 ARS 病例，这可能是首要的目标检测。全基因组测序（WGS）可能对多系统受累的患者有帮助。6p25 的删除和重复与 ARS 高度相关。ARS 和牙齿及脐部疾病患者与 *PITX2* 基因突变的可能性更大，而心脏和听力损害患者与 *FOXC1* 基因突变相关性更强。因表型与其他基因重叠而可能有少见表现的患者也可以考虑进行前节发育检查和全外显子组测序（WES）。另外，包含对前节发育不全的基因检测，可以为明确个体致病基因提供更经济的检测选择。

8.7 问题

8.7.1 病例 1

一名 5 个月大的男性患儿有与 ARS 相符的眼部表现。无全身性表现。下列基因检测中最优的策略是？

a）*PITX2* 和 *FOXC1* 基因测序。

b）视网膜营养不良目标基因组。

c）WES。

d）*PAX6* 测序。

最合适的答案是 a。

PITX2 和 *FOXC1* 基因突变可解释大约 40% 的 ARS 病例。

a）**正确。**

b）**不正确。**视网膜营养不良不是 ARS 的表现。

c）**不正确。**WES 更适用于已知为基因突变导致但未识别致病基因或特定检测无法明确表型的情况。

d）不正确。*PAX6* 突变主要与无虹膜相关。虽然表型可能与 ARS 相似，但不出现角膜后胚胎环。ARS 不出现无虹膜的症状，如斑点状发育不全。

8.7.2 病例 2

一名 2 个月大的男性患儿出现"异常瞳孔"。以下哪个发现支持 ARS 的诊断？

a）中央角膜混浊伴虹膜角膜和晶状体角膜粘连。

b）泪滴状瞳孔出现在虹膜鼻侧偏下象限和晶状体切迹相关。

c）大多数虹膜缺失和前极角锥形白内障。

d）瞳孔异位和多瞳症与角膜后胚胎环和虹膜股有关。

最合适的答案是 d。

a）不正确。该描述指向 Peters 异常。

b）不正确。该描述指向眼组织残缺。

c）不正确。该描述指向无虹膜。

d）正确。

8.7.3 病例 3

一名 5 个月大的男性患儿被发现有虹膜发育不全、虹膜与角膜后胚胎环相连。对此患儿最合适的检查是？

a）系统性评估。

b）测量眼压。

c）*CYP1B1* 基因分析（测序、重复和删除）。

d）裂隙灯检查。

正确答案是 c。

CYP1B1 基因突变通常与先天性青光眼相关，但与 ARS 的表现无关。

a）不正确。 ARS 患者会有脐部、牙齿和四肢异常。一些全身性综合征也与 ARS 有关，例如 Alagille 综合征、淋巴水肿-双行睫综合征、Pierson 综合征和 SHORT 综合征。它们都需要通过全身性检查来发现。

b）不正确。 大约 50% 的患者有青光眼，所以眼压测量合适。

c）正确。

d）不正确。 裂隙灯检查是鉴别 ARS 的必要检查。

8.7.4 病例 4

病例 3 中的患儿，下列哪项对其有帮助？

a）亲代检查。　　　　　b）获取家谱。

c）基因检测。　　　　　d）以上全部。

正确答案是 d。

对于 AD 遗传 ARS 患者，家族中的表型表达十分多变。如果患者有确定程度的前节发育异常，也有助于遗传模式的分类整理和对患者的相关诊断。谱系能提供遗传模式、相关疾病在家族中的传递或并发疾病的可能性。除此之外，它还能提供未来基因检测的信息。对于多系统受累的患者，推荐 WGS。

a）正确。

b）正确。

c）正确。

d）正确且最合适。

参考文献

[1] Reis LM，Semina EV. Genetics of anterior segment dysgenesis disorders. Curr Opin Ophthalmol. 2011;22(5):314 - 324

[2] Reis LM，Tyler RC，Volkmann Kloss BA，et al. PITX2 and FOXC1 spectrum of mutations in ocular syndromes. Eur J Hum Genet. 2012; 20(12):1224 - 1233

[3] Berker N，Alanay Y，Elgin U，et al. A new autosomal dominant Peters anomaly phenotype expanding the anterior segment dysgenesis spectrum. Acta Ophthalmol. 2009;87(1):52 - 57

[4] Micheal S，Siddiqui SN，Zafar SN，et al. Whole exome sequencing identifies a heterozygous missense variant in the PRDM5 gene in a family with Axenfeld-Rieger syndrome. Neurogenetics. 2016;17(1): 17 - 23

[5] Hashemi H，Khabazkhoob M，Emamian MH，et al. The frequency of occurrence of certain corneal conditions by age and sex in Iranian adults. Cont Lens Anterior Eye. 2015;38(6):451 - 455

[6] Rennie CA，Chowdhury S，Khan J，et al. The prevalence and associated features of posterior embryotoxon in the general ophthalmic clinic. Eye (Lond). 2005;19(4):396 - 399

[7] Sowden JC. Molecular and developmental mechanisms of anterior segment dysgenesis. Eye (Lond). 2007;21(10):1310 - 1318

（翻译：高凤娟）

9 原发性先天性青光眼和青少年开角型青光眼

胡安·P. 洛佩兹（Juan P. López）

摘要

原发性先天性青光眼（primary congenital glaucoma，PCG）是一种以小梁网发育不全导致眼压（intraocular pressure，IOP）升高为特征的疾病。如果不予治疗，会导致伴有不可逆性视力丧失的视神经病变。可以细分为新生儿型、婴幼儿型和迟发型。由于儿童角膜和巩膜弹性大，IOP 增高会导致牛眼和伴有后弹力层断裂的角膜扩大。典型的临床表现包括由角膜水肿造成的畏光、睑痉挛和溢泪三联征。发病年龄越大，体征和症状越少。*CYP1B1* 基因突变是目前 PCG 的主要已知病因，其他基因位点尚未被识别。青少年开角型青光眼（juvenile open angle glaucoma，JOAG）是一种通常发生于 4～40 岁个体的常染色体显性（AD）疾病。它在家族内常见发病年龄有差异。疾病早期难以察觉，对高危个体进行基因检测能获得恰当筛查。*MYOC* 基因突变是目前已知的唯一病因。

关键词

原发性先天性青光眼，青少年开角型青光眼，*CYP1B1*，*MYOC*，眼压

> **关键点**
>
> - PCG 包括新生儿型（<1 个月）、婴幼儿型（1～24 个月）和迟发型（>2 岁）。
> - 原发表现是眼压升高，导致眼球增大。
> - *CYP1B1* 基因突变是目前 PCG 的主要已知病因，而其他 PCG 基因位点还没有被识别。

9.1 原发性先天性青光眼

9.1.1 概述

PCG 是一种以由小梁网发育不全，导致 IOP 升高为特征的潜在致盲性眼病。如果不予治疗，会导致不可逆性视力丧失的视神经病变。它可以细分为新生儿型（<1 个月）、婴幼儿型（1～24 个月）和迟发型或晚发型（>2 年；图 9.1）。PCG 在活产婴儿中的发病率是 1/10 000～1/4 000，且超过 2/3 的患者为双眼发病。在包括吉普赛人和中东一些国家的某些人种中发病率较高。由于儿童角膜和巩膜弹性大，眼压增高会导致牛眼和伴有后弹力层断裂的角膜扩大（Haab 纹；图 9.2）。虽然传统上认为儿童的发病年龄限定在 2 岁之前，但本病有很小的可能发生在 7 岁以后。其他表现可能包括前房虹膜基质萎缩、异色症和轴性近视（或丧失正常年龄相关的远视），以及角膜上皮和（或）基质水肿。不伴前节发育不全。前房角镜检查显示典型的斑驳高虹膜附着物。典型的临床表现包括由角膜水肿造成的畏光、睑痉挛和溢泪三联征。发病年龄越大，体征和症状越少。

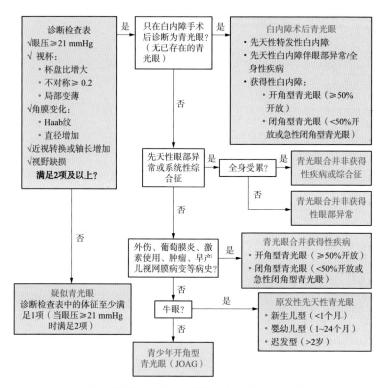

图 9.1 儿童青光眼研究网络（CGRN）制定的儿童青光眼的分类法则

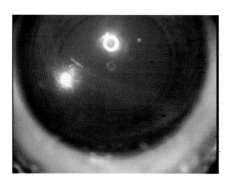

图 9.2 先天性青光眼患者后弹力层水平断裂（Haab 纹）

9.1.2 分子遗传学

PCG 在遗传学术语中称 GLC3。通常认为它是一种常染色体隐性(AR)疾病,但也发现了 AD 模式。已知多种表型和基因不外显。*GLC3A* 的位点包括细胞色素 P450 亚家族 I,多肽 1(*CYP1B1*,2p22‑p21)基因变异是目前已知的 PCG 的主要病因。该基因的突变导致了 80%沙特阿拉伯患者发生 PCG,但只导致超过 20%北美患者发生 PCG。新生儿型 PCG 多由 *CYP1B1* 突变导致。*GLC3B*(1p36)和 *GLC3C*(14q24.3)的相关基因还没有被识别。这 3 个位点都是 AR 模式的特征。

9.1.3 鉴别诊断

许多疾病都会表现出溢泪、畏光和角膜混浊等 PCG 的特征,而牛眼是区分的关键因素和诊断的必要条件。本病与伴有牛眼和(或)大角膜的真性青光眼鉴别困难。由颅面疾病导致的轴向近视、眼球突出(浅眼眶)和上睑退缩会造成眼球增大的错觉。虽然 Haab 纹被认为是 PCG 的诊断性体征,但还有外伤,特别是产钳损伤导致后弹力层断裂的情况。先天性风疹内皮炎、后弹力层折叠和梅毒可造成与 Haab 纹相似的角膜内皮变化。角膜扩大仅在 PCG 导致真正 Haab 纹时才能见到。

巨角膜(OMIM 309300)

巨角膜以不伴眼压升高的双侧角膜直径增加(>13 mm)为特征。由于前节可能比正常的更大,有些学者把巨角膜称为"前巨眼"。其他表现包括散光、虹膜基质萎缩(有时伴径向虹膜透照)、瞳孔缩小、虹膜震颤和晶状体半脱位。患者由于晶状体脱位可能表现为白内障和继发性青光眼。通常认为它是 X 连锁隐性遗传,但也有与发育迟缓相关的 AR 形式,称为 Neuhauser 综合征(OMIM 249310)。X 连锁隐性遗传的女性携带者也可能有轻度角膜增大。

小球形晶状体和（或）巨角膜，伴晶状体异位并伴或不伴继发性青光眼（OMIM 251750）

这种情况由潜在生长转化因子 β 结合蛋白 2（*LTBP2*；*GLC3D*；14q24.3）的致病性突变造成。*LTBP2* 突变可能表现为原发性角膜扩大伴或不伴眼压升高、伴有晶状体异位及急性闭角型青光眼风险的晶状体半脱位（图 9.3）。其中某些患者具有马方综合征的体型。它通常是 AR 模式。

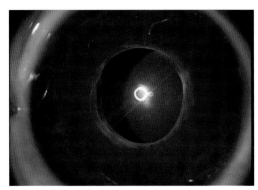

图 9.3　青光眼相关的 *LTBP2* 突变
晶状体异位与巨角膜相关。虹膜萎缩常见于少隐窝虹膜。
（穿过瞳孔的垂直斜线是伪迹。）

过度生长综合征

Sturge-Weber 综合征和神经纤维瘤病患者都可能在未患有青光眼的情况下看起来眼球较大。这通常与全身性疾病的眼眶受累有关。

9.1.4　罕见表现

有些患者可能表现为正常的 IOP 和视盘*，而包括牛眼和

＊译者注：视盘又称为视（神经）乳头。本书根据原著英文词汇翻译。

Haab 纹的典型 PCG 体征为非进展性，也不表现出角膜水肿。这些病例或可以分类为自发性停止的 PCG。

进行性牛眼可能导致晶状体异位。

9.1.5 临床检查

青光眼的诊治过程包括临床检查，找出青光眼的病因（见图 9.1）是选择诊治方案的关键。

9.1.6 基因检测

识别出 *CYP1B1* 的双等位基因致病变异就可明确 PCG 的诊断。如果只发现 1 个或没有发现致病的基因变异，前提是其他基因还未被发现，则推荐删除/重复分析。*CYP1B1* 基因检测阴性不能排除 PCG 的诊断。

9.2 青少年开角型青光眼

> **关键点**
>
> - 青少年开角型青光眼（JOAG）是一种通常在 4～40 岁人群中发病的 AD 模式疾病。它在家族内常见发病年龄有差异。
> - 疾病早期难以察觉。对高危个体进行基因检测或能够恰当筛查。
> - *MYOC* 基因突变是目前唯一已知的病因。

9.2.1 概述

JOAG（*GLC1A*）是一种无牛眼（图 9.1）的原发性小梁网功能障碍性疾病。它通常在 4～40 岁人群中发生。估计 JOAG 在人群中的发病率为 1/50 000。发病隐匿，且多数在伴有进行性视神经损害和 IOP 升高(常≥40 mmHg)的疾病晚期才被诊断。基因检测可识别高危个体,然后让这些个体在视神经损害前做适当青光眼筛查以明确诊断。常规前房角镜检查可能显示虹膜穿过小梁网("梳状韧带")的数量,然而这种体征无特异性。

9.2.2 分子遗传学

JOAG 是一种 AR 疾病。现认为它的原发病因是 myocilin (*MYOC*,1q24.3)蛋白[过去认为是小梁网诱导青光眼反应蛋白 (trabecular meshwork inducible-glucocor-ticoid response protein,TIGR)]的功能障碍。myocilin 蛋白发现于小梁网细胞和近管链接组织。*MYOC* 基因突变在大约 10%的 JOAG 患者中被识别。*CYP1B1* 基因的复合杂合和杂合突变与 *JOAG* 基本无关。*MYOC* 和*CYP1B1* 存在双基因突变模式。这些个体可能表现为更严重的疾病。*CYP1B1* 可能修饰*MYOC* 的表达。

其他 4 个位点与原发性开角型青光眼(primary open angle glaucoma,POAG)和 JOAG 都有关:*GLC1J*(9q22)、*GLC1K*(20p12)、*GLC1M*(5q22.1q32)和 *GLC1N*(15q22‑24)。

9.2.3 鉴别诊断

生理性大视杯

这是 JOAG 最常见的鉴别诊断。视杯通常是边缘清晰的圆形或略呈卵圆形。神经视网膜缘通常宽度和颜色相对均匀(图 9.4)。非青光眼的黑种人和近视人群的视杯和杯盘比较大。生理性大视杯是 AD 遗传,所以有关亲代的表现可以通过常规光学相干断层扫描(OCT)和视野检查确认。对于诊断不明确的病例,适度随访来确保未患 JOAG 是很重要的。

激素反应性青光眼

激素反应性青光眼患者有皮质类固醇激素使用史。

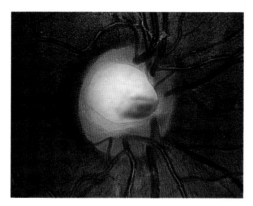

图 9.4 增大加深的视杯边缘清晰是生理性大视杯的特征

患儿的父亲有同样表现。

假性剥脱性青光眼

患者可能表现为晶状体前囊轮辐样纤维组织、瞳孔透照、晶状体偏位或悬韧带脆弱。此诊断在年长的患者中更常见且未在患儿中报道过。

色素性青光眼

临床表现包括 Krukenberg 梭形角膜皮色素沉积、近视性屈光、周边虹膜透照缺陷和房角镜下 Sampaolesi 线。

葡萄膜炎青光眼

这些患者可能有前房反应和慢性炎症反应的迹象，例如虹膜粘连和角膜后沉积物（keratic precipitates，KP）。

其他病因

其他病因包括颈动脉-海绵窦瘘、硬脑膜动静脉分流、甲状腺相关眼病、眼眶瘤、Sturge-Weber 综合征、神经纤维瘤病、太田痣及全身性中心静脉压增高。

9.2.4 临床检查

JOAG 是一种侵袭性青光眼，它需要严密监控和积极诊治。

虽然有些患者可能用药物治疗,但常需要手术干预。

9.2.5 基因检测

分子遗传学检测方法包括对 *MYOC* 和 *CYP1B1* 基因进行序列分析。如果未发现致病的突变,应该考虑删除/重复分析。

9.3 问题

9.3.1 病例 1

一名 2 岁剖宫产健康男性幼儿被父母发现右眼变大并前来就诊。该幼儿右眼还有一些溢泪和畏光。下列哪项体征对疑诊 PCG 最重要?

a) 轴向近视,右眼(oculus dextrus,OD)= −10.0 球镜度数,左眼(oculus sinister,OS)= −2.0 球镜度数。

b) 杯盘比 OD = 0.3,OS = 0.2。

c) 右眼后弹力层水平断裂。

d) IOP OD = 34,OS = 32;哭泣时用 Tonopen 测量。

正确答案是 c。

虽然 IOP、视杯和近视屈光都是诊断 PCG 的重要体征,但儿童无钳伤史的后弹力层水平断裂几乎能确诊青光眼。

a) 不太合适。 进行性近视或近视漂移只有在合并角膜水肿和视杯扩大时才被认为是青光眼的可疑因素。

b) 不正确。 轻度杯盘不对称不常见。

c) 正确。

d) 不正确。 几种情况可以造成人为的 IOP 升高,包括哭喊和瓦尔萨尔瓦动作(Valsalva maneuvers)。

9.3.2 病例 2

一名 3 周大且其他方面健康的女性患儿,表现为双眼流泪、畏光和角膜混浊。无青光眼家族史。镇静状态下 IOP 为 30 mmHg 且两眼出现 Haab 纹。父母要求给患儿做基因检测,这样他们可以知道下次怀孕的风险。这种情况下列哪种基因检测最合适?

a) *CYP1B1* 突变的分子遗传学检测。

b) *MYOC* 突变的分子遗传学检测。

c) 没有基因检测能将这种情况指向 *MYOC* 突变。

d) 这种情况表现了典型的 X 连锁巨角膜。

正确答案是 a。

本病例有典型的 PCG 体征。新生儿型 PCG 更有可能由 *CYP1B1* 突变导致。如果 *CYP1B1* 基因检测正常,经验数据提示父母再生一个患 PCG 孩子的风险大约为 8%,因此应该建议 *CYP1B1* 阴性的家庭在未来孩子出生后 2 周内都进行检查。对于不选择进行任何基因检测的家长也是如此。

a) **正确**。

b) **不正确**。虽然是一个可能因素,*MYOC* 与 PCG 很少相关。

c) **不正确**。虽然临床表现可以诊断 PCG,但分子遗传检测对最优的咨询是必需的,尤其是 PCG 中 AR 和 AD 均被报道过。

d) **不正确**。X 连锁隐性巨角膜在男性中发现,且不表现 IOP 升高等 PCG 的体征。

9.3.3 病例 3

一名其他方面都健康的 1 岁男性患儿表现出双侧角膜直径增大(14 OU),无角膜水肿,IOP 正常。两眼的眼轴长均约为 21。一只眼显示无外伤史的晶状体半脱位。家族史不详,全身检查正常,眼轴在他的年龄为正常范围内。这种情况最可能的遗传学机制是?

a) *CYP1B1* 突变伴晶状体继发性半脱位。

b) *LTBP2* 突变。

c) 马方综合征。

d) 神经纤维瘤病。

正确答案是 b。

LTBP2 突变与原发性角膜增大和伴或不伴有青光眼的晶状体半脱位有关。

a) **不正确。**先天性青光眼伴有眼轴长度极大的病例报道显示了纤维小带拉伸和继发性晶状体异位。该患儿的瞳孔大小在他的年龄几乎正常。

b) **正确。**

c) **不正确。**虽然新生儿马方综合征与早期晶状体异位有关,但角膜不增大且有明显的马方综合征体征。

d) **不正确。**角膜直径增加不出现在无青光眼的神经纤维瘤病患者中。另外,当青光眼出现时,通常有明显的眼眶和眼睑受累。

9.3.4 病例 4

一名 15 岁其他方面均正常的青少年可能患青光眼。家族史不明确。他的最佳矫正视力为 -6.00 球镜度数 OU,裂隙灯检查、前房角镜检查正常。压平眼压检查双眼均为 19 mmHg。双眼杯盘比为 0.7,边界清晰。OCT 显示神经纤维层厚度正常。其父有"大视杯"。以下哪一项是最可能的诊断?

a) 生理性大视杯。　　　　**b**) JOAG。

c) PCG。　　　　　　　　**d**) 色素性青光眼。

正确答案是 a。

生理性大视杯常需与 JOAG 相鉴别。本例中，临床检查和 OCT 均正常。

a）正确。

b）不正确。虽然有必要长期随访来确诊，但该患者不像患有青光眼。

c）不正确。前房角镜检查正常而且没有牛眼。

d）不正确。色素性青光眼的临床表现包括 Krukenberg 梭形角膜内皮色素沉积、外周虹膜透照缺损和前房角镜检查发现 Sampaolesi 线。

参考文献

［1］ 9th Consensus Meeting: Childhood Glaucoma. World Glaucoma Association. http://www.worldglaucoma.org/consensus-9/. Accessed May 13,2016

［2］ Moller PM. Goniotomy and congenital glaucoma. Acta Ophthalmol (Copenh). 1977;55(3):436-442

［3］ Robin AL, Quigley HA, Pollack IP, et al. An analysis of visual acuity, visual fields, and disk cupping in childhood glaucoma. Am J Ophthalmol. 1979;88(5):847-858

［4］ Lim S-H, Tran-Viet K-N, Yanovitch TL, et al. CYP1B1, MYOC, and LTBP2 mutations in primary congenital glaucoma patients in the United States. Am J Ophthalmol. 2013;155(3):508-517.e5

［5］ Plásilová M, Feráková E, Kádasi L, et al. Linkage of autosomal recessive primary congenital glaucoma to the GLC3A locus in Roms (Gypsies) from Slovakia. Hum Hered. 1998;48(1):30-33

［6］ Sarfarazi M, Stoilov I. Molecular genetics of primary congenital glaucoma. Eye (Lond). 2000;14 Pt 3B:422-428

［7］ Sarfarazi M, Stoilov I, Schenkman JB. Genetics and biochemistry of primary congenital glaucoma. Ophthalmol Clin North Am. 2003;16 (4):543 - 554, vi

[8] Kaur K, Reddy AB, Mukhopadhyay A, et al. Myocilin gene implicated in primary congenital glaucoma. Clin Genet. 2005;67(4): 335 - 340

[9] Kipp MA. Childhood glaucoma. Pediatr Clin North Am. 2003;50(1): 89 - 104

[10] Abu-Amero KK, Edward DP. Primary congenital glaucoma. In: Pagon RA, Adam MP, Ardinger HH, et al., eds. GeneReviews(®). Seattle, WA: University of Washington, Seattle; 1993

（翻译：高凤娟）

10 儿童白内障

赖昱宏（Yu-Hung Lai）

摘要

　　婴幼儿白内障是导致儿童眼盲的一个重要原因。单独存在的儿童白内障多为常染色体显性（AD）遗传，少数为常染色体隐性（AR）遗传。综合征性的白内障可由各种遗传模式或染色体畸变引起。观察白内障的形态有助于对儿童白内障遗传病因的识别。因此，详细地评估对儿童白内障的处理至关重要。二代目标基因组测序和全外显子组测序（WES）是极有前景的有助于了解儿童白内障遗传病因及做出诊断的工具。

关键词

　　儿童白内障，前部圆锥形晶状体，前部锥形白内障，核性白内障，天蓝色白内障，Coppock 白内障，缝性白内障，后囊下白内障，白内障手术

关键点

- 儿童白内障多为 AD 遗传，少数为 AR 遗传。而在综合征中，白内障可以表现为各种遗传模式或染色体畸变。
- 仔细进行眼部和全身体格检查对儿童白内障的处理至关重要。
- 二代目标基因组测序和 WES 是极有前景的帮助了解儿童白内障遗传病因及做出诊断的工具。

10.1 概述

婴幼儿白内障是导致儿童眼盲的一个重要原因。先天性白内障的发病率为 0.01%～0.03%。早期发现、及时治疗对预防严重视力丧失的发生极其重要。根据白内障严重程度的不同,可以应用药物散大瞳孔、遮盖疗法、矫正屈光不正和（或）白内障手术治疗。年龄小的儿童进行白内障手术后需要进一步行增视治疗。白内障的形态有助于儿童白内障遗传病因的识别,例如 Alport 综合征表现为前部圆锥形白内障,*PAX6* 基因突变呈现前部锥形白内障。胚胎性或胎儿核性白内障,天蓝色白内障,Coppock 白内障,缝性、后囊下白内障等都具有特征性的混浊形态。永存胚胎血管（PFV）导致的单眼白内障通常不是由已知的种系基因突变引起。很多综述性文章阐述了全身性疾病与白内障的关系,有助于指导遗传学评估。宫内感染、外伤、使用糖皮质激素、葡萄膜炎及辐射产生的白内障与遗传因素无关。

10.2 分子遗传学

大约 50% 的先天性白内障由遗传因素引起,主要有 3 种不同的遗传模式:AD、AR 和 X 连锁遗传,其中以 AD 最常见。转录因子基因、发育相关基因、晶状体发育必需基因及晶状体蛋白基因突变均可引起白内障（表 10.1）。目前为止,非综合征性白内障中,已发现 45 个位点和 38 个基因与遗传性白内障有关。

晶状体中最重要的蛋白质是晶状体蛋白。它是一种水溶性结构蛋白,有助于维持晶状体的透明度。晶状体蛋白具有多种功能,包括:增加折射率,使进入眼内的光线增加,通过钙结合蛋白以及与乙醇脱氢酶和醛还原酶相互作用来发挥代谢和调控作用。晶

表 10.1　与单独发生的白内障相关的基因/位点汇总

白内障的描述和形态学	表现型名称（MIM 编号）	基因/位点（MIM 编号）	染色体定位	遗传模式	与其他疾病的相关性
Volkmann 型白内障（胚胎、胎儿和青少年型核性混浊中的进展型、中央型或带状型，以及前极和后极 Y 形缝性混浊）	白内障 8 型，多种表现型；CTRCT8（1115665）	CTRCT8（－）	1pter－p36.13	AD	
后极性，先天性完全性、完全性，年龄相关皮质性	白内障 6 型，多种表现型；CTRCT6（116600）	*EPHA2*D（176946）	1p36.13	AD	近视
膜性或后囊性	白内障 34 型，多种表现型；CTRCT34（612968）	CTRCT34（－）	1p34.4－p32.2	AR	角膜混浊，小角膜
先天性、粉样悬韧带、核性、粉样核性、星形核性、完全核性、完全或后囊下型	白内障 1 型，多种表现型；CTRCT1（116200）	CX50,　GJA8G（600897）	1q21.2	AD	白内障－小角膜综合征
透明珊瑚样（多发珊瑚样白色混浊）	白内障 29 型；CTRCT29（115800）	CTRCT29（－）	2pter－p24	AD	

续表

白内障的描述和形态学	表现型名称（MIM 编号）	基因/位点（MIM 编号）	染色体定位	遗传模式	与其他疾病的相关性
皮刺状、透明皮刺状、透明状、结晶样、针样、纤维束样、先天性蓝色、先天性核多形性、中央核性、薄片样、点状	白内障 4 型、多种表现型；CTRCT4 (115700)	$CRYGD^C$ (123690)	2q33.3	AD	
Coppock 样、胚胎、胎儿、婴儿核性；粉样悬韧带；薄片状	白内障 2 型、多种表现型；CTRCT2 (604307)	$GRYGC$ (123680)	2q33.3	AD	小角膜
先天性薄片状；前极性、完全性	白内障 39 型、多种表现型；CTRCT39 (615188)	$CRYGB^C$ (123670)	2q33.3	AD	
先天性多灶性	白内障 42 型；CTRCT42(115900)	$CRYBA2^C$ (600836)	2q35	AD	瞳孔异常、近视
先天性和先天性核性	白内障 18 型；CTRCT18(610019)	$FYCO1^G$ (607182)	3p21.31	AR	
先天性核性、缝性、星形皮质性；青少年起始薄片状、皮质性；胚胎核性、或 Y 形缝性；成人起始点状皮质性	白内障 12 型、多种表现型；CTRCT12 (611597)	$BFSP2^G$ (603212)	3q22.1	AD	

续表

白内障的描述和形态学	表现型名称（MIM编号）	基因/位点（MIM编号）	染色体定位	遗传方式	与其他疾病的相关性
进展性，多形性：前部，后部或周边皮质性；膜性	白内障20型，多种表现型；CTRCT20（116100）	$CRYGS^C$（123730）	3q27.3	AD	
先天性核性	白内障41型（116400）	$WFS1^G$（606201）	4p16.1	AD	
先天性，完全性	伴成人i表型的白内障13型（116700）	$GCNT2^G$（600429）	6p24.3-p24.2	AD	i阴性及i阳性血型
皮质性，年龄相关性	白内障28型，年龄相关，皮质，易感；CTRCT28（609026）	$ARCC1^G$（—）	6p12-q12	—	
先天性	白内障38型；CTRCT38（614691）	AGK^G（610345）	7q34	AR	Sengers综合征
先天性，粉状，核性，后囊下型	白内障26型，多种表现型；CTRCT26（605749）	CAAR（—）	9q13-q22	AR	
先天性，或青少年型白内障	白内障36型；CTRCT36（613887）	$TDRD7^D$（611258）	9q22.33	AR	

续表

白内障的描述和形态学	表现型名称（MIM 编号）	基因/位点（MIM 编号）	染色体定位	遗传方式	与其他疾病的相关性
粉状,核性	白内障 30 型, 粉状; CTRCT30(116300)	VIM^G (193060)	10p13	AD	
先天性完全性和后极性	白内障 11 型, 多种表现型;白内障 11 型, 综合征;CTRCT11 (610623)	$PITX3^T$ (602669)	10q24.32	AD	小角膜,神经发育异常
先天性后极性、先天性薄片状、核性、完全性和青少年型	白内障 16 型, 多种表现型;CTRCT16 (613763)	$CRYAB^C$ (123590)	11q23.1	AR, AD	肌原纤维肌病、扩张性心肌病
多形性、进展性点状薄片状、皮质、前极或后极性、伴缝性混浊的非进展性薄片性、胚胎核性和皮质粉状	白内障 15 型, 多种表现型;CTRCT15 (615274)	MIP^G (154050)	12q13.3	AD	
天蓝色、楔形文字形	白内障 37 型;CTRCT37(614422)	CCA5(—)	12q24.2 - q24.3	AD	
粉样悬韧带、后极性、珊瑚样核性、胚胎核性、小灌木林样	白内障 14 型, 多种表现型;CTRCT14 (601885)	$GJA3^G$ (121015)	13q12.11	AD	

续表

白内障的描述和形态学	表现型名称（MIM 编号）	基因/位点（MIM 编号）	染色体定位	遗传方式	与其他疾病的相关性
前极性或后极性	白内障 32 型,多种表现型;CTRCT32(115650)	CTAA1(—)	14q22－q23	AD	
中央囊状白内障伴缝性混浊	白内障 25 型;CTRCT25(605728)	CCSSO(—)	15q21－q22	AD	
婴儿型,薄片状,悬韧带,核性,前极性,星状,粉状和 Mamer 型	白内障 5 型,多种表现型;CTRCT5(116800)	$HSF4^T$(602438)	16q22.1	AD	
青少年皮质粉状和晚期进展型后囊下型,先天性蓝色,薄片状,核性,前极,后极,前囊下型和星状	白内障 21 型,多种表现型;CTRCT21(610202)	MAF^T(177075)	16q23.2	AD	
前极性	白内障 14 型,前极型;CTRCT24(601202)	CTAA2(—)	17p13	AD	
伴缝性混浊的先天性悬韧带,先天性进展性核性,进展性薄片状;Y 形缝性	白内障 10 型,多种表现型;CTRCT10(600881)	$CRYBA1^C$(123610)	17q11.2	AD	小角膜,虹膜缺损,黄斑发育不全(少见)

125

续表

白内障的描述和形态学	表现型名称（MIM编号）	基因/位点（MIM编号）	染色体定位	遗传方式	与其他疾病的相关性
后囊下型和中央型	白内障 43 型；CTRCT43(616279)	*UNC45B* (611220)	17q12	AD	
天蓝色白内障	白内障 7 型；CTRCT7 (115660)	CCA1(一)	17q24	AD	
先天性核性白内障	白内障 35 型，先天性核性；CTRCT35 (609376)	CATCN1(一)	19q13	AR	
先天性致密白色	白内障 45 型；CTRCT45(616851)	*SIPA1L3* (616655)	19q13.1 - q13.2	AR	
迟发型粉状皮质；先天性完全性	白内障 19 型，多种表现型；CTRCT19 (615277)	*LIM2*[G] (154045)	19q13.41	AR	
蓬松、棉花样皮质；前皮质葡萄样囊肿	白内障 33 型；CTRCT33(611391)	*BFSP1*[G] (603307)	20p12.1	AR	
后极性、进展性后囊下型核性；前囊下型	白内障 31 型，多种表现型；CTRCT31 (605387)	*CHMP4B*[G] (一)	20q11.22	AD	

续表

白内障的描述和形态学	表现型名称（MIM编号）	基因/位点（MIM编号）	染色体定位	遗传方式	与其他疾病的相关性
核性，悬韧带中央核性，板层性，前极性，后极性，皮层性，胚胎性，前囊下型，风扇形，整体型	白内障9型，多种表现型；CTRCT9（604219）	CRYAA^c（123580）	21q22.3	AD、AR	白内障-小角膜综合征，虹膜缺损，小眼球
先天性	白内障44型；CTRCT44（616509）	LSS（600909）	21q22.3	AR	小角膜
伴皮质骑跨的先天性核性白内障，核性，后极，前极，皮质性	白内障22型；CTRCT22（609741）	CRYBB3^c（123630）	22q11.23	AR、AD	青光眼
先天性天蓝色，"蓝点"，小灌注的缝木样，点状和天蓝色混浊的粉状，粉状胚胎性，伴皮质混浊的粉状，致密后部星形混浊伴皮质后部和胚胎区域粉状混浊，致密胚胎性	白内障3型，多种表现型；CTRCT3（601547）	CRYBB2^c（123620）	22q11.23	AD	小眼球

127

续表

白内障的描述和形态学	表现型名称（MIM 编号）	基因/位点（MIM 编号）	染色体定位	遗传方式	与其他疾病的相关性
先天性核性和粉状	白内障 17 型，多种表现型；CTRCT17 (611544)	CRYBB1[C] (600929)	22q12.1	AD, AR	小角膜
先天性和先天性薄片状	白内障 23 型；CTRCT23(610425)	CRYBA4[C] (123631)	22q12.1	AR	小眼球
薄片状，悬韧带或核性后部缝性或杂合子女性患者中的后部星形白内障	白内障 40 型；CTRCT40(302200)	NHS[T] (300457)	Xp22.2 - p22.1	XL	小角膜，小眼球，Nance-Horan 综合征
前极性白内障	（—）	HMX1 (612109)	4p16	AR	眼耳综合征
先天性核性白内障	（—）	PRX	19q13.2	AR	

缩略词：AD（常染色体显性）；AR（常染色体隐性）；XL（X 连锁）；OMIM（在线人类孟德尔遗传）；T（转录因子）；D（发育基因）；G（晶状体发育所需基因）。C（晶状体蛋白基因）。

来源：引自 OMIM（http://omim.org/phenotypicSeries/PS116200; accessed on April 23,2016.）。

状体蛋白主要有 3 种亚型:α-、β-、γ-晶状体蛋白。它们在结构和功能方面存在复杂的相互作用,任何一个环节出现功能失调即可引起白内障。一些其他基因,如 *MIP* 和 *GJA8* 基因在晶状体中起辅助作用。白内障的形态取决于异常基因表达的位点和时序。

尽管在同一家系中,白内障的形态通常存在诸多变异,但某些白内障的形态改变与特定的基因突变有关。例如,一些前极性白内障通常由 *CRYGB* 或 *HSF4* 基因突变引起。前部圆锥形白内障几乎均由 *COL4A3* 或 *HSF4* 突变引起,在 Alport 综合征中则由 *COL4A5* 突变引起;一些后极性白内障可能由 *EPHA2*、*PITX3*、*CRYAB* 或 *CJA3* 基因突变引起;*MIP*、*MAF*、*CRYAA* 或 *CRYBB3* 基因突变可同时导致前极或后极性白内障的发生。板层白内障可能由 *CRYGD*、*CRYGC*、*CRYGB*、*BFSP2*、*CRYAB**、*MIP**、*HSF4**、*MAF**、*CRYAA**、*CRYBA1*、*CRYBA4* 及 *NHS* 基因突变引起(标*的基因也可引起其他类型的白内障)。

10.3 鉴别诊断

10.3.1 宫内感染

弓形体、风疹病毒、巨细胞病毒、带状疱疹病毒、梅毒螺旋体及单纯疱疹病毒感染均可导致先天性白内障。

10.3.2 永存胚胎血管

永存胚胎血管(PFV),又称为永存增生原始玻璃体(persistent hyperplastic primary vitreous,PHPV),是由于胚胎期原始玻璃体血管没有退化所致。通常单眼发病,眼部表现为眼球小、睫状突被拉长、瞳孔散大、无血管或血管化的茎样组织从视盘伸展至晶状体后。尽管局部的遗传因素对 PFV 导致的白内障发生有一定作用,但几乎与遗传突变无关,因此不具有遗传性。

10.3.3 药物相关白内障

糖皮质激素是最常见的导致白内障发生的药物。其他药物引起白内障发生的概率相对偏低。

10.3.4 代谢异常

代谢异常可能与白内障形成有关(表 10.2)。

表 10.2 某些可致白内障的代谢性疾病

疾病	白内障形态	基因	遗传模式	显型
半乳糖血症	核性	*GALT*、*GALK1*、*GALE*	AR	半乳糖代谢缺乏;发育停滞;嗜睡;黄疸、肝大;智力障碍
法布里病	最常见星状后囊下型,也可见前囊下型	*GLA*	XL	鞘糖脂过多;肢端感觉异常;血管角质瘤;少汗;进展性肾损害、心肌梗死、卒中、角膜涡状营养不良
肝豆状核变性	向日葵样	*ATP7B*	AR	铜过量累积;黄疸;神经系统或精神系统异常;Kayser-Fleischer 环
低钙血症	白点状混浊	—	—	易怒;发育停滞;癫痫;甲状旁腺功能减退
糖尿病	多形性	—	—	高血糖、神经病变、肾病、视网膜病变
α-甘露糖苷贮积症	多变	*MAN2B1*	AR	智力障碍、骨骼异常、头大、下巴突出、共济失调、肝大、脾大

缩略词:AD(常染色体显性);AR(常染色体隐性);XL(X 连锁)。

10.3.5 外伤

外伤引起的白内障通常可通过外伤史明确诊断。但应注意隐匿性外伤所致的白内障。外伤性白内障不一定在伤后早期立即出现,可延迟发生。

10.3.6 眼部异常

眼部异常可能伴随白内障的发生。几乎所有的先天性白内障均与小眼球有关。白内障-小角膜综合征的遗传模式为 AD 和 AR,与以下基因突变有关:*ABCA3*、*CRYAA*、*CRYBA4*、*CRYBB1*、*CRYBB2*、*CRYGC*、*CRYGD*、*GJA8*、*MAF*。某些眼发育综合征如 Peters 异常、无虹膜和眼部组织缺损也容易伴有白内障。

10.3.7 综合征相关的白内障

与全身综合征有关的白内障不在本书的讨论范围之内。读者可以参考特姆勒(Trumler)发表的关于这方面内容的文章。以下也会介绍一些不常见的表现。

10.3.8 染色体畸变

染色体畸变,尤其是 21 三体、13 三体和 18 三体,与白内障发生有关。11q23 缺失和 10q25 – 10q26.1 缺失是白内障发生的关键因素。

10.3.9 葡萄膜炎

葡萄膜炎可引起白内障,典型的为后囊下白内障,可快速进展为全白白内障,伴或不伴晶状体膨大。

10.4 不典型表现

10.4.1 Alport 综合征(OMIM 301050)

Alport 综合征的特征性表现为间质性肾炎、听力丧失、前部圆锥形白内障和（或）后部圆锥形白内障。取决于 *COL4A3*、*COL4A4* 和 *COL4A5* 的基因突变情况，可以表现为 AD、AR 或 XL。此综合征也可合并黄斑病变。

10.4.2 Lowe 综合征(OMIM 309000)

Lowe 综合征又称为眼脑肾综合征，是一种 X 连锁隐性遗传病，累及全身多个系统。该综合征的特征性表现为先天性白内障（通常为后极性）、智力低下、特征性面容及近端肾小管功能障碍（Fanconi 综合征），也可合并视网膜病变。本病的突变基因为 *OCRL*。女性携带者的晶状体可有放射状、点状皮质混浊。

10.4.3 先天性肌营养不良(OMIM 615356)

TRAPPC11 突变可导致该综合征。表现为小头畸形、肌张力减退、右心室扩大、白内障、智力低下和骨骼异常。

10.4.4 先天性糖基化异常

先天性糖基化异常（congenital disorders of glycosylation，CDG)是一组遗传异质性 AD 遗传病。患者可表现为发育迟缓、畸形、骨骼及神经系统异常。文献报道眼部表现有视网膜色素变性、斜视及白内障。

10.4.5 萎缩性肌强直(OMIM 160900；602668)

萎缩性肌强直是 AD 遗传病。以"圣诞树样"白内障为特征性表现——位于核中央的多彩水晶样沉积物。其他特征性表现包括:渐进性眼外肌麻痹、上睑下垂、视网膜色素改变、进展性肌无力和肌肉萎缩、性腺萎缩、智力减退、心脏异常。据报道,*DMPK* 和 *CNBP* 基因突变会导致这一综合征的发生。

10.4.6 Mowat-Wilson 综合征(OMIM 235730)

Mowat-Wilson 综合征以特征性面部畸形、小头畸形、智力缺陷、Hirschsprung 病、身材短小及眼部异常为表现。眼部异常包括眼组织缺损、视神经发育不全或萎缩、白内障和瞳孔异位。杂合子 *ZEB2* 基因突变或缺失可导致该综合征。

10.4.7 眼耳综合征(OMIM 612109)

眼耳综合征是 AR 遗传病,表现为复杂的眼部异常,包括小眼球、组织缺损、先天性白内障、眼前节发育不全和视网膜营养不良。其他特征包括外耳正常发育但畸形。*HMX1* 基因突变或缺失导致该综合征的发生。

10.4.8 眼面心牙综合征

眼面心牙(oculofaciocardiodental,OFCD)综合征以眼部异常(先天性白内障、小眼球)、面部畸形(长窄脸、高鼻梁、腭裂)、心脏异常(房间隔缺损或室间隔缺损)和牙齿畸形为特征性表现。OFCD 综合征和 Lenz 小眼球综合征均属于 *BCOR* 基因突变导致的 X 连锁遗传病。

10.4.9 Warburg Micro 综合征(OMIM 600118)

Warburg Micro 综合征是 AR 遗传病,伴有神经系统发育异常。表现包括:小头畸形、小眼球、先天性白内障、皮质发育不全、胼胝体发育不全、智力缺陷和性腺功能减退。此综合征有以下基因突变：*RAB3GAP1*、*RAB3GAP2*、*RAB18* 或 *TBC1D20*。

10.4.10 肢体近端型点状软骨发育不全（OMIM 215100）

肢体近端型点状软骨发育不全以肢体近端短小、点状软骨发育不全、宫颈非典型增生、先天性白内障、侏儒、智力障碍和癫痫为特征性表现。本病的遗传模式可以是 AR 遗传、AD 遗传或 X 连锁显性遗传（Conradi-Hünermann 综合征）。*FAR1*、*PEX7*、*GNPAT* 和 *AGPS* 基因突变与该病有关。

10.4.11 Rothmund-Thomson 综合征（OMIM 268400）

Rothmund-Thomson 综合征属于 AR 遗传病。表现为：青少年型白内障、皮肤萎缩伴毛细血管扩张及色素沉着或脱色素、先天性骨骼异常、身材矮小、早老病、发生恶性病风险增加。该综合征是由 *RECQL4* 基因突变引起。

10.4.12 其他基因

其他基因，例如 *CTDP1*（AR）、*KCNJ13*（AR）、*RGS6*（AR）、*STX3*（AR）、*TRPM3*（AD）、*TUBA1A*（AR）及 *COL4A1*（AD），也与白内障及全身其他表现有关。*CTDP1* 突变可导致面部畸形及脱髓鞘性视神经病变。*RGS6* 和 *STX3* 突变导致智力障碍。*COL4A1* 突变与小血管脑病、脑穿通、脑动脉瘤、视网膜动脉迂曲、Axenfeld-Rieger 异常、肾脏病变、肌肉痉挛、雷诺现象和心律失常有关。

10.5 临床检查

白内障的治疗不在本章讨论范围之内。诊断时需要查找可能的遗传学病因，询问其他可能导致白内障的非遗传性原因，如外伤或激素使用史、家族史、是否伴其他眼组织异常、用药史。全身体格检查有助于综合征的诊断。早期诊断、有手术指征时及时行手术治疗、增视训练对确保最佳视力预后极为重要。

10.6　基因检测

目前已有针对白内障的二代目标基因组测序技术。但因同一家族中白内障形态可有广泛变异以及正常人晶状体也常出现透明度的轻微改变，使得通过二代测序技术判断某家族成员是否受影响有一定的难度，从而让该技术的应用受到一定限制。分离分析方法的应用也因此有一定困难。假如同时存在眼部其他组织或全身异常（非孤立性白内障），可推测出某一最可能的诊断，然后可以通过基因检测技术直接检测导致该综合征发生的基因变异。在合并全身异常的白内障患者中，多达 30% 的患者可通过染色体微阵列分析（CMA）发现拷贝数目变异（copy number variant，CNV）。不属于特定综合征的先天性白内障患者可考虑行全外显子组测序（WES）。

10.7　问题

10.7.1　病例 1

一名 6 个月大的女性婴儿患双眼白内障，家族中其他成员无相关病史。全身体格检查：先天性畸形及小头畸形。眼部检查：眼球震颤、角膜直径大小正常、眼轴长度正常、双眼核性白内障、眼压正常。未显示出明显的特定综合征。该患儿存在一定程度的肌张力减退和发育迟缓。染色体组型正常。以下哪项检查最有帮助？

　　a) 肾功能检测。　　　　　　**b)** WES。

　　c) *FOXE3* 测序。　　　　　　**d)** CMA。

正确答案是 d

由多系统受累和染色体组型正常可得出 CMA 为合适的检测手段,可鉴定出多个基因缺失或重复的区域,从而导致这一疾病显型的发生。

a) 错误。患儿不伴有与肾脏疾病相关的症状或体征。如 CMA 鉴定出与肾脏疾病相关的 CNV,可再进行相关的肾功能检查。

b) 合适度欠佳。尽管 WES 可鉴定出某个突变基因,或在无明显综合征指向某特定基因时给予提示。但首先进行 CMA 最节约成本,CMA 可在相当数量的病例中鉴定出异常。如 CMA 为阴性结果,再考虑行 WES 比较合适。

c) 错误。_FOXE3_ 突变主要导致无晶状体眼及其他眼部异常。

d) 正确。

10.7.2 病例 2

你接诊了一名 2 个月大的婴儿,该患儿有血管性后部斑块性白内障。该婴儿眼球小,对扩瞳药物反应差,虹膜血管存在一定异常,前房稍浅,睫状突被拉长。超声检查显示,自晶状体后至视神经处有一花梗样组织。全面的体格检查未发现其他系统异常。无家族史。以下哪项处理最合理?

a) CMA。 b) 不需要进一步检查。
c) 头颅 MRI。 d) _COL4A1_ 测序。

正确答案是 b

PFV 属于先天性异常,是由于胚胎期透明血管没有退化所致。该患儿的检查结果显示眼部异常。90% 的患者单眼发病,不属于基因异常所致疾病,因此不需做进一步的全身检查。

a）错误。当不止一个系统受累时，CMA 最有价值。而该患儿除典型的单独存在的 PFV 之外，并无全身其他系统异常。

b）正确。

c）错误。典型的 PFV 不合并其他系统异常，且该患儿无中枢神经系统受累的征象。

d）错误。*COL4A1* 基因异常的患者表现多样，包括小血管脑病、脑穿通、脑动脉瘤、视网膜动脉迁曲、Axenfeld-Rieger 异常、肾脏病变、肌肉痉挛、雷诺现象和心律失常。

10.7.3 病例 3

一位儿科医生请你会诊一名 1 周大的婴儿，他的妈妈曾因双眼婴幼儿型白内障行手术治疗。该患儿经全身检查未发现其他系统受累。询问家族史得知该患儿的舅舅和外祖父有相同的病史，且为 *HSF4* 突变所致。以下哪项处理最有帮助？

a）将该患儿转诊至遗传学医生处，以获得更完整的家族史和生育史。

b）2 周之内对该新生儿进行全面的眼科检查。

c）未看患儿之前即行染色体组型和（或）CMA 检查。

d）对该患儿行 *HSF4* 基因测序。

正确答案是 b

很显然，该患儿的先天性白内障有 AD 遗传的家族史。目前需要立即进行的检查项目是评估该患儿是否也存在白内障，以便及时干预，利于预后。假如初步检查正常，需在 4～6 周、3 个月、6 个月及此后每间隔 6 个月对该患儿再次行眼部检查，直至 2 岁。因为同一家族中不同成员的发病年龄并不完全一致。

a）错误。提供的家族史已足够说明该白内障属于 AD 遗传病，该婴儿有 50% 的概率患病。

b）正确。

c）错误。染色体组型或 CMA 检查并不能发现 *HSF4* 基因突变。该患儿无其他系统受累。

d）错误。尽管这很有意思，但因该患儿有一定的风险发生白内障，因此优先处理原则是尽早检查，如有白内障应及时干预。如眼部检查未发现异常，可进行该选项的检查。假如检测结果显示该患儿未发生基因突变，则无需进行后续的临床检查。

10.7.4 病例 4

一名 11 个月大的女性患儿有眼球震颤及双眼前部锥形白内障。眼底检查发现轻度黄斑发育不全。双眼瞳孔不规则、不对称性散大，类似虹膜部分缺如表现。体格检查正常。对于该患儿，以下哪项检查最合适？

a） 白内障二代目标基因组测序。　　**b）** CMA。

c） WES。　　　　　　　　　　　　**d）** *PAX6* 测序。

正确答案是 d

黄斑发育不全、虹膜异常及前部锥形白内障提示该患儿可能为 *PAX6* 突变。如怀疑特定的眼部或全身综合征，可推测出可能的突变基因，后续的首选检查应针对该基因进行基因测序。

a）错误。尽管典型的白内障目标基因组测序包含 *PAX6*，但目标基因组测序的花费通常高于针对单个基因的测序。此外，该检测也可能会检测出其他基因序列异常，可能使得重要性难以理解。

b）错误。尽管该患儿可能因为年龄太小，一些全身系统受累的表现尚未充分显现，但该患儿目前无全身发现。无虹膜确实会使人想到 chr11p13 缺失，但典型患者表现为完全性无虹膜。如该患儿 *PAX6* 测序正常，应该想到需要检测基因缺失。但如存在

PAX6 突变,就没有必要再检测基因缺失。在等待 *PAX6* 检测结果的同时,应行肾脏超声检查。

c）**错误**。如未检测到某一可能的特定基因发生突变,有必要行 WES 检查。

d）**正确**。

推荐阅读

［1］Graw J. Eye development. Curr Top Dev Biol. 2010;90:343 - 386

［2］Shiels A, Hejtmancik JF. Genetics of human cataract. Clin Genet. 2013;84(2):120 - 127

［3］Amaya L, Taylor D, Russell-Eggitt I, et al. The morphology and natural history of childhood cataracts. Surv Ophthalmol. 2003;48 (2):125 - 144

［4］Yuan L, Yi J, Lin Q, et al. Identification of a PRX variant in a Chinese family with congenital cataract by exome sequencing. QJM. 2016;109(11):731 - 735

［5］Myers KA, Bello-Espinosa LE, Kherani A, et al. TUBA1A mutation associated with eye abnormalities in addition to brain malformation. Pediatr Neurol. 2015;53(5):442 - 444

［6］Morava E, Wosik HN, Sykut-Cegielska J, et al. Ophthalmological abnormalities in children with congenital disorders of glycosylation type I. Br J Ophthalmol. 2009;93(3):350 - 354

［7］Bourchany A, Giurgea I, Thevenon J, et al. Clinical spectrum of eye malformations in four patients with Mowat-Wilson syndrome. Am J Med Genet A. 2015;167(7):1587 - 1592

［8］Gillespie RL, Urquhart J, Lovell SC, et al. Abrogation of HMX1 function causes rare oculoauricular syndrome associated with congenital cataract, anterior segment dysgenesis, and retinal dystrophy. Invest Ophthalmol Vis Sci. 2015;56(2):883 - 891

［9］Chograni M, Alkuraya FS, Maazoul F, et al. RGS6: a novel gene associated with congenital cataract, mental retardation, and microcephaly in a Tunisian family. Invest Ophthalmol Vis Sci. 2014; 56(2):1261 - 1266

[10] Khan AO, Bergmann C, Neuhaus C, et al. A distinct vitreo-retinal dystrophy with early-onset cataract from recessive KCNJ13 mutations. Ophthalmic Genet. 2015;36(1):79 - 84

[11] Buchert R, Tawamie H, Smith C, et al. A peroxisomal disorder of severe intellectual disability, epilepsy, and cataracts due to fatty acyl-CoA reductase 1 deficiency. Am J Hum Genet. 2014;95(5):602 - 610

[12] Chen P, Dai Y, Wu X, et al. Mutations in the ABCA3 gene are associated with cataract-microcornea syndrome. Invest Ophthalmol Vis Sci. 2014;55(12):8031 - 8043

[13] Zhao L, Chen XJ, Zhu J, et al. Lanosterol reverses protein aggregation in cataracts. Nature. 2015;523(7562):607 - 611

[14] Trumler AA. Evaluation of pediatric cataracts and systemic disorders. Curr Opin Ophthalmol 2011 Sep; 22(5):365 - 79. doi: 10.1097/ICU.0b013e32834994dc.

（翻译：武娜）

11 小眼球

摘要

　　小眼球是指眼球的眼轴长度低于同年龄段眼轴长度均值至少 2 个标准差。重度小眼球是指出生时角膜直径＜4 mm，眼轴长度＜10 mm，或出生后第 1 年眼轴长度＜12 mm。尽管眼眶组织病理检查可以发现 CT 或 MRI 不能显示的眼组织残留，但仍可通过影像学检查对眼眶进行成像，借此发现眼组织残留物，以排除真性无眼球。小眼球可以为单眼或双眼。眼组织缺损是小眼球最常见的畸形。其他并发症可包括：永存胚胎血管（PFV）、白内障、广泛的眼前节发育不全。当合并青光眼时，可使小眼球的眼扩大，误导检查者在初步检查时漏掉小眼球的诊断。引起小眼球的分子原因包括染色体畸变及某些单独基因异常。

关键词

　　小眼球，无眼球，眼组织缺损，小角膜，眼前节发育不全

> **关键点**
>
> - 小眼球是指眼球的眼轴长度低于同年龄段眼轴长度均值至少 2 个标准差。
> - 小眼球中，眼组织缺损是最常见的眼部异常。
> - 大约 80% 的双眼重度小眼球患者可通过分子遗传学检测发现患病原因为基因异常。
> - 临床上无眼球的定义是指无可辨认的眼球结构，但是通过影像学或眼眶组织分析可发现眼组织残留物。这是小眼球的严重类型，与真正的无眼球有不同的遗传学原因。

11.1 概述

小眼球是指眼球的眼轴长度低于同年龄段眼轴长度均值至少2 个标准差。眼球的增长主要发生在出生后前 3 年,尤其是第 1年。成人的眼轴长度的下限大约为 21.0 mm,在儿童则要根据年龄大小(表 11.1)。新生儿角膜直径范围在 9.0~10.5 mm,成人为 10.5~12.0 mm。

表 11.1 不同年龄段的平均眼轴长度

年　　龄	平均眼轴长度(mm)
早产儿	16.2
足月新生儿	16.7
18 个月	20.3
5 岁	21.4
13 岁	22.7
成人	24.4

重度小眼球是指出生时角膜直径＜4 mm,眼轴长度＜10 mm,或出生后第 1 年眼轴长度＜12 mm。尽管眼眶组织病理检查可以发现 CT 或 MRI 不能显示的眼组织残留,但仍可通过影像学检查对眼眶进行成像,借此发现眼组织残留物,以排除真性无眼球。

小眼球可以为单眼或双眼,表现为不同的严重性。眼组织缺损是最常见的畸形(图 11.1)。其他并发症可包括:PFV、白内障、广泛的眼前节发育不全。当合并青光眼时,可使小眼球的眼扩大,误导检查者在初步检查时漏掉小眼球的诊断。

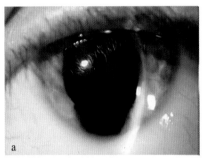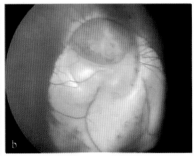

图 11.1 小眼球合并眼组织缺损

(a)典型的虹膜下方缺损;(b)累及视神经的脉络膜下方缺损。

眼组织缺损是指在胚胎发育过程中,因胚胎裂闭合不全引起的眼部异常。通过眼底和(或)虹膜缺损可以发现眼组织缺损。因为在妊娠第 5～7 周时胚胎裂闭合,在其中任一时间段发生的异常都可引起眼组织缺损。最主要的异常是视网膜色素上皮闭合失败。当视网膜色素上皮缺乏时,其下的脉络膜或葡萄膜不能被诱导产生,而其上的视网膜感觉层发育不全(中间膜)。临床上可观察到包绕和(或)不包绕视神经或黄斑的一个锐利的白色线状缺损,典型的位于鼻下方。如黄斑中心凹缺如提示视力预后差;但视神经的存在对视力预后的提示作用不大。眼底组织缺损边缘常有色素沉着。缺损可能局限于视神经或虹膜。视神经组织缺损(optic nerve coloboma,ONC)很少见到肌肉异位和胶质化。眼组织缺损中可见到 PFV 和晶状体异位,后者是由于睫状体受累及悬韧带存在缺陷导致晶状体凹痕。2%的眼底组织缺损患者可发生视网膜脱离。

眼组织缺损的发生率为 0.14%。通常为散发病例。大约50%的患者双眼受累。伴有 ONC 的患者大多为散发,也可有常染色体显性(AD)遗传、常染色体隐性(AR)遗传及 X 连锁隐性遗传。确切的分子机制目前尚不明确,但在一些范围较大的视神经、视网膜、脉络膜缺损患者中发现了 *PAX6* 基因突变,但更多的患者并不伴有 *PAX6* 基因突变。

11.2 分子遗传学

可以首先通过染色体微阵列分析(CMA)进行分子遗传学检测,尤其是当合并系统性疾病时。25%～30%的小眼球患者可以发现染色体异常。常见以下异常:9 号染色体三体、12 号染色体三体、18 号染色体三体、Wolf-Hirschhorn 综合征(4p 缺失)、13q 缺失、del(14)(q22.1-23.2)、18q 缺失、del(3)(q26)、3q 重复、4p 重复、10q 重复。

单基因异常引起的综合征性小眼球包括: *SOX2* (3q26; 15%～20%)、 *OTX2* (14q22; 2%～5%)、 *RAX* (18q21; 3%)、 *FOXE3* (1p33; 2.5%)、 *BMP4* (14q22; 2%)、 *PAX6* (11p13; 2%)、 *BCOR* (Xp11.4; 1%)、 *CHD7* (8q12.2; 1%)、 *STRA6* (15q24.1; 1%)及 *GDF6* (8q22.1; 1%)。相对少见的基因异常包括: *CRYBA4* 、 *HCCS* 、 *HESX1* 、 *IKBKG* 和 *SHH* 及其他基因。表 11.2 为与单独发生的小眼球相关的已知基因/位点。

SOX2 突变或 3q27 位点缺失引起的小眼球常为双眼且较严重。其他表现包括:脑畸形、食管闭锁、隐睾、小阴茎、低促性腺激素性功能减退症、垂体发育不全、生长障碍、运动发育迟缓以及学习障碍。双眼严重小眼球患者中,大约 40%为杂合子 *SOX2* 突变。这属于 AD 遗传,但许多病例由新生突变引起。常可见到完全外显以及多种变异的表现型。

OTX2 突变可引起严重的小眼球,常合并眼前节发育不全、视网膜发育不全、视神经发育不全。也可合并垂体异常、脑异常、发育迟缓以及孤独症的表现。 *RAX* 基因突变患者表现为小眼球、硬化性角膜和发育迟缓。

许多 ONC 为散发病例。AD、AR 以及 X 性连锁隐性遗传少见。大多数患者的潜在分子机制目前还不明确。在范围较大的视神经、视网膜、脉络膜缺损、双眼透明血管残留增生以及智力缺陷的患者中已发现存在 *PAX6* 基因突变。相反，许多合并 ONC 的患者无 *PAX6* 异常。

表 11.2　与单独发生的小眼球相关的已知基因/位点

小眼球亚型	基因/位点	遗传模式
MCOP1(OMIM 251600)	14q32	AR
MCOP2(OMIM 610093)	*CHX10*(14q24)	AR
MCOP3(OMIM 611038)	*RAX*(18q21.3)	AR
MCOP4(OMIM 613094)	*GDF6*(8q22.1)	未知
MCOP5(OMIM 611040)	*MFRP*(11q23)	AR
MCOP6(OMIM 613517)	*PRSS*56(2q37.1)	AR
MCOP7(OMIM 613704)	*GDF3*(12p13.1)	未知
MCOP8(OMIM 615113)	*ALDH1A3*(15q26)	AR

缩略词:AR(常染色体隐性)。

11.3　鉴别诊断

11.3.1　真性无眼畸形

无眼畸形是由于视泡形成失败引起的,形成组织学上的眼组织完全缺失。CT 或 MRI 眼眶成像可只显示视神经残留或完全发育不全。

11.3.2　小角膜

小眼球也需要和小角膜进行鉴别诊断。小角膜眼轴长度正常,屈光状态取决于眼轴长度。遗传模式为 AR 或 AD 遗传。

11.3.3 后部小眼球

当小眼球主要影响眼后部组织时,称为后部小眼球。临床上表现为眼前节组织正常。其他异常还包括:黄斑皱褶、高度远视。这一异常与小眼畸形有重叠。

11.3.4 小眼畸形

真正的小眼畸形很少见,是由于胚胎裂闭合之后眼组织受影响引起的,表现包括:高度远视、小角膜或正常角膜、浅前房、青光眼、白内障、正常眼底或视网膜异常(黄斑发育不全、黄斑中心凹囊肿、色素退变),以及发生周边脉络膜渗漏的倾向。巩膜厚度增加。已鉴定出 3 个位点:*NN01*(11p)、*NN02*(*MFRP* gene;11q23)及 *NN03*(2q11‐q14)。*BEST1* 突变与 AD 遗传玻璃体视网膜脉络膜病变及小眼畸形有关。

11.3.5 小眼球合并线状皮损综合征(OMIM 309801)

小眼球合并线状皮损(microphthalmia with linear skin defects,MLS)综合征的定义为单侧或双侧小眼球和(或)无眼球合并线状皮损,皮损常累及面部和颈部。皮损在出生后即出现,随时间愈合,残留轻微瘢痕。其他表现包括:发育迟缓、心脏缺损、身材矮小、膈疝、指(趾)甲营养不良、耳前瘘管、听力丧失及泌尿生殖系统异常。据报道,95% 的患者有线状皮肤缺损,通常累及面颈部。单体型 Xp22 或 *HCCS* 突变与 MLS 综合征有关。遗传方式为 X 连锁显性遗传。

11.3.6 Gorlin-Goltz 综合征(OMIM 305600)

Gorlin-Goltz 综合征以真皮发育不全和小眼球为特征。四肢和骨骼异常也较常见。该综合征是由 *PORCN* 点突变或缺失引起。

11.3.7　眼-脑-皮肤综合征（OMIM 164180）

眼-脑-皮肤综合征表现为：眼眶囊肿和小眼球、局灶性皮肤缺损和脑部异常（多小脑回、室周结节异位、侧脑室扩大及胼胝体发育不全）。

11.3.8　Aicardi 综合征（OMIM 304050）

Aicardi 综合征包括胼胝体发育不全、典型脉络膜视网膜缺损及婴儿痉挛 3 种异常表现。小眼球、发育迟缓、多小脑回及肋椎骨异常也较常见。也可见到难治性癫痫和皮肤色素性损害。该综合征与 Xp22 位点有关，可能为 X 连锁显性新生突变，但确切的基因机制仍不明确。

11.3.9　Lenz 小眼球综合征（OMIM 309800）

Lenz 小眼球综合征（Lenz microphthalmia syndrome，LMS）为单侧或双侧小眼球合并耳、牙、手指、骨骼或泌尿生殖系统异常。*BCOR* 突变与该综合征有关，属 X 连锁隐性遗传。许多男性患者有智力障碍。

11.3.10　眼面心牙综合征（2 型小眼球综合征，OMIM 300166）

眼面心牙综合征（2 型小眼球综合征）由 BCOR（BCL‐6 相互作用的辅阻遏物）（Xp11.4）突变引起。该综合征包括眼、面、心脏和牙齿异常。具体表现为：先天性白内障、小眼球或继发性青光眼；狭长脸、高鼻梁、尖鼻、腭裂或黏膜下腭裂；房间隔缺损、室间隔缺损、二尖瓣脱垂；神经根肿大、出牙延迟、少牙、乳牙持续存在、牙根长度不一。该综合征为 X 连锁显性遗传，在男性患者有致命性。

11.3.11 Klinefelters 综合征

Klinefelters 综合征（表现为男性乳房发育、小睾丸和不育症）由 1 个或多个额外的 X 染色体（如 XXY）异常引起，主要影响男性患者。小眼球、白内障和瞳孔异常相对少见。

11.4 与视神经缺损类似的疾病

眼组织缺损在一些综合征中有报道，详见表 11.3。

表 11.3 与眼组织缺损相关的综合征

临床综合征	缺损类型（ONC 或黄斑）
CHARGE 综合征	ONC 和黄斑缺损同时存在
基底细胞痣综合征	黄斑缺损
先天性挛缩性细长指	黄斑缺损
Meckel-Gruber 综合征	黄斑缺损
Sjogren-Larsson 综合征	黄斑缺损
肱桡骨骨性结合	黄斑缺损
口面指综合征（Ⅷ型）	黄斑缺损
Lenz 小眼球综合征	黄斑缺损
Aicardi 综合征	ONC 和黄斑缺损同时存在
MIDAS 综合征	黄斑缺损
Catel-Manzke 综合征	黄斑缺损
13 三体综合征（Patau 综合征）	ONC 和黄斑缺损同时存在
18 三体综合征（Edwards 综合征）	黄斑缺损
Wolf-Hirschhorn 综合征	黄斑缺损

续表

临床综合征	缺损类型(ONC 或黄斑)
猫眼综合征	黄斑缺损
线状皮脂腺痣综合征	黄斑缺损
Rubinstein-Taybi 综合征	ONC 和黄斑缺损同时存在
Kabuki 综合征	黄斑缺损
眼耳脊椎综合征	ONC 和黄斑缺损同时存在
Verheij 综合征	黄斑缺损。也可见视神经发育不全

缩略词:CHARGE[眼组织缺损、心脏缺陷、后鼻孔闭锁、生长和(或)发育迟滞、生殖和(或)泌尿系统异常、耳异常];MIDAS(小眼球、真皮发育不全、硬化性角膜);ONC(视神经组织缺损)。

11.4.1 牵牛花视盘发育异常(OMIM 120430)

牵牛花视盘发育异常(morning glory disc anomaly,MGDA)因视神经乳头畸形的形态类似于牵牛花而得名。典型表现为视盘异常扩大、凹陷深,视网膜血管放射状自视盘边缘发出,走行笔直。视盘边缘常见色素沉着及特征性中央胶质组织丛。该病常为单眼发生,另一眼中可有典型的组织缺损,但该情况少见。通常认为筛板和后部巩膜在胚胎期发育异常导致该病。尽管在双侧 MGDA 患者中发现了 *PAX6* 基因突变,但目前仍未发现特定基因缺陷。MGDA 患者的视力通常很差,只有 1/3 的患者可达到 0.5 或更好。可伴有传入性瞳孔障碍。其他眼部表现包括:视神经钙化、小眼球和视网膜脱离。面部异常包括:眼距过宽、唇裂或腭裂。下唇切迹提示可能存在脑膨出。中枢神经系统的其他表现包括:胼胝体发育不全、垂体功能异常和 Moyamoya 病(烟雾病)。MGDA 也常见于颅后窝畸形-血管瘤-动脉异常-心脏缺损-眼部异常-胸骨裂隙和脐上囊肿(posterior fossa malformations-hemangiomasarterial anomalies-cardiac defects-eye abnormalities-sternal cleft and supraumbilical raphe，PHACES)综合征。超声检查如发现特征性的视盘处漏斗样前部视神经鞘，可以此区别 MGDA 与 ONC。

11.4.2 肾视神经乳头综合征(OMIM 120330)

肾视神经乳头综合征，也称为 Papillorenal 综合征，表现为大的中央视杯及双侧睫状视网膜血管缺如。该综合征与真正的 ONC 或眼底组织缺损无相关性。肾脏表现为肾脏发育不全及先天性肾单位减少伴代偿性肥大。该综合征属 AR 遗传病，由 *PAX2* 突变(10q24)引起。

11.4.3 CHARGE 综合征(OMIM 214800)

该首字母缩略词代表眼组织缺损(coloboma of the eye)、心脏缺陷(heart defects)、后鼻孔闭锁(atresia of the nasal choanae)、生长和(或)发育迟滞(retardation of growth and/or development)、生殖和(或)泌尿系统异常(genital and/or urinary abnormalities)、耳异常伴或不伴耳聋(ear abnormalities with or without deafness)。预估发病率为 1/10 000。70%的病例可发现 *CHD*7 突变。一些患者有 8q12 缺失，但其他染色体异常已被报道(22q11 缺失、14q22‐q24 重复及 8 号染色体平衡易位)。

11.4.4 视乳头周围葡萄肿

该病典型表现为视盘周围呈深挖掘状。视盘表现可正常，但有些患者可有苍白的区域。血管形态通常正常。视乳头在巩膜处可有深挖掘状表现。该病为散发、非遗传性、单侧发病。视力通常较差。极少合并其他先天性缺陷或系统性疾病。

11.4.5 巨大视乳头

该病表现为巨大视盘,但视盘形态正常。生理盲点扩大,视力很少下降。该病因视杯区域扩大,可能会与青光眼混淆,但可凭借OCT检查加以鉴别。

11.4.6 视盘小凹

视盘小凹表现为视乳头边缘局部的圆形缺损或区域性的凹陷。预测发病率<1/10 000,15%病例为双侧发病。常表现为生理性视杯扩大及不等量的视乳头周围胶质组织。视盘小凹的大小在一个象限至1/8视盘大小范围内变化,颜色通常为灰色,但也可表现为黄色或白色。血管可从小凹处分出。颞侧大的小凹发生黄斑脱离的风险高,且常在30~40岁出现。视盘小凹最常见的视功能缺陷为弓形暗点。

11.4.7 倾斜视盘

视神经以斜角进入眼内。人群发病率为3.5%。眼部相关表现为:眼轴增长引起的高度近视、色觉异常、血管异位以及视网膜异常,如视网膜脉络膜变薄、后部葡萄肿、视乳头周围萎缩。该异常与青光眼无关。最常见的视野缺损为颞上象限的视野缺损。

11.4.8 双视盘

双视盘是极少见的情况,表现为两个视盘彼此相邻或像两裂片盘一样有重叠区域。每个视盘都有独立的血管系统。通常为单眼发病,常合并低视力。

11.5　不常见的表现

囊状眼

囊状眼是缺少眼组织的囊状异常。出生时,该囊状结构较小,可能易与无眼球混淆。随着时间延长,该囊状结构生长膨大。成像检查可表现为眶内眼的囊状结构并有眼外肌附着但没有视神经。这种组织缺损的囊状结构与独立的 ONC 无关。

11.6　临床检查

11.6.1　A 超和 B 超

A 超和 B 超检查可测量全眼轴长度,辅助检查眼球内结构。

11.6.2　眼眶 CT 或 MRI

眼眶 CT 或 MRI 检查可显示眼组织残留物,有助于鉴别无眼球和重度小眼球。CT 或 MRI 检查还有助于发现脑部异常及眼眶囊肿的存在。

11.6.3　详细的体格检查

详细的体格检查有助于排除皮肤缺损及神经系统异常、评估发育状态、听力异常及其他器官受累与否,如内分泌检测、牙齿检查、超声心动图、肾脏超声、脊柱 X 线检查。

11.7　基因检测

在询问家族史,进行眼科检查、眼/脑部成像、体格检查后,可根据以上发现进行下一步基因检测,包括 CMA 或单基因检测。

如果现有的或某一特定的基因检测结果与临床检查不匹配，就需进行多基因靶向测序。如以上检查均不能明确诊断，可考虑 WES。

11.8 其他信息（略）

11.9 问题

11.9.1 病例 1

一名 2 个月大的男性患儿，表现为双侧重度小眼球，除眼球体积小之外，不伴眼前节发育异常。该患儿还有小耳症、气管食管瘘、发育迟缓、尿道下裂。MRI 检查发现 Dandy-Walker 畸形。患儿的父母及 2 个姐姐均正常，母亲无流产史。以下哪项基因检测最合适？

a) *OTX2* 测序。　　　　　**b)** *SOX2* 测序。

c) *RAX* 测序。　　　　　**d)** 细胞遗传学微阵列。

正确答案是 b

SOX2 突变以双侧严重小眼球为特征性表现。其他表现包括：脑部异常、食管闭锁、生殖器异常、内分泌失调和发育迟缓。双侧严重小眼球患者最常见 *SOX2* 突变。尽管多数患者为新生突变，*SOX2* 突变属于 AD 遗传，有完全外显率，表现型各异。

a) 错误。相比 *SOX2* 突变，*OTX2* 突变不常见。此外，*OTX2* 突变的患者可表现为眼前节发育异常或严重的视网膜发育不全。

b) 正确。

c) 错误。*RAX* 突变比 *OTX2* 突变更少见。*RAX* 突变患者易患硬化性角膜。

d) 合适度欠佳。如多系统受累，可考虑微阵列分析。但该患

153

者的临床征象强烈指向某一特定基因异常。

11.9.2 病例 2

一名 3 个月大的女性患儿通过染色体组型分析已确认为 13 三体，现为评估眼部情况来就诊。她还患有前脑无裂畸形、癫痫、唇裂和腭裂及小头畸形。眼部检查包括重度小眼球、双侧脉络膜视网膜缺损、视网膜发育不全。以下哪项是确诊该患儿眼部异常原因的最合适检查？

a) 细胞遗传学微阵列。　　b) *SOX2* 测序。

c) 小眼球目标基因组。　　d) 无需进一步基因检测。

正确答案是 d

几乎 80% 的 13 三体患者可以出现眼部异常。该患儿眼部异常的表现与染色体组型分析结果提示的眼部异常一致，无需进一步检查。眼部表现通常严重且与视力不匹配。因生存预后差，必须要慎重考虑是否治疗眼部异常。

a) 错误。 因染色体组型分析已确诊为 13 三体，CMA 无法提供更重要的信息。

b) 错误。 尽管 *SOX2* 突变与双侧重度小眼球有关，但全身表现与 13 三体有所不同。

c) 错误。 染色体组型分析已可充分解释眼部异常表现。

d) 正确。

11.9.3 病例 3

一名 2 个月大的男性患儿被送来眼科进行检查。临床检查未发现明显的眼球结构，超声检查未发现有眼部残留组织。该患儿有严重的小头畸形，染色体组型分析正常。在这种情况下，以下哪种替代检查是正确选择？

a）该患儿是无眼球，无需进一步检查。

b）眼眶组织活检。

c）在进行额外的临床检查前，*OTX2* 测序有助于指导下一步的检查方向。

d）做进一步眼眶成像检查。

正确答案是 d

尽管超声结果为阴性，眼眶成像如 CT 或 MRI 检查可显示眼组织有无残留，还有助于发现有无视神经存留。如无视神经，则支持无眼球的诊断，可与严重的小眼球（临床所指的无眼球）相鉴别。

a）**错误**。无成像检查，不能排除小眼球的诊断。

b）**错误**。此为侵入性检查，通常无必要。

c）**错误**。在进行合适的基因检测前，首先要做的是明确表现型。

d）**正确**。

11.9.4 病例 4

一名 5 岁的男性儿童因"小眼球"被一位基因学家转诊至眼科。体格检查无明显异常。麻醉下进行眼部检查发现双眼角膜直径 11 mm，眼前节正常，晶状体正常，眼轴长度 18 mm，巩膜厚度正常，轻微黄斑皱褶，睫状肌麻痹验光屈光度为 8D。以下哪项可能是最合适的诊断？

a）小角膜。

b）后部小眼球。

c）小眼球。

d）小眼畸形。

正确答案是 b

后部小眼球主要影响眼后节结构，表现为黄斑皱褶和远视。

a）错误。角膜直径与同年龄段相比正常。

b）正确。

c）错误。角膜大小和眼前节结构正常。

d）错误。尽管小眼畸形同后部小眼球有交叉，但无巩膜变厚或前房变浅。

11.9.5 病例 5

一名 1 岁女性患儿为评估 ONC 被转诊至眼科。体格检查无异常。眼部检查：双侧角膜直径 11 mm，眼前节正常，晶状体正常，眼轴长度正常，视网膜正常，睫状肌麻痹验光屈光度为 + 2D。可发现双眼不对称性 ONC。以下哪项是下一步最合适的检查？

a）眼眶 B 超。

b）*PAX6* 测序。

c）测定皮质醇和促甲状腺激素的水平。

d）以上均不正确。

正确答案是 d

单独存在的 ONC 眼部检查正常，通常不需要进行选项中所列的检查。可以考虑神经成像检查。

a）错误。除非合并眼底组织缺损，否则视神经缺损与眼眶囊肿无关。

b）错误。许多单独发生的 ONC 患者无潜在的分子层面原因。

c）错误。视神经发育不全（视隔发育不全）需进行内分泌轴检查。典型的 ONC 通常与内分泌异常无关。

d）正确。

推荐阅读

[1] Bakrania P, Robinson DO, Bunyan DJ, et al. SOX2 anophthalmia syndrome:12 new cases demonstrating broader phenotype and high frequency of large gene deletions. Br J Ophthalmol. 2007;91(11): 1471-1476

[2] Gonzalez-Rodriguez J, Pelcastre EL, Tovilla-Canales JL, et al. Mutational screening of CHX10, GDF6, OTX2, RAX and SOX2 genes in 50 unrelated microphthalmia-anophthalmia-coloboma (MAC) spectrum cases. Br J Ophthalmol. 2010;94(8):1100-1104

[3] Schilter KF, Reis LM, Schneider A, et al. Whole-genome copy number variation analysis in anophthalmia and microphthalmia. Clin Genet. 2013;84(5):473-481

[4] Schneider A, Bardakjian T, Reis LM, et al. Novel SOX2 mutations and genotype-phenotype correlation in anophthalmia and microphthalmia. Am J Med Genet A. 2009;149A(12):2706-2715

[5] Chassaing N, Causse A, Vigouroux A, et al. Molecular findings and clinical data in a cohort of 150 patients with anophthalmia/microphthalmia. Clin Genet. 2014;86(4):326-334

[6] Choi A, Lao R, Ling-Fung Tang P, et al. Novel mutations in PXDN cause microphthalmia and anterior segment dysgenesis. Eur J Hum Genet. 2015;23(3):337-341

[7] Jimenez NL, Flannick J, Yahyavi M, et al. Targeted "next-generation" sequencing in anophthalmia and microphthalmia patients confirms SOX2, OTX2 and FOXE3 mutations. BMC Med Genet. 2011;12:172

[8] Reis LM, Tyler RC, Schneider A, et al. Examination of SOX2 in variable ocular conditions identifies a recurrent deletion in microphthalmia and lack of mutations in other phenotypes. Mol Vis. 2010;16:768-773

[9] Williamson KA, FitzPatrick DR. The genetic architecture of microphthalmia, anophthalmia and coloboma. Eur J Med Genet.

2014;57(8):369 - 380

[10] Juhn AT, Nabi NU, Levin AV. Ocular anomalies in an infant with Klinefelter Syndrome. Ophthalmic Genet. 2012;33(4):232 - 234

[11] Tucker S, Enzenauer RW, Morin JD, et al. Corneal diameter, axial length, and intraocular pressure in premature infants. . Ophthalmology. 1992;99:1296 - 1300

[12] Nelson LB, Olitsky SE. Harley's Pediatric Ophthalmology. Philadelphia, PA: Lippincott Williams & Wilkins; 2013

[13] Hornby SJ, Adolph S, Gilbert CE, et al. Visual acuity in children with coloboma: clinical features and a new phenotypic classification system. Ophthalmology. 2000;107(3):511 - 520

[14] Savell J, Cook JR. Optic nerve colobomas of autosomal-dominant heredity. Arch Ophthalmol. 1976;94(3):395 - 400

[15] Brodsky MC. Congenital optic disk anomalies. Surv Ophthalmol. 1994;39(2):89 - 112

[16] Lee BJ, Traboulsi EI. Update on the morning glory disc anomaly. Ophthalmic Genet. 2008;29(2):47 - 52

[17] Parsa CF, Silva ED, Sundin OH, et al. Redefining papillorenal syndrome: an underdiagnosed cause of ocular and renal morbidity. Ophthalmology. 2001;108(4):738 - 749

[18] Azuma N, Yamaguchi Y, Handa H, et al. Mutations of the PAX6 gene detected in patients with a variety of optic-nerve malformations. Am J Hum Genet. 2003;72(6):1565 - 1570

（翻译：武娜）

12 马方综合征及其他引起晶状体脱位的疾病

摘要

许多疾病可以导致晶状体脱位，包括马方综合征（Marfan syndrome，MFS）、马切山尼综合征和同型胱氨酸尿症。MFS 属常染色体显性（AD）遗传病，累及各系统的结缔组织，表现型变异较大。主要累及眼、骨骼、心血管系统，发生视网膜脱离、青光眼、晶状体脱位、近视的风险高，还可伴有脊柱侧凸、高身材和主动脉瘤。*FBN1* 基因编码的原纤蛋白是一种与结缔组织完整性密切相关的蛋白。*FBN1* 突变可导致一系列临床表现谱，从单独发生的晶状体脱位到严重的进展性新生儿 MFS。

关键词

晶状体脱位、马方综合征、马切山尼综合征、同型胱氨酸尿症、*FBN1*

关键点

- 许多疾病可以导致晶状体脱位，包括 MFS、马切山尼综合征和同型胱氨酸尿症。

- MFS 属 AD 遗传病，累及各系统的结缔组织，表现型变异较大。主要累及眼、骨骼、心血管系统，发生视网膜脱离、青光眼、晶状体脱位、近视的风险高，还可伴有脊柱侧凸、高身材和主动脉瘤。

- *FBN1* 基因编码原纤蛋白，这是一种与结缔组织完整性密切相关的蛋白。

- *FBN1* 突变可导致一系列临床表现谱，从单独发生的晶状体脱位到严重的进展性新生儿 MFS。

12.1 概述

　　MFS 是 AD 遗传病,主要累及各系统的结缔组织,影响多种器官,包括眼、骨骼、心血管系统。MFS 的发病率为 1/10 000～1/5 000。临床诊断基于修订版的 Ghent 标准,包括主要标准和次要标准。主动脉根部扩张或晶状体脱位之外的其他表现被归纳在系统评分里。但 MFS 的许多表现具有年龄相关性,可能需要很多年才能使该综合征的系统诊断变得清晰。

　　骨骼异常的主要标准包括:鸡胸、需要手术处理的漏斗胸、上部量/下部量减小、同时存在的腕征和拇指征、脊柱侧凸＞20°或脊柱前移、肘关节外展减小。拇指征阳性是指拇指内收时,其远节指骨明显超过该手的尺侧缘;腕征阳性是指当握住对侧手腕关节时,拇指能超过中指的远端关节(图 12.1)。次要标准包括:中等严重度的漏斗胸、关节过度伸展、颚弓高伴牙齿拥挤以及面征(长头畸形、颧骨发育不全、眼球内陷、缩颌、眼裂倾斜)。骨骼异常在婴

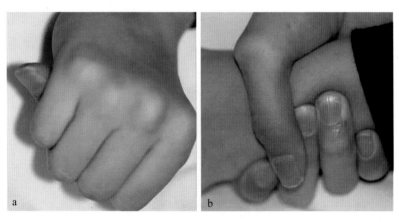

图 12.1　MFS 患者的手部指征

　　(a)MFS 患者的拇指征阳性。拇指远端超过该手的尺侧缘;(b)同一个患者的腕征阳性。当握住对侧手腕关节时,拇指能超过中指的远端关节。

儿期即可出现,并随生长进展。MFS 的患者并不总是身材高大,因为家庭背景也是一个决定因素。MFS 的许多骨骼异常表现也经常在正常人群中出现。

唯一的眼部异常的主要标准是晶状体脱位(图 12.2)。次要标准包括:扁平角膜、全眼轴长度增加、瞳孔开大肌发育不全导致瞳孔缩小。近视可以是晶状体源性的、脱位的晶状体引起的或轴性的。由于晶状体脱位进展,可导致婴儿期近视进展迅速。只有大约 60% 的患者可发现晶状体脱位。虽然晶状体可向任何方向脱位,但典型的晶状体半脱位是向颞上方。由于角膜变平可抵消近视,因此测量眼轴长度,仔细检查微小的晶状体脱位十分有必要。MFS 患者发生视网膜脱离(有或无晶状体手术)、成人期开始的开角型青光眼,以及伴发晶状体脱位的白内障的风险增加。

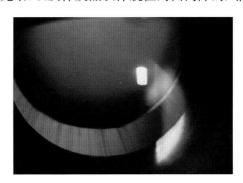

图 12.2 MFS 患者的晶状体脱位
注意悬韧带是被牵拉而非断裂。

心血管系统的主要标准包括:升主动脉扩张,伴或不伴主动脉反流或升主动脉夹层。次要标准包括:二尖瓣脱垂伴或不伴二尖瓣反流、肺动脉主干扩张、40 岁以下发生二尖瓣环钙化、50 岁以下发生降主动脉或腹主动脉扩张或夹层。尽管主动脉根部扩张易随年龄增长而进展,但其发生和进展率变异极大。药物和手术治疗已经增加了患者的预期寿命。

硬脑膜膨出是主要标准,可导致下腰痛、近端腿痛、无力或麻木、头痛、生殖系统或直肠疼痛。肺部和皮肤异常属于次要标准。肺部异常包括自发性气胸和肺大疱。皮肤异常包括皮肤皱纹(与显著的体重改变、怀孕或重复劳损无关),以及复发性疝或切口疝。

12.2 分子遗传学

MFS 由 *FBN1*(15q21. 1)突变引起,超过 95% 的患者行全面测序可检测到该基因突变。也可发生内含子突变、大规模缺失及启动子突变。即使已证实存在 *FBN1* 突变,仍建议根据修订版的 Ghent 标准进行临床确诊。临床确诊的 MFS 也发现存在 *TGFBR1*、*TGFBR2* 或 *TGFB2* 的突变,但存在这些基因突变的患者极少发生晶状体脱位。

大约 25% 的 MFS 患者是由于新生突变引起的。因为表现差异较大,在缺乏基因检测的情况下,应对患者父母进行全面的临床检查和超声心动图检查。MFS 患者很少存在基因型-表型相关性。严重的早发性 MFS 通常存在 24 和 32 外显子的改变,但某些存在该区域突变的患者表现为典型,甚至轻微的 MFS。无义突变可导致突变的转录体快速降解,与轻微的 MFS 表现相关。

12.3 鉴别诊断

12.3.1 高胱氨酸尿症(OMIM 236200)

高胱氨酸尿症属于常染色体隐性(AD)遗传病,与胱硫醚 β-合成酶(21q22. 3)缺乏有关,影响了转硫通路,引起血清和尿中同型半胱氨酸以及血浆中的蛋氨酸浓度升高。5,10-亚甲基四氢叶酸还原酶(methylenetetrahydrofolate reductase,MTHFR)缺乏也可导致高胱氨酸尿症,但通常晶状体脱位较轻。胱硫醚 β-合成酶缺陷的发生率在活婴中为 $1/60\ 000\sim1/30\ 000$。与 MFS 不同，高胱氨酸尿症中大约 50% 的患者有不同程度的智力障碍。晶状体脱位可见于 40% 的儿童，但几乎见于所有成年患者。MFS 中悬韧带处于被牵拉状态，但在高胱氨酸尿症中，悬韧带是断裂的，并且经常在晶状体边缘丛状聚集，呈现出细皱褶样表现（图 12.3）。其他不同于 MFS 的表现包括头发粗糙、少白头，更重要的鉴别点是血栓栓塞的风险增加。因为栓塞可因全身麻醉加重，导致严重的卒中或死亡，因此除非有明确的引起晶状体脱位的其他原因，所有患者在术前都应测量血清和尿中同型半胱氨酸的水平。因为高胱氨酸尿症患者可能有 MFS 的体质、近视、胸部异常、脊柱侧凸、二尖瓣脱垂以及高颚弓，所以二者在表现型方面有重叠，但前者腕征和拇指征为阴性。晶状体通常向下方和鼻侧脱位（见于约 50% 患者），20% 患者向后脱位，10% 向前脱位，但晶状体仍可向任何方向脱位。如晶状体脱位于前房，可引起瞳孔阻滞、急性青光眼及继发性角膜失代偿。约 50% 的患者对补充维生素 B_6 有效果。

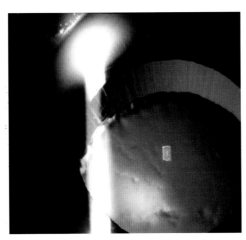

图 12.3　高胱氨酸尿症患者晶状体脱位
注意悬韧带断裂导致晶状体边缘出现细皱褶。

12.3.2　马切山尼综合征（OMIM 277600；608328；614819）

该综合征表现为球形晶状体，使晶状体渐进性向前移位（图12.4），引起急性闭角型青光眼及虹膜萎缩。其他表现包括身材矮小、短指、关节僵直，但缺乏 MFS 中的血管异常表现。*FBN1* 突变可引起 AD 遗传的马切山尼综合征。*ADAMTS10* 和 *ADAMTS17* 突变可引起 AR 遗传的马切山尼综合征。AR 遗传的表现型相对不严重。AR 遗传表现为轻微心脏异常，但不包括动脉瘤。

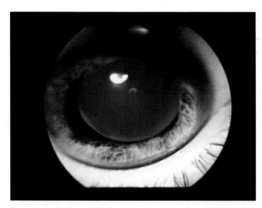

图 12.4　一例 AR 遗传马切山尼综合征患者的眼部表现
可见球形晶状体，晶状体虹膜隔前移，可导致急性闭角型青光眼及虹膜萎缩。

12.3.3　常染色体显性遗传的单独发生的晶状体脱位（OMIM 129600）

该类脱位是由 *FBN1* 杂合子突变引起，这类患者缺乏 MFS 的系统性表现。但因为原纤维病变，一些患者后来会表现出主动脉根部扩张的征象。当存在晶状体脱位和确定的 *FBN1* 突变，符合 MFS 的诊断标准时，仍建议继续进行超声心动图检查以筛选。

12.3.4 常染色体隐性遗传的单独发生的晶状体脱位（OMIM 225100）

ADAMTSL4 基因突变导致该类脱位的发生,且无系统性表现。此基因突变也可导致伴有瞳孔异位的晶状体脱位,表现为半脱位晶状体对侧方向的瞳孔异位。该类脱位与持续存在的瞳孔残膜有关,在瞳孔散大后更明显。

12.3.5 与 *ADAMTS18* 基因突变有关的晶状体脱位（OMIM 225200）

患者表现为眼部发育异常,包括:小角膜、瞳孔异位、晶状体脱位、近视性脉络膜视网膜萎缩病变、孔源性视网膜脱离及早发性视锥-视杆细胞营养不良。

12.3.6 Loeys-Dietz 综合征（OMIM 609192；610168）

TGFBR1 或 *TGFBR2* 杂合子突变导致该综合征,表现为主动脉瘤、蜘蛛样指、关节松弛、胸部异常、脊柱侧凸和硬脑膜膨出。该综合征患者无晶状体脱位,但可有长脸、眼裂下斜、高颚弓、颧骨发育不全、小颌畸形和缩颌。

12.3.7 Ehlers-Danlos 综合征

Ehlers-Danlos 综合征包括一组以关节过度活动为表现的疾病。经典型（OMIM 130000）是 AD 遗传病,以皮肤过度伸展、伤口愈合异常、关节过度活动为特征性表现。经典 Ehlers-Danlos 综合征中,大约一半的患者为 *COL5A1* 或 *COL5A2* 基因突变。其他 Ehlers-Danlos 综合征的亚型中,血管型（OMIM 130050）值得引起重视,因其有发生动脉瘤或中至大肌层动脉夹层的倾向。此外,组织可能变得极其脆弱，显著增加手术风险。如可鉴定出 *COL3A1* 基因突变，即可证实为该综合征。Ⅵ型即眼-脊柱侧凸型［由 *PLOD1* 双等位基因（1p36.22）突变引起］。只有Ⅵ型具有明显的眼部表现，即自发性角膜破裂（"易碎"角膜）。晶状体脱位只继发于眼球破裂。

12.3.8 Shprintzen-Goldberg 综合征（OMIM 182212）

该综合征具有 MFS 的诸多骨骼异常，但还有其他额外表现如眼距过宽、颅缝早闭、认知损害、Chiari 异常以及眼球突出。主动脉根部扩张相对 MFS 更少见、更轻微。某些 Shprintzen-Goldberg 综合征患者与 *FBN1* 突变有关。相对更多的患者为 *SKI*（1p36）突变。无晶状体脱位的表现。

12.3.9 Stickler 综合征（OMIM 108300）

该综合征表现为近视、皮质性白内障、放射状视网膜格子样变、视网膜脱离、听力丧失、面中部发育不全、腭裂、脊椎骨骺发育不全和关节病。遗传模式为 AD 或 AR 遗传。晶状体脱位相对少见。

12.3.10 Knobloch 综合征（OMIM 267750）

Knobloch 综合征以高度近视为特征性表现，具有特征性的近视眼底改变、地图状黄斑萎缩。患者发生视网膜脱离的风险增加，也可表现为晶状体脱位、玻璃体异常以及无特征性虹膜。主要表现还有枕部缺陷（范围可从脑膨出到表皮发育不全），但有些患者枕部是正常的。该综合征是由 *COL18A1* 双等位基因突变引起。

12.3.11 MASS 综合征（OMIM 604308）

属于 AR 遗传病，表现为二尖瓣脱垂、近视、临界和非进展性主动脉根部扩张、与 MFS 有重叠的非特异性皮肤和骨骼表现。*FBN1* 突变引起该综合征,不出现晶状体脱位。

12.3.12 与 VSX 突变有关的晶状体半脱位

具有血缘关系的家系中,一位患者表现为晶状体向上方半脱位、视锥-视杆细胞功能异常、高度近视不伴玻璃体凝结。

12.3.13 Traboulsi 综合征(OMIM 601552)

该综合征以面部先天性畸形(扁平面颊和鹰钩鼻)、晶状体脱位、眼前节异常及自发性滤泡(非外伤引起的结膜囊肿,推测可能是由于巩膜异常变薄引起)为特征性表现。该综合征由纯合子 *ASPH* 基因突变引起。

12.3.14 亚硫酸氧化酶缺乏症(OMIM 272300)

此为 AR 遗传病,又称为胱氨酸尿症,由 *SUOX* 突变(12q13.2)引起。特征性表现为多重神经系统异常及可能发生双眼晶状体脱位。临床表现谱从致命表现到轻微的发育迟缓、共济失调、肌张力障碍、舞蹈手足徐动症和语言发育延迟。临床上轻症型表现与合并钼铺因子缺乏无法鉴别。

12.3.15 高赖氨酸血症(OMIM 238700)

为 AD 遗传病,临床表现变异度高。某些患者表现为非特异性癫痫、肌张力减退、轻微的精神运动发育延迟,但许多患者无症状。散发病例表现为双眼晶状体脱位。双等位基因 *AASS*(7q31.32)突变是发生该病的原因。

12.3.16 扁平角膜(OMIM 121400;217300)

扁平角膜表现为角膜曲率降低,导致远视、角膜缘模糊、早发老年环。扁平角膜有两种类型：CNA1 型（AD，12q21.33）和 CNA2 型（AR；*KERA* 基因；12q21.33）。CNA1 型通常表现轻微，而 CNA2 型严重且通常与一些其他眼部表现相关，例如小角膜、角膜后基质雾状改变、后胚胎环、角膜虹膜粘连、虹膜结节、虹膜萎缩以及瞳孔不规则。结膜干燥与 CNA1 型有关。平均角膜散光值在 CNA2 型大约为 30，在 CNA1 型为 38。

晶状体脱位可能也发生于多种眼部发育异常疾病中，例如永存胚胎血管（PFV）、无虹膜以及眼组织缺损。引起先天性青光眼的原因可导致水眼，也可导致晶状体脱位。即使在无青光眼的情况下，先天性风疹综合征也可发生晶状体脱位。外伤是引起晶状体脱位的最常见原因，且多为单眼发生。

12.4　不常见表现

MFS 中不常见的表现包括晶状体完全脱位于视网膜上和白内障。中周部虹膜透照可作为括约肌发育不全的征象。

12.5　临床检查

12.5.1　超声心动图

建议所有怀疑为 MFS 的患者均进行超声心动图检查，以评估主动脉根部扩张和心脏瓣膜异常的情况。

12.5.2　眼轴长度和角膜曲率

以上检查有助于发现近视的原因。

12.5.3　同型半胱氨酸检测

高半胱氨酸尿症以尿中半胱氨酸排泄增加为特征。除非已证实为其他诊断,否则所有患者均应进行合适的检查以排除高半胱氨酸尿症。

12.5.4　超声生物显微镜

超声生物显微镜可用来评估某些患者的晶状体位置,尤其在瞳孔极小的情况下。

12.6　基因检测

当怀疑 MFS 时,最常用的分子诊断方法是对 *FBN1* 外显子以及侧翼内含子区域进行测序,如基因突变结果阴性,再进行缺失/重复检测。如 *FBN1* 测序结果为阴性,应考虑进行深部内含子测序。目前已有针对 MFS 及包括主动脉瘤和夹层等异常的多基因检测。

12.7　补充信息

马方基金会(www.marfan.org)和加拿大遗传性主动脉疾病协会(http://www.gadacanada.ca/),之前被称为加拿大马方协会。

12.8　病例

12.8.1　病例 1

一名 7 岁男孩来做眼科检查,因其所在学校进行视力筛查时被认为视力不合格。初步检查发现该男孩有近视(双眼 −6.00D 球镜)及双眼晶状体向颞上脱位。进一步检查发现该患儿有主动脉根部扩张。体格检查显示腕征和拇指征阳性以及鸡胸。在班上他的身高最高。家族史未知。以下哪个候选基因应首先考虑进行基因测序？

a）*FBN1*。 **b**）*ADAMTSL4*。

c）*ADAMTS18*。 **d**）*TGFBR1*。

正确答案是 a

该患儿的临床表现强烈提示为 MFS。约 25% 的患者是由于自发突变引起。

a）**正确**。

b）**错误**。*ADAMTSL4* 与 AR 遗传相关的单独发生的晶状体脱位或伴瞳孔异位的晶状体脱位有关。患者无系统性发现。

c）**错误**。*ADAMTS18* 导致的晶状体脱位还合并其他眼部异常，如小角膜、瞳孔异位及视网膜异常。

d）**错误**。Loeys-Dietz 综合征无晶状体脱位的表现。

12.8.2 病例 2

一名 9 岁的女童有双眼晶状体脱位、漏斗胸及脊柱侧凸。超声心动图、血清半胱氨酸及血浆蛋氨酸检查正常。家族史未知。以下哪个选项最正确？

a）患儿为 AR 遗传相关的单独发生的晶状体脱位。

b）患儿应该仍是 MFS。

c）患儿为 Weill-Marchesani 综合征。

d）患儿为 Shprintzen-Goldberg 综合征。

正确答案是 b

该患儿目前不满足临床诊断 MFS 的修订版 Ghent 标准，但是许多 MFS 的表现要随年龄增长才会显现出来。

a）**不确切**。尽管有可能，但在该年龄出现脊柱侧凸及胸部异常提示是 MFS。

b）正确。

c）错误。患儿缺乏其他表现，如球形晶状体、身材矮小及短指。

d）错误。患儿无 Shprintzen-Goldberg 综合征的表现。

12.8.3　病例 3

一名 35 岁的女性患者因双眼晶状体半脱位和高度近视就诊。家族成员中有多人受累，包括她的父亲、2 个姑姑以及 1 个姐姐。家族成员中没有突然死亡的情况。该患者全身体格检查及超声心动图检查均正常。以下哪种检测最合适？

a） *COL2A1* 测序。　　　　**b）** *COL18A1* 测序。

c） *CBS* 测序。　　　　　　**d）** *FBN1* 测序。

正确答案是 d

该患者为单独发生的晶状体半脱位并为 AD 遗传。如为 MFS，那么患者的年龄提示 MFS 的其他表现应该已经在她的家人或她自己身上表现出来。因此，该患者的诊断为：单独发生的 AD 遗传性晶状体半脱位，常由于 *FBN1* 突变引起。

a）错误。体格检查正常。其他表现应该存在，如听力丧失、面中部发育不全、腭裂、小颌畸形或关节病。

b）错误。体格检查正常，且患者无特征性视网膜受累表现。如为该基因突变，枕骨缺陷应该存在。

c）错误。AD 遗传以及缺乏系统性表现排除了同型胱氨酸尿症。

d）正确。

12.8.4　病例 4

一名 9 岁的女孩因呕吐、头痛、昏睡、MFS 体质以及左眼红痛就诊。她在学校里有一些学习障碍。眼部检查发现一眼的晶状体向下方半脱位,另一眼的晶状体脱入前房,眼压为 45 mmHg,伴角膜水肿。以下哪项检查最合适?

　　a)定量检测尿和血中同型半胱氨酸。

　　b)脑部 MRI。

　　c)超声心动图。

　　d)手部 X 线片。

　　正确答案是 a

　　晶状体脱位、晶状体异位入前房(由于悬韧带断裂)、MFS 体质以及学习障碍(或发育迟缓),这些表现同时出现时强烈提示为同型胱氨酸尿症。

　　a)**正确。**

　　b)**错误。**尽管同型胱氨酸尿症患者发生脑卒中的概率增加,但如无神经系统症状,一般不建议进行神经系统成像检查。无麻木及长期卧床的情况下,儿童自发性脑卒中极少见。

　　c)**错误。**MFS 患者的认知通常正常,且很少见到晶状体脱入前房。同型胱氨酸尿症也可有轻微心脏异常,但首先应该明确诊断。

　　d)**错误。**尽管马切山尼综合征中晶状体可以向前脱位,但很少越过瞳孔平面。患者一般身材短小,有特征性挛缩表现。因此,该患儿没有必要行短指的 X 线检查。

推荐阅读

[1] Ahram D, Sato TS, Kohilan A, et al. A homozygous mutation in ADAMTSL4 causes autosomal-recessive isolated ectopia lentis. Am J Hum Genet. 2009;84(2):274-278

［2］ Brooke BS, Habashi JP, Judge DP, et al. Angiotensin II blockade and aortic-root dilation in Marfan's syndrome. N Engl J Med. 2008; 358(26):2787 - 2795

［3］ Erkula G, Jones KB, Sponseller PD, et al. Growth and maturation in Marfan syndrome. Am J Med Genet. 2002;109(2):100 - 115

［4］ Faivre L, Collod-Beroud G, Loeys BL, et al. Effect of mutation type and location on clinical outcome in 1,013 probands with Marfan syndrome or related phenotypes and FBN1 mutations: an international study. Am J Hum Genet. 2007;81(3):454 - 466

［5］ Faivre L, Gorlin RJ, Wirtz MK, et al. In frame fibrillin-1 gene deletion in autosomal dominant Weill-Marchesani syndrome. J Med Genet. 2003;40(1):34 - 36

［6］ Judge DP, Dietz HC. Marfan's syndrome. Lancet. 2005;366(9501): 1965 - 1976

［7］ Kosaki K, Takahashi D, Udaka T, et al. Molecular pathology of Shprintzen-Goldberg syndrome. Am J Med Genet A. 2006;140(1): 104 - 108, author reply 109 - 110

［8］ Loeys B, De Backer J, Van Acker P, et al. Comprehensive molecular screening of the FBN1 gene favors locus homogeneity of classical Marfan syndrome. Hum Mutat. 2004;24(2):140 - 146

［9］ Couser NL, McClure J, Evans MW, et al. Homocysteinemia due to MTHFR deficiency in a young adult presenting with bilateral lens subluxations. Ophthalmic Genet. 2016;38(1):91 - 94

［10］ Zhang L, Lai YH, Capasso JE, et al. Early onset ectopia lentis due to a FBN1 mutation with nonpenetrance. Am J Med Genet A. 2015;167 (6):1365 - 1368

［11］ Khan AO, Aldahmesh MA, Noor J, et al. Lens subluxation and retinal dysfunction in a girl with homozygous VSX2 mutation. Ophthalmic Genet. 2015;36(1):8 - 13

［12］ Guo H, Wu X, Cai K, et al. Weill-Marchesani syndrome with advanced glaucoma and corneal endothelial dysfunction: a case report and literature review. BMC Ophthalmol. 2015;15:3

［13］ Chandra A, Arno G, Williamson K, et al. Expansion of ocular phenotypic features associated with mutations in ADAMTS18. JAMA Ophthalmol. 2014;132(8):996 - 1001

[14] Longmuir SQ, Winter TW, Gross JR, et al. Primary peripheral retinal nonperfusion in a family with Loeys-Dietz syndrome. J AAPOS. 2014;18(3):288 - 290

[15] Loeys BL, Dietz HC, Braverman AC, et al. The revised Ghent nosology for the Marfan syndrome. J Med Genet. 2010;47(7): 476 - 485

（翻译：武娜）

13 家族性渗出性玻璃体视网膜病变

摘要

家族性渗出性玻璃体视网膜病变（familial exudative vitreoretino-pathy，FEVR）是由于外周视网膜血管发育不全，继而导致进一步视网膜血管并发症的一组异常。同一家系的表现型也十分多变。通常极少不对称或单眼发病。患者可以完全无症状或有严重的视力丧失。视力丧失通常是由于患者发生了视网膜脱离。激光光凝缺血区域对于抑制新生血管形成以及诱导新生血管退化十分有效，可以预防视网膜脱离。该病的遗传方式有常染色体显性（AD）遗传、常染色体隐性（AR）遗传或 X 连锁隐性遗传。

关键词

家族性渗出性玻璃体视网膜病变，视网膜无灌注，视网膜脱离，*FZD4*，*LRP5*，*TSPAN12*，*ZNF408*，*NDP*

> **关键点**
>
> - FEVR 是一种具有遗传异质性的家族病，其特点为周边视网膜血管发育不全，导致周边视网膜血管不成熟及新生血管形成。
> - FEVR 的遗传方式为 AD、AR 或 X 连锁隐性遗传。
> - 早期诊断及治疗是防止视力丢失的关键。

13.1 概述

FEVR 是由于外周视网膜血管发育不全,继而导致进一步的视网膜血管并发症的一组异常表现。同一家系的表现型十分多变。通常极少不对称或单眼发病。大部分患者对称地双侧受累。患者可以完全无症状或有严重的视力丧失。视力丧失通常是由于患者发生了视网膜脱离。由于很多患者无症状,因此 FEVR 的发病率尚不可知。视网膜病变较难发现,只有通过静脉内荧光素血管造影(IVFA)才可以检测到周边部的无灌注区。更明显的体征包括:伴或不伴有一个分界区的周边无灌注区,分界区中包含渗出、出血或新生血管形成;周边纤维血管团块;可能累及黄斑的牵引;血管变直;视网膜脱离;后极视网膜渗出;镰刀状折叠(图13.1)。

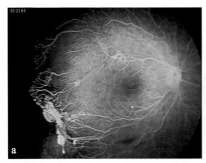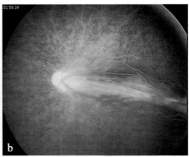

图 13.1 FEVR

(a)视网膜周边无血管区、异常血管及新生血管;(b)镰刀状视网膜皱襞向颞侧延伸并跨过黄斑。

激光光凝缺血区域可以有效防止新生血管形成,诱导新生血管退化并预防视网膜脱离。如果发生严重的视网膜牵引,则可能需要进行玻璃体视网膜手术。玻璃体腔内注射抗新生血管内皮因子(antivascular endothelial growth factor,anti-VEGF)药物在该病中的作用尚不完全清楚。

13.2 分子遗传学

以下 5 个基因的变异与这一表型有关：*FZD4*（位于染色体 11q14.2；编码卷曲蛋白 4）、*LRP5*（位于染色体 11q13.2；编码低密度脂蛋白受体相关蛋白 5）、*TSPAN12*（位于染色体 7q31.31；编码 4 次跨膜蛋白 12）、*NDP*（位于染色体 Xp11.3；编码诺里病蛋白）、*ZNF408*（位于染色体 11p11.2；编码锌指状蛋白 408）。这些基因涉及 Wnt 通路，而这一通路在视网膜血管的发育中起到决定性作用。约 70% 的 FVER 病例是由这些基因突变引起。目前已知的突变包括错义突变、无义突变、小的缺失和插入突变。*FZD4* 的突变发生率为 20% ～ 40%，*LRP5* 为 10% ～ 25%，*TSPAN12* 为 3% ～ 10%。*FZD4* 和 *TSPAN12* 与 AD FEVR 有关。*LRP5* 突变通常与 AR FEVR 有关，但是也可见于 AD 中。*NDP* 基因具有表型异质性，其突变还可引起骨质疏松－假神经胶质瘤综合征（OPPG；OMIM259770）及诺里病（OMIM 310600）。最近发现 *KIF11* 突变是 AD FEVR 的一个常见原因（一个队列中高达 8%）。*KIF11* 突变的个体表现典型，但是有多样的 FEVR 体征，伴或不伴有全身的异常，比如小头畸形、淋巴水肿及智力缺陷。

13.3 鉴别诊断

13.3.1 早产儿视网膜病变

目前普遍认为早产儿视网膜病变（retinopathy of prematurity，ROP）是散发的，虽然有一些证据说明 Wnt 受体信号通路中的基因改变可能与晚期 ROP 的发展有关。ROP 也以周边视网膜血管发育不全为特点，但其最重要的两大危险因素是早产和低出生体重。

13.3.2 Coats 病

典型的 Coats 病表现为周边部严重的视网膜毛细血管扩张，大部分为单眼受累且病灶只位于视网膜的一个象限。Coats 病通常为散发，发病年龄多样，与视网膜内 Wnt 通路基因散发突变有关。这些异常血管可以产生大量渗出，继而导致视网膜脱离。其发病男女比例为 10：1。自出生到成年均可发病，成年发病的临床表现较轻。

13.3.3 永存胚胎血管

永存胚胎血管（PFV，原名永存原始玻璃体增生症）与玻璃体血管的异常退化有关。通常（90%）累及单眼且为散发。常为伴有白内障的小眼球。永存玻璃体动脉在 AR FEVR 中也会发生。虽然有周边视网膜血管异常，但是不常发生无灌注。

13.3.4 周边肉芽肿性弓蛔虫病

周边肉芽肿性弓蛔虫病可能会因为视网膜牵引和视网膜皱褶而与 FEVR 相似。虽然如此，在 FEVR 中不会看到弓蛔虫病引起的葡萄膜炎。弓蛔虫病不会在婴儿期发生，而且几乎都是单眼受累。

13.3.5 色素失禁症

色素失禁症是一种罕见的影响多器官的 X 连锁显性遗传病，可以影响皮肤、头发、牙齿、指（趾）甲和眼睛。在 30% 的患者会出现与 FEVR 类似的眼部表现。

13.3.6 牵牛花视盘

牵牛花视盘是一种罕见的先天性视盘异常。视神经巨大并伴随后极部圆锥形的凹陷。视盘表面覆盖神经胶质组织,视盘血管发出于盘周边界,呈放射状分布。眼内可能会出现视网膜周边部无灌注区。

13.3.7 Wyburn-Mason 综合征

Wyburn-Mason 综合征是一种罕见的疾病,表现为中脑和视网膜的动静脉畸形,曾报道可能合并视网膜周边部的无灌注区。

13.3.8 Adams-Oliver 综合征(OMIM 100300)

Adams-Oliver 综合征是一种罕见的疾病,以先天性头皮发育不全联合末端横肢缺损为特征。患者可能会有血管异常,包括肺动脉高压、门静脉高压以及伴有周边无灌注区的视网膜过度血管化。

13.3.9 面肩肱型肌营养不良(OMIM 158900)

面肩肱型肌营养不良表现为面部肌肉无力、肩胛骨不稳定或足内翻,可能会有视网膜血管病变,包括周边视网膜血管发育不全、毛细血管扩张及微血管瘤。

13.3.10 诺里病(OMIM 310600)

诺里病也是由 *NDP* 突变引起,是一种 X 连锁隐性遗传病。虽然家庭成员可能表现为 FEVR,特别是女性携带者,但在男性中表现为伴有全视网膜脱离(即假性神经胶质瘤)的视网膜发育不全。这些表现通常是双侧对称的,从出生时即有。大约半数患者也会有发育迟缓,而且有可能得精神疾病。大约 1/3 患者在 20 岁左右会有感音神经性耳聋。受累个体还可能出现发育迟缓和癫痫。

13.3.11 骨质疏松-假性神经胶质瘤综合征(OMIM 259770)

该病是由于 *LRP5* 基因(11q13)纯合子或复合杂合子致病基

因变异所致。受累个体表现为骨质疏松、多发性骨折以及由于视网膜发育不全（假性神经胶质瘤）导致的全视网膜脱离。

13.4 罕见症状

在 FEVR 患者中很少发现视网膜劈裂和巨大视网膜裂孔。在 *FZD4* 突变引起 FEVR 并发生严重视网膜脱离的患者中曾发现 *SMN1* 缺失突变导致的脊髓性肌萎缩。在这两种疾病中 β 连环蛋白信号通路都有调节异常，所以两者的共同发生可能影响了玻璃体视网膜的表型。

13.5 临床检查

13.5.1 眼底静脉内荧光素血管造影

IVFA 检查可以明确周边视网膜缺血情况，可以筛查轻度受累的患者及其亲属。通过造影图像特征性异常可以进行早期诊断、早期治疗。虽然与男性相比女性通常受累较轻而且不需要治疗，但 *NDP* 突变的女性携带者需要进行此项检查。

13.5.2 定期眼底检查

有阳性家族史的儿童应该定期眼底检查以评估病变的发展情况。

13.6 基因检测

除非家族史的遗传模式可以明确排除或包含某一个特定的基因，否则应同时测序 FEVR 目标基因组中的已知基因。

13.7 问题

13.7.1 病例 1

一名发育正常的 2 岁男性患儿由于进行性斜视被转诊。检查发现右眼视力正常,左眼固视差。详细的眼底检查发现双侧黄斑区牵引,右眼眼底还有血管变直,左眼有一个镰刀状折叠延伸至颞侧周边。患儿母亲的眼底检查显示正常。选择下列哪项诊断性检查最划算?

a) 对其母行 IVFA。　　　　**b**) *FZD4* 测序。

c) 弓蛔虫抗体检测。　　　　**d**) 脑部 MRI 检查。

正确答案是 a

IVFA 是一项显示无症状携带者视网膜缺血灶的关键检查。在 2 岁儿童中进行这项检查需要对患儿进行全身麻醉,而且需要特殊的设备,不一定能充分准备。这一检查可以检测到 FEVR 携带者亚临床的视网膜血管异常,特别是在 *NDP* 基因突变导致的 X 连锁隐性遗传 FEVR 女性携带者中。

a) **正确**

b) **不正确**。不知道其他家庭成员的情况,仅凭这些临床信息不足以支持进行分子诊断试验。患儿母亲 IVFA 的阳性结果可以帮助基因测试的选择,因此会增加基因测试结果阳性的可能性。

c) **不正确**。典型的弓蛔虫病为单侧发病,而且缺乏周边肉芽肿,使该诊断的可能性极小。

d) **不正确**。虽然 MRI 检查结果在诺里病中鲜少有不正常的,但在单纯的 FEVR 中通常都是正常的。

13.7.2 病例2

一名1岁的男性患儿因为单眼白瞳症被送来就诊。视网膜检查发现,其周边视网膜毛细血管扩张伴渗出性视网膜脱离。对侧眼检查结果正常,而且造影检查也显示未受累眼的视网膜灌注和血管正常。受累眼的IVFA显示有一个象限的视网膜血管呈灯泡样。患儿父母的检查均正常。以下哪个基因最有可能突变?

a)*TSPAN12*。　　　　　b)*FZD4*。

c)*LRP5*。　　　　　d)没有必要做基因检测来确认。

正确答案是d

这是一例散发的临床表现典型的Coats病病例。研究提示,任意*FEVR*基因位点的突变均可能是1个体细胞突变(孤立在受累组织中),只发生在受累眼的视网膜中,并不能在血液检查中检测到。在缺少家族史或任何提示家族遗传的发现时,不需要进一步的基因检测。

a)**不正确**。当发生突变时,对任何已知导致FEVR的基因进行血液检测是不必要的。

b)**不正确**。见上一条解释。

c)**不正确**。见上一条解释。

d)**正确**。

13.7.3 病例3

一名4岁的女孩来做眼部检查。家族史显示,其父亲的祖母在30多岁时行"白内障及视网膜手术"。这位患儿的父亲有"未确诊的视网膜疾病"。这个患儿的眼部检查大致正常,除了轻微的双眼颞侧周边视网膜血管变直外。父亲的检查显示双眼有视网膜皱褶延伸至颞侧,并伴有黄斑牵引。父亲的IVFA显示周边视网膜严重的无灌注区。以下选择哪项检查最正确？

a） 每年对患儿进行检查直到视网膜牵引发生。

b） 对患儿进行 IVFA 以发现可能存在的周边视网膜无灌注区,从而进行治疗。

c） 对患儿进行双侧眼内注射 VEGF 抑制剂。

d） 患儿无症状,出院后如果视力变差再回来复诊。

正确答案是 b。

IVFA 是用来评估 FEVR 患儿的决定性方法。颞侧血管变直是一个令人担忧的体征,其发生增加了在间接检眼镜下忽略更多周边视网膜病变的可能。即使临床检查是正常的,如果家族史或基因检测显示该患儿为高危人群,也可以考虑进行 IVFA。即使为了进行 IVFA 需要进行全身麻醉,也不应忽略该项检查。

a）不正确。FEVR 的自然病程已经明确,特别是在 2 个亲属均表现出严重并发症的情况下。一旦牵引发生,就无法阻止视力丢失了。目标是早期确诊,防止并发症的发生。

b）正确。

c）不正确。在 IVFA 确诊该疾病前任何治疗都不能进行。抗 VEGF 治疗在 FEVR 中的应用效果尚未被临床试验证实。

d）不正确。理由同 a 选项。

推荐阅读

［1］ Ai M, Heeger S, Bartels CF, et al. Clinical and molecular findings in osteoporosis-pseudoglioma syndrome. Am J Hum Genet. 2005; 77 (5):741 - 753

［2］ Boonstra FN, van Nouhuys CE, Schuil J, et al. Clinical and molecular evaluation of probands and family members with familial

exudative vitreoretinopathy. Invest Ophthalmol Vis Sci. 2009;50(9):
4379 - 4385

[3] Downey LM, Bottomley HM, Sheridan E, et al. Reduced bone
mineral density and hyaloid vasculature remnants in a consanguineous
recessive FEVR family with a mutation in LRP5. Br J Ophth-
almol. 2006;90(9):1163 - 1167

[4] Jia LY, Li XX, Yu WZ, et al. Novel frizzled-4 gene mutations in
Chinese patients with familial exudative vitreoretinopathy. Arch
Ophthalmol. 2010;128(10):1341 - 1349

[5] Kondo H, Kusaka S, Yoshinaga A, et al. Mutations in the TSPAN12
gene in Japanese patients with familial exudative vitreoretino-
pathy. Am J Ophthalmol. 2011;151(6):1095 - 1100. e1

[6] Dickinson JL, Sale MM, Passmore A, et al. Mutations in the NDP
gene: contribution to Norrie disease, familial exudative
vitreoretinopathy and retinopathy of prematurity. Clin Experiment
Ophthalmol. 2006;34(7):682 - 688

[7] Drenser KA, Fecko A, Dailey W, et al. A characteristic phenotypic
retinal appearance in Norrie disease. Retina. 2007;27(2):243 - 246

[8] Junge HJ, Yang S, Burton JB, et al. TSPAN12 regulates retinal
vascular development by promoting Norrin-but not Wnt-induced
FZD4/beta-catenin signaling. Cell. 2009;139(2):299 - 311

[9] Khan AO, Aldahmesh MA, Meyer B. Correlation of ophthalmic
examination with carrier status in females potentially harboring a
severe Norrie disease gene mutation. Ophthalmology. 2008;115(4):
730 - 733

[10] Gilmour DF. Familial exudative vitreoretinopathy and related
retinopathies. Eye (Lond). 2015;29(1):1 - 14

[11] Hu H, Xiao X, Li S, et al. KIF11 mutations are a common cause of
autosomal dominant familial exudative vitreoretinopathy. Br J
Ophthalmol. 2016;100(2):278 - 283

（翻译：周瑶）

14 Stickler 综合征

摘要

Stickler 综合征是一种结缔组织病,其特征包括听力丧失、先天性面部畸形、腭裂、脊椎骨骺发育不全以及关节病。其眼部表现包括高度近视、白内障、特征性玻璃体改变、格子样变性,而且视网膜脱离的发生率高。局部和周边的视网膜激光及 360 度冷冻可以作为预防性治疗手段,防止 I 型 Stickler 综合征患者发生视网膜脱离。通常确诊时患者的近视度数大于3D。玻璃体异常表现有"膜状""串珠状""融合""无纤维"及"光学空腔"玻璃体。面部表现有面中部发育不全、宽鼻梁或扁平鼻梁,可能存在内眦距离过宽及内眦赘皮。小颌/缩颌十分常见,而且可以和腭裂联合作为Pierre Robin 序列(小颌畸形、腭裂以及舌下垂)的一部分。

关键词

Stickler 综合征,高度近视,腭裂,玻璃体异常,*COL2A1*,*COL11A1*,*COL11A2*,*COL9A1*,*COL9A2*,*COL9A3*

> **关键点**
>
> - Stickler 综合征是一种多系统结缔组织病,可累及眼部。
> - 患者发生视网膜脱离的风险较高。
> - 6 个基因与该综合征有关:*COL2A1*、*COL11A1* 或 *COL11A2*[常染色体显性(AD)遗传]以及 *COL9A1*、*COL9A2* 或 *COL9A3*[常染色体隐性(AR)遗传]。

14.1 概述

新生儿中 Stickler 综合征的发病率大约为 1/9 000。这是一种以神经性耳聋或传导性耳聋、面部发育不全（见图 1.2）、腭裂、脊椎骨骺发育不全和关节病为特点的结缔组织病。眼部表现包括高度近视、白内障（图 14.1）、特征性玻璃体改变和视网膜格子样变性（图 14.2），易发生视网膜脱离。局部和周边的激光治疗及 360 度冷冻已经被作为预防性治疗手段，防止 I 型 Stickler 综合征患者发生视网膜脱离。虽然提出预防性治疗的建议使用的是回顾性研究方法而且有极大的可能性存在偏差，但该建议仍被广泛接受。通常确诊时患者的近视度数大于 3D。玻璃体异常包括"膜状""串珠状""融合""无纤维"及"光学空腔"玻璃体。这些异常可以共存，而且会表现出一定程度基因表型相关性。

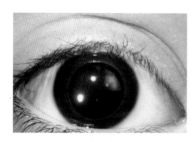 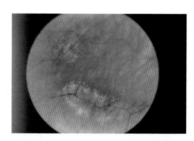

图 14.1　一位 Stickler 综合征患者晶状体皮质楔形白内障　　**图 14.2　一位 Stickler 综合征患者视网膜血管周边的格子样变性**

面部外观会有面中部发育不全、宽鼻梁或扁平鼻梁，可能存在内眦距离过宽以及内眦赘皮。近视患者看起来好像眼球突出。还有小而上翘的鼻尖以及长人中。小颌/缩颌十分常见，而且可以和腭裂联合作为 Pierre Robin 序列（小颌畸形、腭裂以及舌下垂）的一部分。大约 50% 带有 Pierre Robin 序列的患者有潜在的综合征,其中 Stickler 综合征最常见(高达 30%)。Stickler 综合征颅面部的特征性表现可能随着长大变得不那么典型。

感音神经性耳聋的发病机制尚不可知,虽然已有研究表明这与Ⅱ型及Ⅸ型胶原蛋白在内耳的表达有关。传导性耳聋可能继发于与颅面结构和中耳异常相关的复发性耳部感染。二尖瓣脱垂在 Stickler 综合征患者中的发生率高达 50%。早发性关节炎十分常见,而且可能非常严重,但是关节病变通常很轻微。

14.2 分子遗传学

以下基因突变已经被报道:*COL2A1*(12q13.11)、*COL11A1*(1p21.1)、*COL11A2*(6p21.32)、*COL9A1*(6q13)、*COL9A2*(1p34.2)及 *COL9A3*(20q13.33)。虽然有些患者有典型的临床表现,但没有上述基因的突变。*COL2A1*、*COL11A1* 或 *COL11A2* 变异是 AD 遗传,完全外显,表达多样。*COL9A1*、*COL9A2* 或 *COL9A3* 变异是典型的 AR 遗传。大部分 Stickler 综合征患者有 *COL2A1* 无义突变,导致单倍体不足。一种特殊的 *COL2A1* 突变(p. Leu667Phe)与"无纤维性"玻璃体有关。包含 *COL2A1* 外显子2 的突变主要影响眼部,全身系统不受累或受累较轻微,因为该外显子不在非眼部的组织上表达。这些患者有玻璃体光学空腔、血管旁色素改变以及早发性视网膜脱离。

COL11A1 基因序列的变异和缺失会导致伴有显著听力下降和2 型玻璃体异常(珠状的)的 Stickler 综合征。*COL11A2* 的致病突变与无眼部表现的 Stickler 综合征有关。

COL9A1 的双等位基因致病突变与 AR 遗传的 Stickler 综合征有关。受累患者通常有中到重度的听力受损、伴有玻璃体视网膜病变的近视、皮质性白内障、骨骺发育不全。*COL11A2* 的双等位基因突变与轻至中度听力受损、高度近视以及玻璃体视网膜病

变有关。*COL9A3* 的双等位致病基因突变与 AR 遗传的 Stickler 综合征有关。这些患者可能会有智力缺陷。

14.3 鉴别诊断

14.3.1 Knobloch 综合征(OMIM 267750)

Knobloch 综合征是一种发育性疾病,以典型的眼部异常为特点,这些异常包括高度近视、晶状体异位、玻璃体视网膜异常以及视网膜脱离。该综合征还与枕骨颅骨缺损有关,其范围从枕骨脑膨出到枕骨皮肤发育不全均有。其发病原因是 *COL18A1* 基因的双等位基因突变。

14.3.2 先天性锥体骨骺发育不全(OMIM 183900)

虽然患者身材矮小,但其表现型和 Stickler 综合征患者非常相似。视网膜的表现通常很严重,常表现出近视。这是由 *COL2A1* 突变引起的。

14.3.3 Kniest 发育不全(OMIM 156550)

Kniest 发育不全以严重的身材矮小、扁平的面部轮廓、近视、玻璃体视网膜变性、腭裂和脊柱后侧弯为特点。该病是由 *COL2A1* 变异引起,通常为新生突变。

14.3.4 Marshall 综合征(OMIM 154780)

这是一种 AD 遗传病,与 *COL11A1* 突变有关,特别是剪接位点的突变。这些患者有鼻骨上颌骨距离过宽和发育不全、扁平鼻梁以及鼻尖上翻。Marshall 综合征的面部扁平通常在成年期看起来更明显,这与 Stickler 面容相反,Stickler 面容从幼儿时即可见。

Marshall 综合征患者也会有高度近视、玻璃体浓缩以及早发白内障。感音神经性耳聋也很常见。其他表现包括腭裂、Pierre Robin 综合征、身材短小、关节病以及少毛症。因为 *COL11A1* 基因突变，也会存在 Marshall/Sticker 重叠。

14.3.5 Weissenbacher-Zweymuller 综合征（OMIM 277610）

该综合征为 *COL11A2* 基因突变导致的 AR 遗传病。因为相似的面部表现，该综合征曾经被称为"新生儿"Stickler 综合征。相比之下，虽然在一些患者中曾有近视的报道，但近视并非该综合征的特点。其特征性表现是身材矮小和哑铃形股骨。

14.3.6 Wagner 综合征（OMIM 143200）

Wagner 综合征的眼部表现与 Stickler 综合征和 Marshall 综合征相似，包括高度近视、光学空腔玻璃体、无血管条索、脉络膜视网膜萎缩以及白内障等，但是没有系统性改变。这些眼部表现通常是逐渐进展的。视网膜脱离及青光眼也会发生。暗视视网膜电图（ERG）会有明显的改变。侵蚀性玻璃体视网膜病变（Wagner 综合征的等位基因异常）也是一个鉴别诊断，由 *VCAN* 基因突变引起。

14.3.7 高度近视

高度近视在有轻微面部异常的患者中具有迷惑性，特别是在面中部扁平的亚裔患者中。屈光不正度数≥－6D。许多近视的基因位点均有报道（MYP1－25，更新于2017年7月）。

14.3.8 雪花样玻璃体视网膜病变（OMIM 193230）

雪花样玻璃体视网膜病变以白内障、玻璃体纤维变性和典型视网膜异常为特点，视网膜表现为闪亮的像雪花一样的结晶样沉淀。与 Stickler 综合征相反,视网膜脱离的发病率在这类患者中较低。

14.3.9　Pierson 综合征(OMIM 609049)

Pierson 综合征是一种由 *LAMB2* 突变引起的 AD 遗传病,表现为先天性肾病综合征和眼部异常。眼部异常包括小瞳孔、睫毛和瞳孔肌肉发育不全、视网膜色素变性以及复发性视网膜脱离。

14.3.10　高度近视伴白内障及玻璃体视网膜变性(OMIM 614292)

这是由 *LEPREL1* 突变引起的 AR 遗传病。该病在贝都因人中被发现。其基因的表达度在白内障及玻璃体视网膜变性中非常多变。眼轴范围为 25.1~30.5 mm。晶状体半脱位也曾有文献报道。这些患者没有畸形。

14.3.11　其他

还有许多罕见的发育不全未包括在本书范围内,比如脊柱周围发育不全、椎骨体扁平致死性骨骼发育不全、1 型和 2 型纤维软骨增生症、不同亚型的多发性骨骺发育不全等。

14.4　少见的临床表现

后极部脉络膜视网膜萎缩曾在带有 *COL2A1* 致病变异的患者中报道。晚期视网膜变性也可能发生在 Sticker 综合征中。ERG 可以帮助与 Wagner 综合征患者相鉴别。

14.5 临床检查

14.5.1 多学科团队的全面检查

应由多学科团队进行全面评估,以检测下颌异常、感音神经性或传导性耳聋、二尖瓣脱垂、气道狭窄、咬合不正或关节病。检测二尖瓣脱垂应该用超声心动图检查。

14.5.2 听觉检查

听力损失非常常见(高达 40%)。听力损失的程度是可变的,并且可能是进行性改变。在 Ⅰ 型 Sticker 综合征中通常比较轻微。5 岁以前需要每 6 个月检测一次听力,此后每年检测一次。

14.5.3 连续的眼科检查随访

连续的眼科检查是恰当的。对麻醉后的幼儿进行眼部检查可以早期发现高危病灶,如周边视网膜格子样变性需要预防性治疗。

14.6 基因检测

Stickler 综合征的确诊需要在患者中检测到 *COL2A1*、*COL11A1* 或 *COL11A2* 基因的杂合突变或者 *COL9A1*、*COL9A2* 或 *COL9A3* 基因的双等位基因突变。*COL2A1* 基因突变可以在 80%~90% 的 Stickler 综合征患者中发现。*COL11A1* 基因变异通常表现为"串珠状"玻璃体异常以及显著的听力损失。10%~20% 的患者会发生这一基因的突变。当出现颅面部异常、关节特征性改变以及听力丧失而没有眼部表现时,首选 *COL11A2* 基因测序。*COL9A1*、*COL9A2* 和 *COL9A3* 基因可以在典型的 AR 遗传中发现。以上情况目标基因组均适用。

14.7 问题

14.7.1 病例 1

一名 5 岁男孩及其双胞胎妹妹被带来诊室进行眼部检查,因为其母亲发现他们看东西时把东西拿得"太近"。2 个孩子都有感音神经性听力损失和小下颚。眼部检查发现 2 个患儿都有高度近视和玻璃体异常。患儿家庭来自中国,有高度近视家族史。父母为近亲结婚,但是患儿均没有玻璃体异常或听力丧失。以下哪个基因更有可能在 2 个患儿中发生突变?

a) *COL2A1*。   b) *COL11A1*。

c) *COL9A1*。   d) *COL11A2*。

正确答案是 c。

COL2A1、*COL11A2* 或 *COL11A2* 变异是 AD 遗传。根据该病例中未受累的亲生父母以及异卵双胞胎的后代显示出 Stickler 综合征的临床表现,AR 遗传看起来更有可能性。而 *COL9A1* 及 *COL9A2*、*COL9A3* 变异都是 AR 遗传。

a) **不正确**。典型的 AD 遗传。

b) **不正确**。典型的 AD 遗传。

c) **正确**。

d) **不正确**。典型的 AD 遗传并且无眼部受累。

14.7.2 病例 2

一名 7 岁的女性患儿至门诊做例行检查。她的裸眼视力为双眼 20/200。睫状肌麻痹验光度数为双眼 − 5.50 + 0.50@90°。眼底检查可见玻璃体"光学空腔"、中周部血管旁色素改变以及多处周边部格子样变性。家族史无特殊。全身检查未发现明显异常,面部及上颚均正常。以下哪个基因最有可能受累？

a）*COL2A1*。   **b**）*COL11A1*。

c）*COL9A1*。   **d**）*COL11A2*。

正确答案是 a。

这个患儿可能患有眼部 Sticker 综合征。*COL2A1* 的外显子 2 基因突变产生的表型主要累及眼部而不累及全身系统，此为其特征，因为该外显子不在非眼部组织中表达。这些患者表现出玻璃体"光学空腔"、血管周围色素改变以及早发的视网膜脱离。

a）**正确**。

b）**不正确**。*COL11A1* 与全身的 AD 遗传 Stickler 综合征有关。

c）**不正确**。*COL9A1* 与全身的 AR 遗传 Stickler 综合征有关。

d）**不正确**。*COL11A2* 与全身的 AD 遗传 Stickler 综合征有关，通常无眼部病变。

14.7.3 病例 3

一名 11 岁的男性儿童患有夜盲症。其眼部检查发现有高度近视（双眼－7.00D 球镜）、玻璃体"光学空腔"、玻璃体纱膜、脉络膜视网膜萎缩，以及单眼轻度皮质楔形白内障。患儿的其他方面均健康。调整过轴向长度的暗视 ERG 显示振幅中度降低，潜伏期延长。以下哪一项是最有可能的诊断？

a）Stickler 综合征。

b）Marshall 综合征。

c）侵蚀性玻璃体视网膜病变。

d）Wagner 综合征。

正确答案是 d。

表现有高度近视、玻璃体"光学空腔"、玻璃体纱膜、脉络膜视网膜萎缩以及白内障,但是系统性异常增加了 Wagner 综合征(*VCAN* 基因突变)的可能性。该病例的特点是暗视 ERG 低于正常。

a) 不正确。虽然很多特征与眼部 Stickler 综合征(exon2,*COL2A1*)重叠,但是 ERG 一般正常,甚至直到晚期,并且玻璃体纱膜不常见。

b) 不正确。这个患儿并没有表现出典型的听力丧失、身材矮小及 Marshall 综合征面容。

c) 可能性较小。虽然侵蚀性玻璃体视网膜病变是一种 Wagner 综合征的等位基因疾病,但是其最特征性的表现——严重周边视网膜异常,并未出现在该病例中。既往病史或进一步随访以及可能的麻醉后检查或许可以帮助鉴别该诊断。

d) 正确。

14.7.4 病例 4

一名被诊断为 Stickler 综合征的 5 岁女性患儿前来复诊,其携带有未累及外显子 2 的杂合 *COL2A1* 突变。她有轻度的感音神经性听力损伤,在婴儿期修复过腭裂和脊椎骨骺发育不全。眼部检查发现有高度近视(双眼 – 10.0D 球镜)、膜状玻璃体改变和近视性视网膜改变。她无法配合视网膜周边部的检查。接下来进行以下哪一项最合适?

a) 麻醉后检查以评估发生视网膜脱离的风险程度。

b) ERG 检查以排除 Wagner 综合征。

c) 观察一段时间是否发生视网膜脱离。

d) 进行预防性巩膜扣带术。

正确答案是 a。

在 I 型 Stickler 综合征中，激光治疗及冷冻疗法已经被证实是视网膜脱离的预防性治疗。虽然报道的文献为回顾性研究，但进行预防性治疗的建议仍被广泛接受。格子样变性可能会增加视网膜脱离的概率，在麻醉下的检查可以寻找周边部格子样变性区域并进行预防性治疗。

a）正确。

b）不正确。 Wagner 综合征不会有系统性异常。

c）不正确。 视网膜脱离很难修复，预防其发生是上策。

d）不正确。 巩膜扣带术不是预防性治疗并且无法定位可能发生视网膜破裂的位置。

推荐阅读

[1] Annunen S，Körkkö J，Czarny M，et al. Splicing mutations of 54 - bp exons in the COL11A1 gene cause Marshall syndrome，but other mutations cause overlapping Marshall/Stickler phenotypes. Am J Hum Genet. 1999;65(4):974 - 983

[2] Go SL，Maugeri A，Mulder JJ，et al. Autosomal dominant rhegmatogenous retinal detachment associated with an Arg453Ter mutation in the COL2A1 gene. Invest Ophthalmol Vis Sci. 2003;44 (9):4035 - 4043

[3] Lee MM，Ritter R，III，Hirose T，et al. Snowflake vitreoretinal degeneration: follow-up of the original family. Ophthalmology. 2003;110(12):2418 - 2426

[4] Nikopoulos K，Schrauwen I，Simon M，et al. Autosomal recessive Stickler syndrome in two families is caused by mutations in the COL9A1 gene. Invest Ophthalmol Vis Sci. 2011;52(7):4774 - 4779

[5] Vu CD，Brown J，Jr，Körkkö J，et al. Posterior chorioretinal atrophy and vitreous phenotype in a family with Stickler syndrome from a

mutation in the COL2A1 gene. Ophthalmology. 2003;110(1):70 - 77

[6] Liu MM, Zack DJ. Alternative splicing and retinal degeneration. Clin Genet. 2013;84(2):142 - 149

[7] Carroll C, Papaioannou D, Rees A, et al. The clinical effectiveness and safety of prophylactic retinal interventions to reduce the risk of retinal detachment and subsequent vision loss in adults and children with Stickler syndrome: a systematic review. Health Technol Assess. 2011;15(16):iii - xiv,1 - 62

（翻译：周瑶）

15 *VCAN* 玻璃体视网膜病变（侵蚀性玻璃体视网膜病变和 **Wagner** 综合征）

摘要

　　VCAN 玻璃体视网膜病变以玻璃体"光学空腔"及赤道部玻璃体视网膜界面的无血管玻璃体条索和纱膜状物为特征。*VCAN* 玻璃体视网膜病变包括了 Wagner 综合征（Wagner syndrome，WS）和侵蚀性玻璃体视网膜病变（erosive vitreoretinopathy，ERVR）。这两者都是具有完全外显率的常染色体显性（AD）遗传病，但表现型多样。近视是一个典型的表现，自轻到重都有。大约 50% 的患者在 40 岁之前就已经做了白内障手术。视网膜脱离常为牵引性或孔源性的。通常无全身系统的异常。

关键词

　　VCAN 基因，玻璃体视网膜疾病，侵蚀性玻璃体视网膜病变，Wagner 综合征，高度近视，视网膜脱离

关键点

- *VCAN* 玻璃体视网膜病变的主要体征为玻璃体"光学空腔"，近视和进行性脉络膜视网膜萎缩，视网膜脱离的风险增加。
- 该病不伴有系统性异常。
- *VCAN* 相关的玻璃体视网膜异常为 AD 遗传，具有完全外显率。

15.1 概述

该病以下列临床表现为特点：裂隙灯下可见特征性地呈现的玻璃体"光学空腔"及赤道部玻璃体视网膜界面的无血管玻璃体束和纱膜状物。*VCAN* 相关的玻璃体视网膜病变包括 WS 和 ERVR。两者均为 AD，具有完全外显率，但是表现型多样。近视是一个典型体征，从轻到重都有。可有早发性白内障，但没有特定的类型。大约 50% 的患者在 40 岁之前即进行了白内障手术。小眼球、卵巢异位以及永存胚胎血管（PFV）很少与 WS 有关。一个显著特征是该病不伴有系统性异常。ERVR 以显著的玻璃体异常、复杂的视网膜脱离、进行性的色素性视网膜病，特别是赤道部周边区域变薄和进行性的侵蚀为特征。最显著的特征是进行性视网膜色素上皮（retinal pigment epithelium，RPE）改变导致视野缩小和视杆-视锥细胞功能障碍。

在 WS 患者中，进行性的脉络膜视网膜萎缩与夜盲有关，可能会发生视网膜脱离。夜盲和视野缩小较视网膜色素变性患者轻。视网膜脱离通常由视网膜前膜收缩，玻璃体条索和遮蔽物引起，因此不是牵引性就是渗出性。据报道，其在患者中的发生率为15%～50% 不等，在 ERVR 患者中更易发生。该病的发生与年龄增长有关，但也可以在年轻人中发生。此外，还发现有视网膜外层和脉络膜变薄以及暗适应异常。

15.2 分子遗传学

VCAN 基因（5q14.3；以前名为 *CSPG2*）编码一种名为 Versican 的大型蛋白多糖。Versican 存在于细胞外基质中，促进细胞外基质的组装并确保其稳定性。在眼部，Versican 主要起到

维持玻璃体结构的作用。其他附加功能包括细胞生长调节和分裂、细胞黏附及迁移。也有文献报道其在血管生成、瘢痕形成以及炎症调节中的作用。*VCAN* 基因编码 4 种不同的 Versican 蛋白亚型:V0、V1、V2 和 V3。*VCAN* 基因是目前唯一已知的变异后可引起 WS 或 ERVR 的基因。WS 和 ERVR 是等位基因的异常,这表明它们都由同一种基因的不同突变引起。

15.3　鉴别诊断

15.3.1　Stickler 综合征(OMIM 108300)

Stickler 综合征是一种与骨骼发育不全和颅面部异常(特别是腭裂)有关的系统性异常。视网膜脱离及近视发生率高(高达50%),但是不同于 *VCAN* 玻璃体视网膜病变,异常的暗适应在Stickler 综合征中未有发现。对于 *COL2A1* 中某些明确的致病基因突变,可以表现为眼部非综合征表型。有些学者将这类表现型归为Ⅱ型 WS。

15.3.2　雪花样玻璃体视网膜变性(OMIM 193230)

雪花样玻璃体视网膜变性表现出了玻璃体异常,但是没有无血管条索和纱膜状物。视网膜异常累及视网膜浅层,而 *VCAN* 玻璃体视网膜病变主要累及外层视网膜及脉络膜。*KCNJ13* 位点上的变异与其发生有关。

15.3.3　常染色体显性遗传玻璃体视网膜脉络膜病变(OMIM 193229)

AD 遗传玻璃体视网膜脉络膜病变是由于 *VMD2* 剪接缺陷引起的罕见疾病,以玻璃体纤维浓缩为特点,而不是玻璃体"光学空腔"。患者具有特征性的界限清楚的周边脉络膜视网膜色素沉着和多种 ERG 检查结果。

15.3.4　Goldmann-Favre 综合征

Goldmann-Favre 综合征由 *NR2E3* 突变引起。患者有夜盲及视野缩窄。进行性玻璃体改变和伴有色素性视网膜变性的脉络膜视网膜萎缩联合黄斑区和中周部的视网膜劈裂，这在 *VCAN* 玻璃体视网膜病变中不常见。

15.3.5　Knobloch 综合征（OMIM 267750）

Knobloch 综合征以高度近视、地图样黄斑萎缩的典型眼底表现和可能发展为脑膨出的枕骨皮肤/颅骨缺陷为特点。其致病突变为 *COL18A1* 突变。

15.3.6　Marshall 综合征（OMIM 154780）

Marshall 综合征与 Stickler 综合征部分重叠，但是其特征为中面部平坦、粗大的颅盖、异常的额窦、浅眼眶及颅内钙化。并且还与听力损失和关节改变有关。该综合征由 *COL11A1* 突变引起。

15.3.7　无脉络膜症

有时候 *VCAN* 玻璃体视网膜病变的脉络膜萎缩会非常严重，与无脉络膜症相似。

15.4　罕见表现

一个 *VCAN* 新剪接位点变异的 WS 家系表现出眼内炎症。球形晶状体、黄斑异位、视神经萎缩以及先天性青光眼很少被文献报道。

15.5 临床检查

15.5.1 ERG 检查

ffERG 检查显示降低,但没有严重降低,可以区分 WS 和 RP。通常 a 波和 b 波降低。暗视及明视反应都受到不同程度的干扰。

15.5.2 OCT 检查

OCT 检查可以用来评估玻璃体视网膜界面和萎缩性视网膜改变。

15.6 基因检测

大部分与 WS 及 ERVR 有关的 *VCAN* 突变位于内含子 7 和 8 的剪接受体或剪接供体。在 WS 表型中 5 点突变最常见。内含子 7 中的 1 个突变(c.4004‑5T>C)在 2 种表型中都有报道。建议首先对此区域进行测序。如果没有发现致病变异,则可对整个编码区及 *VCAN* 侧翼内含子位点进行测序。缺失突变和重复突变未有报道。

15.7 问题

15.7.1 病例 1

一名患有高度近视的 12 岁患儿被转诊来,希望能排除 Stickler 综合征。体格检查未见异常。生物显微镜检查发现,玻璃体异常、赤道部脉络膜视网膜萎缩、玻璃体纱膜状以及玻璃体"光学空腔"。调整轴长后的 ffERG 显示暗反应中度降低。*VCAN* 测序发现内含子 7 突变（c. 4004 - 5T＞C）。以下哪个诊断是正确的？

  a）Knobloch 综合征。　　　　**b）**Stickler 综合征。
  c）ERVR。　　　　　　　　　**d）**单纯病理性高度近视。

正确答案是 C。

不伴有系统性异常的玻璃体及侵蚀样脉络膜视网膜病变，并且伴有 1 个已知的致病突变，可以明确诊断为 ERVR。

a）不正确。Knobloch 综合征患者有特征性黄斑改变而且可能有枕骨头皮和颅盖骨异常。

b）不正确。由于缺乏 Stickler 综合征的典型系统性异常，如腭裂、耳聋、典型外观或小颌畸形，所以该诊断的可能性小。

c）正确。

d）不正确。高度近视不伴有玻璃体异常（虽然随年龄增长会出现玻璃体收缩），不会在 ERG 检查已适当校准眼轴的情况下出现显著的 ERG 降低。

15.7.2　病例 2

一名 20 岁的女性患者出现单眼视网膜脱落。由于患者的哥哥、母亲和外祖父在过去的 10 年里也发生了视网膜脱离，所以玻璃体视网膜外科医生要求其进行眼遗传学咨询。检查未手术眼发现显著的玻璃体异常和赤道部外周变薄的色素性视网膜病变，以及多处脉络膜视网膜萎缩。暗视 ERG 检查可见显著的振幅降低及潜伏期延迟。体格检查未见异常。头部计算机断层扫描（CT）和听力测试正常。以下哪项为最佳诊断？

  a）Stickler 综合征。　　　　**b）**ERVR。
  c）Marshall 综合征。　　　　**d）**Knobloch 综合征。

正确答案是 b。

该谱系符合 AD 遗传模式。描述的临床表现与 ERVR 相匹配。

a）不正确。虽然该谱系提示为 AD 遗传病，并且 Stickler 综合征易发生视网膜脱离，但患者的体格检查正常表明应另有诊断。

b）正确。

c）不正确。听力及神经影像学检查正常可排除该诊断。

d）不正确。不论是临床检查还是神经影像学检查都未发现枕骨缺陷。Knobloch 综合征可能性小。该病的眼底不具有进行性脉络膜视网膜萎缩或色素性视网膜病变的特征。

15.7.3 病例 3

一名 24 岁男性患者有玻璃体异常和复发性视网膜脱离家族史，来到诊室时带来了一份阴性结果的 WS 基因检测报告。报告表明，*VCAN* 基因的所有外显子均已测序。临床检查发现玻璃体"光学空腔"，周边视网膜色素上皮（RPE）异常，体格检查正常，暗视 ERG 轻度降低。以下哪个选项可以解释这些结果？

a）需要深层内含子测序。

b）需要分析缺失突变和重复突变。

c）错过了 1 个外显子位点突变。

d）应对外显子-内含子边界进行测序。

正确答案是 d

大部分解释 WS 或 ERVR 发生的 *VCAN* 突变位于内含子 7 或 8 的剪接受体或剪接供体位点上。因此，首先应对这一区域进行测序。如果未发现致病突变，则可对 *VCAN* 整个编码区和侧翼内含子位点进行测序。

a）不正确。深层内含子突变尚未有报道。

b）**不正确**。缺失突变和重复突变尚未有报道。

c）**不正确**。虽然有可能发生，但是通过认证的实验室已制定程序以降低错过检测出突变的可能性。

d）**正确**。

推荐阅读

［1］Bennett SR, Folk JC, Kimura AE, et al. Autosomal dominant neovascular inflammatory vitreoretinopathy. Ophthalmology. 1990; 97(9):1125 - 1135, discussion 1135 - 1136

［2］Brézin AP, Nedelec B, Barjol A, et al. A new VCAN/versican splice acceptor site mutation in a French Wagner family associated with vascular and inflammatory ocular features. Mol Vis. 2011; 17: 1669 - 1678

［3］Brown DM, Graemiger RA, Hergersberg M, et al. Genetic linkage of Wagner disease and erosive vitreoretinopathy to chromosome 5q13 - 14. Arch Ophthalmol. 1995;113(5):671 - 675

［4］Brown DM, Kimura AE, Weingeist TA, et al. Erosive vitreoretinopathy. A new clinical entity. Ophthalmology. 1994;101 (4):694 - 704

［5］Graemiger RA, Niemeyer G, Schneeberger SA, et al. Wagner vitreoretinal degeneration. Follow-up of the original pedigree. Ophthalmology. 1995;102(12):1830 - 1839

［6］Hejtmancik JF, Jiao X, Li A, et al. Mutations in KCNJ13 cause autosomal-dominant snowflake vitreoretinal degeneration. Am J Hum Genet. 2008;82(1):174 - 180

［7］Keren B, Suzuki OT, Gérard-Blanluet M, et al. CNS malformations in Knobloch syndrome with splice mutation in COL18A1 gene. Am J Med Genet A. 2007;143A(13):1514 - 1518

［8］Kloeckener-Gruissem B, Bartholdi D, Abdou MT, et al. Identification of the genetic defect in the original Wagner syndrome family. Mol

Vis. 2006;12:350 - 355

[9] Kloeckener-Gruissem B, Neidhardt J, Magyar I, et al. Novel VCAN mutations and evidence for unbalanced alternative splicing in the pathogenesis of Wagner syndrome. Eur J Hum Genet. 2013;21(3): 352 - 356

[10] Richards AJ, Martin S, Yates JR, et al. COL2A1 exon 2 mutations: relevance to the Stickler and Wagner syndromes. Br J Ophthalmol. 2000;84(4):364 - 371

[11] Rothschild PR, Brézin AP, Nedelec B, et al. A family with Wagner syndrome with uveitis and a new versican mutation. Mol Vis. 2013; 19:2040 - 2049

[12] Mukhopadhyay A, Nikopoulos K, Maugeri A, et al. Erosive vitreoretinopathy and Wagner disease are caused by intronic mutations in CSPG2/Versican that result in an imbalance of splice variants. Invest Ophthalmol Vis Sci. 2006;47(8):3565 - 3572

[13] Black GC, Perveen R, Wiszniewski W, et al. A novel hereditary developmental vitreoretinopathy with multiple ocular abnormalities localizing to a 5 - cM region of chromosome 5q13 - q14. Ophthalmology. 1999;106(11):2074 - 2081

（翻译：周瑶）

16 色素失禁症

摘要

　　色素失禁症(incontinentia pigmenti，IP)是一种罕见的累及皮肤、眼睛和中枢神经系统的 X 连锁显性遗传病。它主要发生于女性。先证者的诊断基于匹配的临床表现和 *IKBKG* 的杂合突变。牙齿异常是最常见的非皮肤表现。表型通常在出生几个月后出现。外显率高，但表达率是可变的。1/3 的患者存在中枢神经系统异常，包括癫痫、智力障碍和其他罕见畸形。嗜酸性粒细胞增多症可能存在，尤其是在皮肤病的早期阶段。75%的患者有眼部受累，其中 60%～90%有视网膜病变。最常见的是视网膜周边无灌注，可并发视网膜新生血管、出血和(或)渗出。如果周边缺血未得到治疗，视网膜脱离可能会迅速进展。

关键词

　　色素失禁症，*IKBKG*，嗜酸性粒细胞增多症，视网膜缺血，视网膜脱离

关键点

- 该病是影响皮肤、头发、牙齿、指(趾)甲、眼睛和中枢神经系统的 X 连锁显性遗传病。在男性中通常是致命的。
- 眼科检查主要表现为周边视网膜无灌注。
- 大部分患者有 *IKBKG* 基因的突变或缺失。

16.1 概述

IP 是一种罕见的 X 连锁显性遗传病，主要累及皮肤、眼睛和中枢神经系统（图 16.1）。主要见于女性，男性少见，女男之比为 20：1。大多数存活的男性患者表现为 47,XXY 核型的体细胞嵌合体。IP 的发病率约为 0.7/1 000 000 个新生儿。先证者的诊断基于匹配的临床表现和 *IKBKG* 的杂合突变。诊

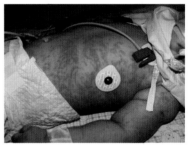

图 16.1　IP 的皮肤表现

涡状的皮肤色素沉着。
（该图片由 Ximena Fajre 医学博士提供）

断标准见表 16.1。确诊 IP 需至少满足 1 个主要标准。当满足主要标准时才看次要标准，仅用于支持诊断。牙齿异常是最常见的非皮肤表现（约 80% 病例；图 16.2 和表 16.1）。

表 16.1　IP 的诊断标准

主要标准	次要标准
1. 红斑，随后出现线性分布[a] 的水泡（出生后前 2 年，1[b] 期）	1. 牙齿异常：牙发育不全、先天性无齿症、小牙
2. 疣状病变，不影响 Blaschko 线，多分布于四肢（出生后前 2 年，2[b] 期）	2. 脱发或"羊毛状"毛发
3. 色素沉着条纹和漩涡，与 Blaschko 线相关，多分布于躯干（直到 16 岁，然后消退，3[b] 期）	3. 指甲异常：崤、凹陷、指甲弯曲
	4. 视网膜周边无灌注
	5. X 连锁遗传
	6. 男性多数流产
4. 苍白的、无毛的、萎缩的线状条纹或斑块（成年，4[b] 期）	7. 乳房发育不全或多乳头

[a]除脸以外。
[b]IP 的皮肤在不同阶段依次发生改变。发病和每个阶段的持续时间因患者而异，并非所有患者都有所有阶段，皮肤异常可以消退至非特异性的小异常。

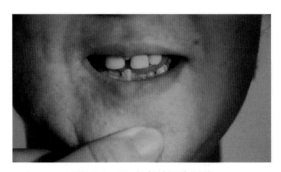

图 16.2　IP 患者的牙齿异常

注意钉状牙和其他牙齿异常，上面的牙齿为牙重建术后的种植体。

　　表型通常在出生几个月后出现。外显率高，但表达率是可变的。对于没有重大系统性或新生儿并发症的女性患者，预期寿命正常。

　　1/3 的 IP 患者存在中枢神经系统异常，包括癫痫、智力障碍和罕见的原发性脑部异常，如胼胝体发育不全、脑室周围白质软化、囊性改变、髓鞘形成延迟、脑室扩张、痉挛性轻瘫、枕部脑膨出或多小脑回。男性患者更易出现神经异常。一般认为中枢神经系统功能障碍与微血管异常造成的缺血有关。神经血管异常在患儿出生后第 1 年最为常见。有证据表明，对有神经系统症状和多发性脑梗的患者，皮质类固醇激素治疗可能有效。

　　嗜酸性粒细胞增多症可能存在，尤其在 IP 的最初阶段。然而，嗜酸性粒细胞增多症通常与任何临床表现均无关联，且常自发消退。嗜酸性粒细胞浸润可能有助于确诊存在临床临界表现的女性 IP 患者。在这些患者中，分子遗传检测未发现突变。

　　75% 的患者有眼部受累，其中 60%～90% 有视网膜病变。最常见的是视网膜周边无灌注（图 16.3），可并发视网膜新生血管、出血和（或）渗出。如果周边缺血未得到治疗，视网膜脱离可能会迅速进展。同一患者眼部可以出现不对称的视网膜病变，并且同一个家族中也可出现不同的视网膜病变。这些差异可以用随机的X染色体失活或表观遗传学因素来解释。一项研究发现,视网膜脱离的长期随访风险约为22%,但研究者没有将治疗过的眼睛与未治疗过的眼睛进行比较。初次检查的视网膜新生血管或缺血性视神经病变是重要的危险因素。大多数牵引性视网膜脱离发生在3岁之前,而大多数孔源性视网膜脱离发生于成人。大多数视网膜撕裂发生在视网膜血管和无血管的边界。后遗症包括视神经萎缩和视网膜色素异常。

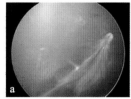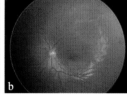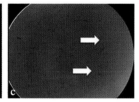

图16.3 IP患者的视网膜

(a)IP患者周边视网膜褶皱(右眼);(b)同一患者左眼正常;(c)血管造影显示周边无灌注,伴陡峭的血管末端。

IP患者需要多学科护理,包括小儿神经科、牙科、发育护理、皮肤科和眼科。所有伴视网膜病变的IP患者在成年后都应密切监测视网膜并发症的进展。如果婴儿期最初的静脉内荧光素血管造影(IVFA)是正常的,那么几乎没有长期的风险。外周视网膜缺血患者可通过激光或冷冻治疗早期消融无灌注的视网膜而获益。视网膜脱离可以迅速进展,因此,特别是在治疗延迟的情况下,频繁的随访对于识别早期视网膜牵拉、新生血管形成和出血至关重要。

16.2 分子遗传学

IKBKG 基因(Xq28)编码核因子 κB 基本调节剂(nuclear

factor-kappa B essential modulator，NEMO）。当突变发生时，它会从内在因素诱导细胞凋亡。据估计，65%的患者有新发突变。最常见的异常是外显子 4～10 的 11.7 kb 缺失。这可见于 60%～80%的女性患者。大约 10% IP 患者的父母携带 2 个 *IKBKG* 良性突变，提示重组是可能的发病机制，产生 11.7 kb 的病理缺失。当 IP 是新发突变的结果时，父系等位基因更易受到影响。外显子 10 突变与女性患者较轻的 IP 表现和较低的流产风险有关。

有 2 种罕见的 *IKBKG* 等位基因紊乱只影响男性，为 X 连锁遗传的少汗型外胚层发育不全和免疫缺陷（hypohidrotic ectodermal dysplasia and immunodeficiency，HED‐ID），以及 HED‐ID 伴有骨硬化病和淋巴水肿。这两种情况主要是由基因错义突变引起。另一种 *IKBKG* 相关的表型是 X 连锁的非典型分枝杆菌病（*AMCBX1*，OMIM 300636）。这是一种免疫缺陷性疾病，且对化脓性细菌和分枝杆菌都敏感。

16.3 鉴别诊断

由于骨骼受累、身体不对称、严重神经系统缺陷、严重脱发，或者是沿 Blaschko 线的色素沉着都是 IP 的不常见表现，因此看到这些表现时均应考虑到其他诊断。伴有外周无灌注的非遗传性疾病包括牵牛花视神经、摇晃婴儿综合征和早产儿视网膜病变（ROP）。虽然镰状细胞病可能导致外周视网膜无灌注，但在出生后前 10 年内发生是非常罕见的。

16.3.1 单纯性疱疹、水痘、大疱性脓疱或大疱性表皮松解

1 期 IP 皮肤改变的鉴别诊断应考虑单纯性疱疹、水痘、大疱性脓疱或大疱性表皮松解。这些传染病与发热或全身炎症有关。病灶的刮片和培养具有诊断价值。轻伤后出现的小泡具有大疱性

表皮松解的特点。除了分子检测,IP 的诊断还基于皮肤活检、电子显微镜或免疫荧光检测。这些疾病没有 IP 中所见的周围视网膜无灌注或牙齿异常,也不具有家族性。

16.3.2　疣或传染性软疣

这些疾病可能与 2 期 IP 的皮肤病灶类似,但与牙齿或眼部表现无关。皮肤活检可能有助于诊断。

16.3.3　脱色性色素失禁症(OMIM 300337)

3 期 IP 可与该疾病鉴别,因为色素沉着的区域在 IP 中是异常的。脱色性色素失禁症通常是由于染色体嵌合引起的。通过皮肤活检和成纤维母细胞核型分析可以发现,它作为一种染色体畸变,是最常见的病因。虽然可能出现双眼病变,但据我们所知,尚无外周视网膜无灌注的报道。

16.3.4　瘢痕、白癜风、脱发

瘢痕、白癜风、脱发可以类似于 4 期 IP 的萎缩性皮肤病变。白癜风通常是一种进行性疾病,但色素沉着的区域是异常的,通常围绕着色素脱失的区域,并且与 IP 非色素沉着区的正常皮肤不同的是,色素脱失的区域相比正常皮肤无明显黑色素。白癜风之前没有 IP 的其他阶段。虽然白癜风可能与周边视网膜浆液性渗出有关,后者可以引起周边视网膜色素脱失带或色素沉着带,但它与周边视网膜无灌注或牙齿异常无关。

16.3.5　Naegeli 综合征(OMIM 161000)

Naegeli 综合征又称为 Naegeli-Franceschetti-Jadassohn 综合征,是一种罕见的 AD 疾病。其特征是大约 2 岁开始出现网状皮肤色素沉着,而之前无炎症期,伴有汗腺功能减退所致的热引起的

不适，以及牙齿异常。男性和女性同样受到影响。手掌和脚掌的多汗症和点状角化症可与 IP 鉴别。与 IP 不同的是，皮肤的表现不进展。*KRT14* 基因的突变是病因。

16.3.6　家族性渗出性玻璃体视网膜病变（OMIM 133780）

该病的特点为周边无灌注的视网膜脉管系统发育不全。临床表现多样，甚至在同一家族中亦如此，从严重的视网膜脱离到轻度的无症状的外周视网膜轻度无灌注。这种疾病可以是常染色体显性（*FZD4*、*LRP5*、*TSPAN12*、*ZNF408*）、常染色体隐性（*LRP5*）或 X 连锁隐性遗传。未发现牙齿、神经或皮肤异常。

16.3.7　面肩肱型肌营养不良症（OMIM 158900）

该病表现为从婴儿期开始到日后生活的无力。一般来说，这种疾病最初累及脸部和肩胛骨。典型的表现是肌肉不对称，不累及眼外肌和呼吸肌。周边视网膜无灌注可能与新生血管和渗出性视网膜脱离有关。部分患者可能有听力损失。这与位于第 4q35 号染色体亚端粒区的 *D4Z4* 重复序列缺失有关。无皮肤或牙齿的表现。

16.3.8　Adams-Oliver 综合征（OMIM 100300）

该综合征又称为先天性皮肤发育不全。这种发育障碍定义为头顶先天性皮肤发育不全和末端横向肢体缺陷。此外，还可见血管异常，如先天性毛细血管扩张性大理石样皮肤、肺动脉高压、门静脉高压和周边视网膜无灌注。*ARHGAP31* 基因（3q13）的杂合突变是病因。

16.3.9　先天性角化不良（OMIM 127550）

先天性角化不良是一种家族性疾病，通常是由编码端粒酶核糖核酸（RNA）成分（*TERC* 基因；3q）的基因杂合突变引起的。临床表现多样,包括骨髓衰竭、肺和肝纤维化、恶性肿瘤倾向、皮肤色素沉着异常、白血病和指(趾)甲营养不良。也可发生视网膜无灌注。Hoyeraal-Hreidarsson 综合征(OMIM 305000)是先天性角化不良的 X 连锁模式。它是由于 DKC1(Xq28)的突变,表现为小脑发育不全和再生障碍性贫血。先天性角化不良也可表现为 Revesz 综合征(OMIM 268130),伴有 Coats 样渗出性视网膜病变和可能的外周无灌注,以及视网膜脱离、脑钙化、共济失调、骨髓衰竭伴全血细胞减少、脱发和发育停滞。Revesz 综合征是由 TINF2 (14q12)突变引起。

16.3.10 Wyburn-Mason 综合征

该综合征又称为 Bonnet-Dechaume-Blanc 综合征。该综合征在大脑和视网膜先天性动静脉畸形的背景下可能存在外周视网膜无灌注或者面部痣。这种多系统综合征可能会影响皮肤、骨骼、肾脏、肌肉和胃肠道。视网膜血管异常可以是单侧的,伴有明显的扩张和迂曲。症状在出生后 20～30 年才开始出现。目前还没有已知的遗传原因。

16.3.11 先天性毛细血管扩张性大理石样皮肤(OMIM 219250)

患者真皮脉管系统表现为永久性花斑状外观,包括毛细血管扩张和浅表溃疡。也可观察到发育迟缓、癫痫、大脑萎缩和脑室周围白质钙化。外周视网膜无灌注可表现为双侧全视网膜脱离,伴有继发性新生血管性青光眼。先天性青光眼或视网膜出血也可见。肺动脉高压也被描述。

16.4 罕见表现

永存胚胎血管(PFV)可能在 IP 中看到,最近的相关报道更多见(高达 14%)。中心凹发育不全或小眼球也被描述。白内障、眼球震颤和斜视的报道是视网膜脱离的继发表现。其他罕见表现包括肺动脉高压。

16.5 临床检查

16.5.1 IVFA

建议早期做 IVFA 以检测视网膜无灌注。IVFA 可以显示血管异常,疾病进展有时不能通过间接检眼镜检查发现。

16.5.2 全面体格检查

完整的体格检查应着重于皮肤、头发、指(趾)甲和神经系统。

16.5.3 脑电图和磁共振成像

脑电图在癫痫患者中是必要的,磁共振成像(MRI)用于所有 IP 患者,以评估中枢神经系统的累及程度。

16.6 基因检测

第 1 个检测可以进行针对性的分析,鉴定常见的 *IKBKG* 11.7kb 缺失(65%~80%的女性)。如果测试结果为阴性,可进行测序和缺失/重复分析(女性分别为 9% 和 4%),也可考虑皮肤活检用于支持诊断,因为很多情况下都有和 IP 相同的表现,伴有细胞的色素失禁(如斑痣)。对分子检测未发现突变的非典型表现女性患者,该检查尤其有价值。活检应显示嗜酸性粒细胞浸润或细胞外黑色素颗粒。在男性患者中,应考虑体细胞嵌合。因此,如果血液检测未提示可解释的染色体畸变,那么应该在患者的皮肤上进行 *IKBKG* 检测。

16.7 问题

16.7.1 病例 1

一名有水疱性病变的女婴,下列哪种迹象应考虑她患 IP 的可能?

a) 发热。

b) 父亲有孤立的视网膜脱离病史。

c) 视网膜周边新生血管形成。

d) 母亲有阴道疱疹病史。

正确答案是 c。

在 IP 的水泡初期,鉴别诊断包括单纯性疱疹、水痘、大疱性脓疱和大疱性表皮松解。视网膜外周新生血管是 IP 的一个标志,在没有其他感染迹象的情况下发生。

a) 不正确。感染性疾病可能与发热或其他全身性体征有关。发热并不是 IP 的体征。

b) 不太可能。存活的男性 IP 患者罕见,通常与全身表现有关,并且可被体细胞嵌合或 47,XXY 核型解释。据我们所知,还未报道过有传递给女儿的病例。这位父亲孤立的视网膜脱离很可能与他女儿的 IP 无关。

c) 正确。

d) 不正确。这更支持该婴儿有单纯性疱疹病毒感染。

16.7.2 病例 2

一名 26 岁的女性来做眼部遗传咨询。她在妊娠 29 周时早产,并接受了正常的 ROP 筛查。她流产了 4 次,其中 2 次是在怀孕的第 4 个月,并且都是男婴。家族史显示她的母亲有 2 次男婴流产史。她的体格检查显示背部的色素沉着，与 Blaschko 线无关，以及牙齿异常。她的视力正常，眼部检查显示双侧视网膜外周血管变直。IVFA 证实周围视网膜无灌注。下列哪项检查最有可能有助于确诊？

a） *NDP* 测序。

b） *IKBKG* 靶向突变分析。

c） *IKBKG* 测序。

d） 不做基因检测，因为该表现是由 ROP 引起的。

正确答案是 b。

多次男婴流产的病史及皮肤和牙齿的特征性表现使得诊断 IP 成为可能。

a）不正确。*NPD* 相关的家族性渗出性玻璃体视网膜病变（FEVR）是 X 连锁隐性遗传，因此与男婴流产无关。它不会出现皮肤或牙齿的改变。

b）正确。

c）不合适。选择的第 1 个测试应该是靶向突变分析，这可识别 65% 病例中的致病缺失。

d）不正确。虽然 ROP 可引起外周视网膜无灌注，但患者有正常的新生儿筛查史，检查时未见分界线。ROP 也没有相关的皮肤或牙齿改变。

16. 7. 3　病例 3

一名 1 个月大的男婴出现节段性红斑，随后出现线性分布的小泡，演变成漩涡状色素沉着。眼底检查可见周边视网膜灌注、血管新生及血管变直。他有发育迟缓、大脑异常和嗜酸性粒细胞增多症。下列哪项基因检测更加合适？

a） *NDP* 测序。

b） *IKBKG* 靶向突变分析。

c） *IKBKG* 测序。

d） 核型。

正确答案是 d。

在男性患者中，IP 通常是致命的。存活可由体细胞嵌合或 47，XXY 核型（Klinefelter 综合征）解释。这个患儿有 IP 所有的临床表现。应进行核型检测，以帮助指导遗传学评估。如果核型显示额外的 X 染色体，那么 *IKBKG* 的研究就可进行。如果是正常的，应考虑体细胞改变，通过皮肤活检进行 *IKBKG* 分析。

a）不合适。 FEVR 与这些全身体征无关。

b）不合适。 推荐核型检测来帮助指导基因特异性检测策略。

c）不合适。 *IKBKG* 测序不能解释男性的存活。如果提示，只能在核型和靶向测序失败后考虑。

d）正确。

16.7.4　病例 4

一名 3 岁的女孩出现了疣状病变，不沿 Blaschko 线，主要分布于四肢。她还有牙齿异常和发育迟缓。下列哪项检测对确诊 IP 最有帮助？

a） 单纯疱疹聚合酶链反应（polymerase chain reaction，PCR）。

b） IVFA。

c） 病灶的刮片和培养。

d） C 反应蛋白。

正确答案是 b。

这个病例的临床表现强烈提示 IP。IVFA 将有助于确诊，并评估需要治疗的可能性以减少视网膜脱离的风险。

a）不正确。新生儿单纯疱疹与牙齿异常和发育迟缓无关。

b）正确。

c）不正确。如果有提示感染的体征，这些检查应被考虑。牙齿异常和发育迟缓的存在表明非传染性过程正在发生。

d）不正确。如果考虑炎性疾病，该检查会更合适。

推荐阅读

[1] Aradhya S, Woffendin H, Jakins T, et al. A recurrent deletion in the ubiquitously expressed NEMO (IKK-gamma) gene accounts for the vast majority of incontinentia pigmenti mutations. Hum Mol Genet. 2001b; 10(19):2171 - 2179

[2] Badgwell AL, Iglesias AD, Emmerich S, et al. The natural history of incontinentia pigmenti as reported by 198 affected individuals. Abstract 38. Nashville, TN: American College of Medical Genetics Annual Meeting; 2007

[3] Chang TT, Behshad R, Brodell RT, et al. A male infant with anhidrotic ectodermal dysplasia/immunodeficiency accompanied by incontinentia pigmenti and a mutation in the NEMO pathway. J Am Acad Dermatol. 2008;58(2):316 - 320

[4] Conte MI, Pescatore A, Paciolla M, et al. Insight into IKBKG/NEMO locus: report of new mutations and complex genomic rearrangements leading to incontinentia pigmenti disease. Hum Mutat. 2014;35(2): 165 - 177

[5] Demirel N, Aydin M, Zenciroglu A, et al. Incontinentia pigmenti with encephalocele in a neonate: a rare association. J Child Neurol. 2009;24(4):495 - 499

[6] Fiorillo L, Sinclair DB, O'Byrne ML, et al. Bilateral cerebrovascular accidents in incontinentia pigmenti. Pediatr Neurol. 2003;29(1):66 - 68

[7] Franco LM, Goldstein J, Prose NS, et al. Incontinentia pigmenti in a boy with XXY mosaicism detected by fluorescence in situ hybridization. J Am Acad Dermatol. 2006;55(1):136 – 138

[8] Fusco F, Paciolla M, Conte MI, et al. Incontinentia pigmenti: report on data from 2000 to 2013. Orphanet J Rare Dis. 2014;9:93

[9] Fusco F, Paciolla M, Pescatore A, et al. Microdeletion/duplication at the Xq28 IP locus causes a de novo IKBKG/NEMO/IKKgamma exon4_10 deletion in families with incontinentia pigmenti. Hum Mutat. 2009;30(9):1284 – 1291.

[10] Hayes IM, Varigos G, Upjohn EJ, et al. Unilateral acheiria and fatal primary pulmonary hypertension in a girl with incontinentia pigmenti. Am J Med Genet A. 2005;135(3):302 – 303

[11] Holmström G, Thorén K. Ocular manifestations of incontinentia pigmenti. Acta Ophthalmol Scand. 2000;78(3):348 – 353

[12] Minic S, Trpinac D, Obradovic M. Incontinentia pigmenti diagnostic criteria update. Clin Genet. 2014;85(6):536 – 542

[13] Tomotaki S, Shibasaki J, Yunoki Y, et al. Effectiveness of corticosteroid therapy for acute neurological symptoms in incontinentia pigmenti. Pediatr Neurol. 2016;56:55 – 58

[14] Chen CJ, Han IC, Goldberg MF. Variable expression of retinopathy in a pedigree of patients with incontinentia pigmenti. Retina. 2015; 35(12):2627 – 2632

[15] Swinney CC, Han DP, Karth PA. Incontinentia pigmenti: a comprehensive review and update. Ophthalmic Surg Lasers Imaging Retina. 2015;46(6):650 – 657

[16] Chen CJ, Han IC, Tian J, et al. Extended follow-up of treated and untreated retinopathy in incontinentia pigmenti: analysis of peripheral vascular changes and incidence of retinal detachment. JAMA Ophthalmol. 2015;133(5):542 – 548

（翻译：吴继红）

17 视网膜色素变性

勒内·莫亚（René Moya）

摘要

　　视网膜色素变性（retinitis pigmentosa，RP）是一组遗传相关性疾病，其特点是夜间视力丧失，随后周边视力进行性丧失，但通常直到疾病晚期仍保留中心视力。特征性临床表现包括最初位于眼底中周边的"骨细胞样"色素沉着、视网膜血管纤细和视盘苍白。其他常见的表现有后囊下白内障（posterior subcapsular cataracts，PSC）和玻璃体前部色素。患者也可能发展为视网膜内囊样间隙或黄斑囊样水肿（cystoid macular edema，CME）、视网膜前神经胶质过多症或过早的玻璃体脱离。它是一种进行性的原发性视网膜退行性变，涉及视杆细胞光感受器死亡，随后视锥细胞光感受器丢失。RP可分为非综合征性和综合征性（与其他累及的器官或组织相关）。

关键词

　　视网膜色素变性，视网膜变性，视网膜营养不良，"骨细胞样"，白内障，黄斑囊样水肿

关键点

- RP 是最常见的视网膜营养不良，是导致不可逆盲的主要原因，患病率为 1/8 000～1/3 000。
- RP 的特点为以夜间视力开始丧失，随后丧失周边视力，这是视力丧失的常见模式。中心视力通常保留数十年。

- RP 是典型的视锥 视杆细胞营养不良，与中周边"骨细胞样"色素沉着、视网膜血管纤细、视神经"蜡样苍白"和后囊下白内障相关。也可观察到视网膜内囊样间隙或黄斑囊样水肿，可能对碳酸酐酶抑制剂治疗有反应。
- RP 的特点是高度的遗传异质性和发病年龄的变异性，与全身表现、预后和遗传方式相关。

17.1　概述

　　RP 是一组遗传相关性疾病，其特点是夜间视力丧失，随后周边视力进行性丧失。特征性临床表现包括最初位于眼底中周边的"骨细胞样"色素沉着、视网膜血管纤细和视盘苍白(图 17.1)。其他常见的表现包括 PSC 和玻璃体前部色素。患者也可能发展为视网膜内囊样间隙或 CME、视网膜前神经胶质过多症或过早的玻璃体脱离。它是一种进行性的原发性视网膜退行性变，涉及视杆细胞光感受器死亡，随后视锥细胞光感受器丢失。

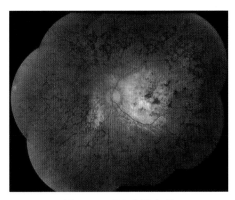

图 17.1　RP 晚期表现

360°"骨细胞样"色素沉着、重度血管纤细、视盘苍白和黄斑萎缩。

RP 的患病率为 $1/8\,000 \sim 1/3\,000$。RP 可分为非综合征性(不累及其他器官或组织)或综合征性(与其他受累的器官或组织相关;见下面的文本框)。RP 综合征的主要形式包括 Usher 综合征和 Bardet-Biedl 综合征(Bardet-Biedl syndrome,BBS)。前者表现为不同程度的感音神经性耳聋,伴或不伴有前庭异常;后者表现为肥胖、多指(趾)畸形、肾脏异常和发育迟缓等特征。

RP 可以是常染色体显性(AD)、常染色体隐性(AR)、X 连锁隐性、X 连锁显性或线粒体遗传。罕见的双基因型也可发生。引起 RP 的基因突变超过 100 个。单纯型 RP 用以描述患者为唯一受累的家族成员,可以是任何一种遗传方式。AD RP 可由 *RDS*/*PRPH2*、视紫红质或其他 21 个目前已被描述的基因突变引起。虽然 AD RP 的症状通常不太严重且发病年龄晚,X 连锁隐性 RP 的症状更为严重且发病年龄更早,但并非总是如此。AR RP 携带者的视网膜电图(ERG)可能出现轻微异常,而 50% X 连锁 RP 的女性携带者可能出现 ERG 异常、色素性视网膜病变和(或)绒毡层反射。

综合征型 RP(OMIM)

- Usher 综合征
- Bardet-Biedl 综合征
- 先天性糖基化障碍(212065)
- 线粒体疾病
  - Kearns-Sayre 综合征(530000)
  - RP-耳聋综合征(500004)
  - 神经病变、共济失调和 RP(NARP;551500)
  - Leigh 综合征(256000)
- 线粒体肌病、脑病、乳酸酸中毒和卒中样发作(MELAS;540000)
- 过氧化物酶体异常
- Rhyns 综合征(602152)

- 无 β 脂蛋白血症（Bassen-Kornzweig 病；200100）
- 共济失调伴维生素 E 缺乏症（277460）
- 短肋胸廓发育不全，伴或不伴有多指（趾）畸形（266920；包括 Ellis-van Creveld 综合征、Jeune 综合征、窒息性胸萎缩症短肋 多指（趾）综合征、Mainzer-Saldino 综合征）
- Senior-Løken 综合征（266900）
- 骨骺发育不全、小头畸形和眼球震颤（Lowry-Wood 综合征；226960）
- 多发性神经病变、听力丧失、共济失调、RP 和白内障（PHARC；612674）
- 后索性共济失调伴 RP（609033）
- 神经元蜡样脂褐质沉积症
- Joubert 综合征（213300）
- Oregon 眼病

视力丧失可能是由于白内障、CME 或视网膜内囊样间隙，也可能是由于视网膜退行性变的自然病程而最后累及中央黄斑。大约仅 1/1 000 的患者会进展至无光感。15%～50% 的 RP 患者中可见 CME 或视网膜内囊样间隙，通过静脉内荧光素血管造影（IVFA）可区分，但局部治疗和（或）碳酸酐酶抑制剂可能对两者都有效。*NR2E3*、*XLRS*、*CRB1*、*GPR98*、*MAK*、*CNGB1* 等突变引起的 RP 中，已报道无渗漏的视网膜内囊样间隙，这些将很可能会被描述。

RP 的支持性治疗可包括维生素 A 棕榈酸酯（每天 15 000 IU），可能最适合用于某些基因型，但这种相关性尚待阐明，因而应用该治疗目前仍有争议。它不应用于儿童、孕妇或未避孕的育龄妇女，也不应用于 *ABCA4* 突变引起的 RP。应避免高剂量的维生素 E。增加二十二碳六烯酸和叶黄素-玉米黄质的摄入量，特别是通过食用富含脂肪的鱼类，以及配戴阻挡紫外线 A（ultraviolet

A，UVA)和紫外线 B(ultraviolet B，UVB)的太阳镜,可能会减缓疾病进展。虽然做白内障手术可能有用,但 RP 患者术后的 CME 发生率更高,这可能是不可逆的,并且会损害视力。在视野严重受限的患者中,即使是小的 PSC 也会对视力产生很大的影响。其他治疗,如玻璃体腔内注射曲安奈德、血管内皮生长因子(VEGF)抑制剂及高压氧、针灸、光剥夺等均缺乏疗效证据。美国食品和药物管理局(The Food and Drug Administration，FDA)批准了针对 25 岁以上晚期 RP 患者的第 1 个视网膜植入物——Argus Ⅱ视网膜假体系统。应用神经营养因子、干细胞和基因疗法的临床试验正在进行。还应鼓励患者寻求低视力服务、职业咨询和运动训练。

17.2 分子遗传学

已发现超过 55 个基因与 RP 有相关性,并且超过 3 000 个基因突变已被描述,但仍有许多基因位点尚未被发现,显然 RP 是一种基因异质性疾病。已知 23 个基因突变可导致 AD RP,36 个基因突变可导致 AR RP,2 个基因突变可导致 X 连锁 RP。虽然不同地区的比例不同,但大约 40%的 RP 是散发性的(单纯型 RP),没有累及其他家族成员。在这些病例中,1%～2%是 X 连锁遗传,10%～15%是 AD,其余为 AR。在血缘关系较为普遍的地区,AR 的遗传模式可更高(高达 40%)。双基因型 RP 罕见(如 *ROM1* 和 *PRPH2* 同时杂合突变)。

最常见的 AD RP 相关基因包括 *RHO*(占 30%)、*PRPF31*(占 10%)、*PRPH2*(占 10%)和 *RP1*(占 4%)。其他基因在特定人群中可能频繁出现(如日本人群中的 *GUCA1B* 或 *FSCN2*)。已报道超过 100 种 *RHO* 的致病突变。在 *RP1* 的已知突变中,c.2029C>T 和 c.2285_2289delTAAAT 大约各占一半。

在 AR RP 患者中,人群对特定基因估计比例的影响尤为明显。例如,欧洲家族中常见 *USH2A*(占 15%)、*ABCA4*(占 5%)、*PDE6A*(占 5%)或 *PDE6B*(占 5%),而西班牙裔美国人中 *CRB1*、*EYS* 等其他基因更为常见。

X 连锁 RP 主要是由 2 个基因引起。*RPGR*(又称 *RP3*)与 70%~90% 的病例相关,*RP2* 占 10%~20%。在 *RPGR* 患者中,对外显子 *ORF15* 的识别增加了突变检出率。*RPGR* 基因有 23 个外显子,包括选择性剪接外显子 9a、*ORF15*、15a 和 15b。大多数致病突变位于 *ORF15*,主要存在于视网膜转录本中。

线粒体 DNA 突变的患者可以是孤立的 RP。更常见的情况是,患者或其家庭成员可以出现其他表现,如神经系统异常或肌病。

17.3 鉴别诊断

17.3.1 无脉络膜症(OMIM 303100)

这种 X 连锁隐性遗传病可通过早期眼底表现来鉴别。主要的表现为原发性脉络膜缺失,且伴继发性 RP。它由 *CHM* 突变引起。晚期无脉络膜症和晚期 RP 在一定程度上难以区分。患者的症状也与 RP 相似。

17.3.2 回旋状萎缩(OMIM 258870)

这是一种由 *OAT* 突变引起的 AR 疾病。它的特征是视网膜色素上皮(retinal pigment epithelium,RPE)和脉络膜的扇形缺损,该缺损始于周边并向黄斑进展。患者血浆中的鸟氨酸浓度升高是因缺乏鸟氨酸酮酸转氨酶所致。

17.3.3 视锥-视杆细胞营养不良

该病的特点为中心视力丧失、畏光和色觉异常。在疾病晚期，视杆系统开始受累，出现周边视力丧失和暗适应障碍。

17.3.4 Leber 先天性黑矇

这是一种先天性视网膜营养不良，常在出生后第 1 年即被诊断。大多数遗传模式为 AR，虽然有多种表型，但视网膜表现可能难以与典型 RP 区分。

17.3.5 Bietti 结晶样角膜视网膜变性（OMIM 210370）

这是一种 AR 视网膜营养不良，它的特点是视力下降、夜盲和旁中心暗点，通常在出生后第 20～40 年发病。有些患者可能有畏光。视野丢失和视觉损害进展至出生后第 50 年。患者视网膜后极出现黄白色结晶，与 RPE 萎缩、色素沉着和脉络膜硬化相关。许多患者在角巩膜缘也有结晶。ffERG 检查可受到影响，不论是视杆-视锥型还是视锥-视杆型。该病由 *CYP4V2*（4q35）突变引起。

17.3.6 静脉旁视网膜脉络膜萎缩（OMIM 172870）

这是一种缓慢进展的疾病，其特征是沿静脉旁分布的"骨细胞样"色素沉着。患者通常可以多年无症状。

17.3.7 中心周围视网膜色素变性

该病临床特征与 RP 相似，但其色素改变局限于中周边，在黄斑周围呈环形分布。许多患者症状较轻，50 岁以后仍能保持满意的视力。遗传方式为 AD，尽管有散发病例报道。几种不同基因的突变可能是病因。

17.3.8 "熊掌样"色素沉着

这种良性的视网膜病变是由肥大的 RPE 引起的视网膜上不规则的斑块,类似熊的脚印(熊掌)。它们常出现于视网膜的一个象限。该病无症状。

17.3.9 癌症相关视网膜病变/黑色素瘤相关视网膜病变/自身免疫性视网膜病变

这是一组疾病谱,其特征是在全身性疾病的背景下,引发抗视网膜抗原免疫反应,产生抗体与视网膜蛋白发生交叉反应,从而导致弥漫性视网膜退行性变。患者通常表现为严重的急性或亚急性的视力丧失,往往为双侧,但可表现为先后和不对称发病。诊断包括检测抗视网膜抗体,以及同时存在的视网膜病变的临床和电生理证据。虽然视杆细胞通常是主要的受累细胞,但视锥细胞为主的视网膜损伤也可发生。抗恢复蛋白抗体是最常见的与癌症相关视网膜病变(cancer-associated retinopathy,CAR)相关联的抗体。其他抗体包括抗碳酸酐酶、抗转导蛋白 B、抗 α 烯醇酶、抗TULP1、抗 HSC 70 和抗抑制蛋白。

17.3.10 代谢性疾病

代谢性疾病,如 α 甘露糖苷贮积症或某些黏多糖贮积症,可表现为类似 RP 的视网膜退行性变。在进行性发育迟缓、运动障碍、肝大、脾大、听力丧失、反复呼吸道感染、面部畸形和骨骼异常的病例中必须考虑这些疾病。

17.3.11 假性视网膜色素变性

这些疾病可出现与 RP 非常相似的色素性视网膜病变,但没有遗传因素。它们通常不是进行性的,且没有 RP 的症状。例如弥漫性单侧亚急性视神经视网膜炎（diffuse unilateral subacute neuroretinitis，DUSN）、急性区域性隐匿性外层视网膜病变（acute zonal occult outer retinopathy，AZOOR）、多灶性脉络膜炎、全葡萄膜炎、梅毒、弓形体病、先天性风疹、吩噻嗪/甲硫哒嗪中毒、去铁胺、既往眼外伤、既往视网膜血管阻塞、慢性视网膜脱离，以及癌症/黑色素瘤/自身免疫相关性视网膜病变。

17.4 罕见表现

17.4.1 单侧视网膜色素变性

仅单眼出现 RP 的典型改变，而对侧眼在随访 5 年后仍没有临床或电生理表现即可诊断。

17.4.2 无色素性视网膜色素变性

该术语指视网膜有典型的视网膜血管纤细、视神经苍白和其他 RP 的特征，但没有"骨细胞样"色素沉着。异常的 ERG 表现与视杆-视锥细胞营养不良相一致，光学相干断层成像（OCT）等其他检查也存在 RP 的典型表现。有人认为这一术语用词不当，对这些患者应根据他们的基因型更准确地分类，或者命名为非特异性的视网膜营养不良。

17.4.3 渗出性血管病变（Coats 病）

毛细血管扩张、视网膜脂质沉着和浆液性视网膜脱离与 *CRB1* 基因的突变引起的 AR RP 相关。

17.4.4 白点（白点状视网膜变性）

白点状视网膜变性在 RPE 水平上可见白点。这一表现与白点状眼底（一种斑点状视网膜疾病）的区别是有进行性的视野丢失、色素改变和视网膜血管纤细。这些改变在白点状眼底中不出现。

17.4.5 视盘玻璃膜疣

该病的表现与弓形视野丢失相关。

17.4.6 血管旁型

这是伴 *CRB1* 的色素性静脉旁脉络膜视网膜萎缩的一种类型。

17.4.7 象限性视网膜色素变性

该术语指仅视网膜的一个象限或一半发生改变。其中一些患者会随着时间的推移而发展为弥漫性疾病。尽管 ffERG 可检测到异常,但这种情况的患者最初不会出现夜盲等症状。由于象限性 RP 通常没有症状,其患病率可能被低估。*RHO* 突变(c.68C>A)是该病最常见的原因。

17.5 临床检查

17.5.1 光学相干断层成像

在 RP 中,OCT 显示中心凹周边的光感受器丢失,而中心凹下的光感受器可保留至疾病晚期。可能出现表面神经胶质过多症,最终视网膜变薄、中心凹轮廓变平,以及正常视网膜层间结构丢失。在 OCT 中难以区分视网膜内囊样间隙和 CME。其他发现可能包括各视网膜层高反射点和感光细胞层的碎片。也可见外层视网膜管状结构。管状结构对应于退化的光感受器,表现为圆形的低反射空间,具有大小不一的高反射边界。形态上可以是单直管、分支管或复杂的空腔,常覆盖在 RPE 改变或视网膜下纤维化的区域。随着时间的推移，这些病变通常会保持稳定。这些改变常见于累及视网膜外层和 RPE 的晚期疾病中，如 RP。

17.5.2 全视野视网膜电图

视杆细胞通常比视锥细胞受累更早、更严重，但最终 ERG 检查对所有刺激都呈现等电性。

17.5.3 多焦视网膜电图

该检查会记录晚期患者的残余黄斑功能，甚至可用于随访 ffERG 为熄灭型的患者。

17.5.4 Goldmann 视野

该检查在不同的疾病阶段会出现不同的改变，包括进行性的周边视野同心圆样丢失。视野丢失通常先出现，随后进展为弓形暗点、可能残留颞侧视岛，或者为完全性/不完全性的环形暗点。在疾病的最后阶段，视野可能仅残留一小部分的中心视力。建议该项检查用于随访视功能或者诊断残疾/法定盲。在白内障患者中，它也有助于确定白内障对残余中心视野的影响。

17.5.5 眼底自发荧光

随着疾病的发展，该检查会发现越来越多的斑片状低荧光，这是由于视网膜色素沉着遮挡引起的。黄斑区高自发荧光环代表从相对完好到正常视网膜的一个过渡区域。一些基因突变与双高自发荧光环有关。

17.6 基因检测

在多个检测中心二代测序试剂盒可同时检测多个基因，这些基因在突变时可导致 RP,包括引起散发性 RP 或综合征的基因(如 *USH2A*)。在某些情况下,表型可能提示某种特定的基因,则该基因的检测可降低成本,例如,*CRB1* 相关 RP 的血管旁保留或渗出性血管病变。如果目标基因组测序为阴性,那么可进行外显子测序,尤其是对于综合征患者而言。

17.7 其他资源

防盲组织网址:http://www.blindness.org/。

17.8 问题

17.8.1 病例 1

一名 45 岁的 RP 女性患者,由于 *MAK* 基因纯合突变,有双眼中心视力进行性下降 3 年的病史。她有夜盲和周边视力下降,是唯一一个受影响的家族成员,其他成员表型正常。最佳矫正视力为右眼 20/80,左眼 20/100。眼前节检查显示轻微的偏心 PSC。眼底检查显示 RP 的典型改变包括视网膜血管纤细、中周边"骨细胞样"色素沉着和视神经蜡样苍白。中心凹反光减弱。OCT 显示双眼黄斑囊状间隙,但保留中心凹下的光感受器。视野检查提示双眼视野显著缩小(15 度)。IVFA 检查未提示黄斑囊样间隙有任何渗漏。下列哪项能更好地解释该患者视力下降的原因?

a) 视网膜内囊样间隙。　　b) RP 自然病程。

c) 后囊下白内障。　　d) 其他疾病。

正确答案是 a。
视网膜内囊样间隙(无泄漏的 CME)是 RP 的一种表现,尤其见于特定基因突变时。通过局部使用和(或)口服碳酸酐酶抑制剂可能改善视力。

a）**正确**。

b）**不正确**。虽然不能完全排除是自然进展的一部分,但 OCT 检查显示中心凹下光感受器保留,这个区域仍是 15 度,并且另一种解释是视网膜营养不良的自然进展并不是该患者视力下降的原因。

c）**不正确**。虽然小的 PSC 可能是导致视力下降的原因,特别是对于视野非常狭窄的 RP 患者,对视觉影响显著的 PSC 应该位于视轴上。

d）**不正确**。由于所有表现均和临床所见一致,所以目前没有必要考虑另一项诊断。

17.8.2 病例 2

一名 35 岁女性在常规验光中发现左眼视网膜异常。她完全没有症状。眼部病史显示她在十几岁时曾受到彩弹的钝性创伤。当时她被告知"一切正常",而且没有看眼科医生。她的双眼视力为 20/20。检眼镜检查显示右眼正常,左眼可见视网膜色素上皮呈弥漫性颗粒状改变,伴有颞上、下象限"骨细胞样"色素沉着。Humphrey 视野检查显示左眼周边鼻侧视野缩小。ffERG 检查结果正常。黄斑眼底自发荧光(FAF)不显著,但显示受累视网膜荧光减弱。最可能的诊断是什么?

a）RP。　　　　　　　　**b**）X 连锁 RP 携带者。

c）象限性 RP。　　　　　**d**）由于外伤引起的假性 RP。

正确答案是 d。

该病例最可能的诊断是假性 RP。患者无症状,并且有正常的 ERG、局灶性改变,以及没有退行性变的证据。

a）**不正确**。虽然真正的单眼 RP 很少见,但正常的 ffERG 可排除该诊断。当检查中发现明显的眼部症状时,RP 的 ERG 总是异常的。

b）不正确。大多数 X 连锁 RP 携带者有双眼弥漫性改变。在多数情况下，明确的携带者可以通过 ERG 或毯样反光来识别。

c）不合适。虽然这一诊断与患者的病史和临床表现相一致，但 ffERG 检查应该是异常的。既往眼部外伤也使这种可能性降低。许多象限性 RP 的患者可以无症状，但一些患者可能会进展为更弥漫的病变。

d）正确。

17.8.3　病例3

一名 10 岁的男性患儿被他的父母带来进行评估，因为近期他的 2 个舅舅（20 多岁）被确诊为 RP。他的母亲没有症状，尽管检查发现她有毯样反光和中周边视网膜散在细小的一些色素沉着。她说她儿子的夜间视力有问题，与其他孩子相比似乎更容易撞到东西。患儿的 ERG 检查显示视杆反应较视锥反应显著下降。OCT 和 FAF 检查也显示 RP 的典型异常。分子分析显示为先前报道过的 *RPGR* 基因的错义突变 G576C，这与 X 连锁 RP 的诊断一致。患儿弟弟患病的概率是多少？

a）25%。　　　　　　　　**b）**8%。

c）50%。　　　　　　　　**d）**100%。

正确答案是 c。

母亲是明确的携带者。她也有和携带者相符的一些眼底改变，这是由于正常 X 染色体失活所致。她年幼的儿子有 50% 的概率受到影响。

17.8.4　病例4

一名 22 岁女性被确诊为 RP，是由于 *ABCA4*（c.1622T＞C）

纯合突变引起。下列哪种干预应避免?

a）增加食用鱼类。

b）补充维生素 A。

c）补充二十二碳六烯酸与叶黄素-玉米黄质。

d）使用阻挡紫外线的太阳镜。

正确答案是 b。

ABCA4 突变患者应避免服用维生素 A,因为它可能导致脂褐素贮积。此外,由于有使胎儿致畸的风险,这种治疗对于育龄妇女是相对禁忌的。

a）**不正确**。摄入鱼类并不是禁忌证,有证据表明这可能延缓 RP 的进程。

b）**正确**。

c）**不正确**。虽然这些补充品的益处是有争议且不明确的,但它们在 RP 中并非是禁忌的。

d）**不正确**。推荐使用防紫外线太阳镜,用于延缓疾病进展。

推荐阅读

［1］Daiger SP，Bowne SJ，Sullivan LS. Perspective on genes and mutations causing retinitis pigmentosa. Arch Ophthalmol. 2007；125（2）：151-158

［2］Haim M. Epidemiology of retinitis pigmentosa in Denmark. Acta Ophthalmol Scand Suppl. 2002；233（233）：1-34

［3］US Food and Drug Administration. FDA approves first retinal implant for adults with rare genetic eye disease. FDA，February 14，2013

［4］RetNet：Retinal Information Network. 2013. Available from：http://www.sph.uth.tmc.edu/Retnet/. Accessed March 2013

［5］HGMD. Human Gene Mutation Database（Biobase Biological

Databases）；2013

［6］Branham K，Othman M，Brumm M，et al. Mutations in RPGR and RP2 account for 15% of males with simplex retinal degenerative disease. Invest Ophthalmol Vis Sci. 2012；53(13)：8232‑8237

［7］Sohocki MM，Daiger SP，Bowne SJ，et al. Prevalence of mutations causing retinitis pigmentosa and other inherited retinopathies. Hum Mutat. 2001；17(1)：42‑51

［8］Noble KG. Hereditary pigmented paravenous chorioretinal atrophy. Am J Ophthalmol. 1989；108(4)：365‑369

［9］Buettner H. Congenital hypertrophy of the retinal pigment epithelium. Am J Ophthalmol. 1975；79(2)：177‑189

［10］Carr RE，Siegel IM. Unilateral retinitis pigmentosa. Arch Ophthalmol. 1973；90(1)：21‑26

［11］den Hollander AI，Heckenlively JR，van den Born LI，et al. Leber congenital amaurosis and retinitis pigmentosa with Coats-like exudative vasculopathy are associated with mutations in the crumbs homologue1 (CRB1) gene. Am J Hum Genet. 2001；69(1)：198‑203

［12］Kim YJ，Joe SG，Lee DH，et al. Correlations between spectral-domain OCT measurements and visual acuity in cystoid macular edema associated with retinitis pigmentosa. Invest Ophthalmol Vis Sci. 2013；54(2)：1303‑1309

［13］Lenassi E，Troeger E，Wilke R，et al. Correlation between macular morphology and sensitivity in patients with retinitis pigmentosa and hyperautofluorescent ring. Invest Ophthalmol Vis Sci. 2012；53(1)：47‑52

［14］Tucker T，Marra M，Friedman JM. Massively parallel sequencing：the next big thing in genetic medicine. Am J Hum Genet. 2009；85(2)：142‑154

（翻译：吴继红）

18　Usher 综合征

摘要

　　Usher 综合征是一种常染色体隐性(AR)遗传病,包括感音神经性耳聋和视网膜色素变性(RP)。它是人类耳聋-失明最常见的原因。通常完全外显。尽管儿童听力损失可通过新生儿听力筛查或后期听力评估来检测,但大多是由于语言迟缓或异常发现的。Usher 综合征往往在听力损失后 5～10 年才被诊断,这取决于视力受损的发病时间。根据前庭受累、RP 发病年龄和疾病进展的速度,Usher 综合征可分为 3 种亚型。许多基因都与该病有关。

关键词

　　Usher 综合征,视网膜色素变性,听力损失,Usher 综合征 I 型,Usher 综合征 II 型,Usher 综合征 III 型

> **关键点**
>
> - Usher 综合征是一种 AR 遗传病,其特点为感音神经性耳聋和 RP。
> - 根据前庭受累、RP 发病年龄和疾病进展的速度,Usher 综合征可分为 3 种亚型。

18.1　概述

Usher 综合征是一种 AR 遗传病，包括感音神经性耳聋和 RP。它是人类耳聋-失明最常见的原因。Usher 综合征发病率为 (1～6)/100 000。在所有儿童耳聋中占 6%，在所有耳聋-失明患者中约占 50%。通常完全外显。尽管儿童听力损失可通过新生儿听力筛查或后期听力评估来检测，但大多是由于语言迟缓或异常发现的。Usher 综合征往往在听力损失后 5～10 年才被诊断，这取决于视力受损的发病时间。

根据前庭受累、RP 发病年龄和疾病进展的速度，Usher 综合征可分为 3 种亚型。当患者出现先天性重度双侧感音神经性耳聋、重度前庭异常（在临床表现上可能不显著）和早发型 RP（通常进展缓慢）时应怀疑为 Usher 综合征 I 型（USH1）。患者会出现语言异常。前庭反射消失是 USH1 的一个典型特征。因此，患儿通常比正常同龄儿童走路晚。年长的患儿可能会有平衡问题。其他体格检查通常正常。

Usher 综合征 II 型（USH2）的特点是主要累及高频的先天性双侧感音神经性耳聋、具有正常的前庭功能和青少年到成人发病的 RP。最常见的 Usher 综合征亚型是 2 型，并且在这些病例中 *USH2A* 基因占 75%～80%。Usher 综合征 III 型（USH3）的特点是学语后进行性感音神经性耳聋、迟发型 RP，以及前庭功能不同程度受损。在 II 型和 III 型中，RP 的进展更明显，可能是因为迟发。

USH1 和 USH2 的蛋白质是由支架蛋白甲丙氨酯、贝壳基质蛋白，以及包含锚蛋白重复序列和 SAM 域（SAM domain，SANS）的支架蛋白构建成的蛋白质网络。USH 蛋白质网络具有细胞骨架功能，在毛细胞和光感受器的运输过程和纤毛传递中发挥作用。USH 不仅与其他纤毛疾病有分子联系，包括非综合征内耳缺陷和孤立的视网膜营养不良，而且与肾脏疾病及综合征［如 Bardet-Biedl 综合征（BBS）］也有分子联系。

18.2 分子遗传学

可引起 Usher 综合征的基因突变见表 18.1。

表 18.1 Usher 综合征相关基因突变

Usher 综合征	基因（位点）
USH1 亚型（所占比列）	
USH1B（达 60%）	*MYO7A*（11q13.5）[a]
USH1C（达 15%）	*USH1C*（11p15.1）[b]
USH1D（达 20%）	*CDH23*（10q22.1）[c]
USH1F（达 10%）	*PCDH15*（10q21.1）[d]
USH1G（达 5%）	*USH1G*（17q25.1）
USH1J（未知）	*CIB2*（15q25.1）[e]
USH2 亚型（所占比例）	
USH2A（达 75%）	*USH2A*（1q41）
USH2C（达 20%）	*ADGRV1*（5q14.3）
USH2D（达 10%）	*DFNB31*（9q32）
USH3 亚型（所占比例）	
USH3A（未知）	*CLRN1*（3q25.1）
USH3B（未知）	*HARS*（5q31.3）

[a] 突变也可引起 AD 非综合征性耳聋（DFNA11），通过显性的负面影响。

[b] 包含 *USH1C* 的 A del（11）（p14－15）与高胰岛素血症、肠下垂和耳聋相关。突变可以引起常染色体隐性（AR）的非综合征性听力损失（DFNB18）。

[c] 错义突变可引起 AR 非综合征性听力损失（DFNB12），该基因也可引起双基因隐性 Usher 综合征伴 *PCDH15*。

[d] 1/3 的患者有缺失或重复，错义突变可引起非综合征性听力损失（DFNB23）。

[e] 突变可引起 AR 非综合征性听力损失（DFNB48）。

尽管引起 Usher 综合征的基因突变携带者没有症状，但他们的听力图可能略低于正常。

18.3　鉴别诊断

18.3.1　散发性视网膜色素变性

Usher 综合征与 RP 的主要区别在于存在听力损失。老年患者可能有与年龄相关的听力损失，这与他们的 RP 无关。

18.3.2　耳聋、肌张力障碍和视神经病变综合征（OMIM 304700）

这些患者有学语前或学语后感音神经性耳聋，在 10 多岁时肌张力障碍或共济失调进展缓慢，大约 20 岁时视神经开始萎缩，视力缓慢下降。此外，患者在 40 多岁时会发展为痴呆症。精神变化也可见于出生后的前 20 年。*TIMM8A* 突变引起肌张力障碍和视神经病变综合征（dystonia and optic neuropathy syndrome，DDON），为 X 连锁隐性遗传。

18.3.3　先天性风疹

先天性风疹的典型三联征包括眼部异常、心脏病、听力损失或耳聋。先天性风疹会引起色素性视网膜病变，但没有 RP 中见到的"骨细胞样"沉着或进行性改变。先天性白内障和青光眼可见于先天性风疹，而不是 Usher 综合征。

18.3.4　Alström 综合征（OMIM 203800）

这是一种 AR 疾病，其特点是进行性视锥-视杆细胞营养不良，导致失明，同时伴有感音神经性听力损失、高胰岛素血症相关的儿童肥胖和 2 型糖尿病。大约 70% 的患者在婴儿期或青春期可出现扩张型心肌病，其他表现包括肾、肺、肝和泌尿系统功能障碍。系统性纤维化随年龄进展。它由 *ALMS1* 突变引起。虽然视网膜病变晚期与 RP 难以区分，但患者在幼年时存在高频小幅度眼球震颤和畏光，其临床表现可能更容易与全色盲或视锥细胞营养不良混淆。

18.3.5　Bardet-Biedl 综合征

BBS 与 USH 的主要区别在于全身表现，包括肥胖、肾衰竭、多指（趾）畸形、行为障碍和性腺功能减退。

18.3.6　PHARC（OMIM 612674）

这是一种 AR 疾病，其特点为多发性神经病变（polyneuropathy）、听力损失（hearing loss）、共济失调（ataxia）、视网膜色素变性（retinitis pigmentosa）和白内障（cataract）（首字母缩写为 PHARC）。它由 *ABHD12* 基因突变引起。

18.3.7　线粒体病

线粒体突变患者可以是散发性 RP，或者更常见的是其他伴随表现，如耳聋、早发型糖尿病、神经异常或肌病等。

18.3.8　CAPOS（OMIM 601338）

该综合征包括小脑共济失调（cerebella ataxia）、反射消失（areflexia）、高足弓（pes cavus）、视神经萎缩（optic atrophy）和感音神经性听力丧失（sensorineural hearing loss）（首字母缩写为 CAPOS）。它由 *ATP1A3* 基因的杂合突变引起。

18.3.9　非综合征性听力损失

对非综合征性听力损失患者必须密切监测 RP 的进展，这将导致 USH 的诊断。对散发性听力损失相关的基因进行目标基因组测序可能减轻患者对 RP 发展可能的担忧。由于 RP（发病率 1/8 000～1/3 000）和非综合征性听力损失（发病率 1/1 000）是较常见的情况，所以还应考虑这两种情况并存的可能性。

18.4　罕见表现

Usher 综合征患者被描述有视网膜内囊样间隙，这更常见于 USH2 中。双侧 Coats 样渗出性视网膜病变也被描述过，但很少见。

18.5　临床检查

对于怀疑患有 USH 的人，应进行听力和前庭功能检查。对于有语言障碍或迟缓的儿童，尤其是存在 RP 的情况下，建议进行正式的听力检查（参见前文提到的 RP 推荐检查）。

18.6　基因检测

多基因目标基因组测序是有价值的。某些种族可能有更高的特定基因参与发病率，例如，在德系犹太人中的 *USH1F*，以及在阿卡迪亚人的祖先中的 *USH1C* 和 *USH2A*。

大量 USH2 型患者在 *USH2A* 中只有 1 个杂合致病突变，或者其他 *Usher* 基因中没有令人信服的致病突变。在 *USH2A* 患者中筛查重复、缺失和内含子突变可发现高达 35% 的二次突变。也应该考虑一种常见的致病性深部内含子突变 *USH2A*：c. 7595 - 2144A＞G。

18.7 其他资源

www.usher-syndrome.org.

18.7.1 病例 1

一名 16 岁女性在过去的 1 年中出现进行性夜盲和视力丧失。在过去的几个月中,她一直在检查听力损失和前庭功能障碍情况。她的语言功能正常。体格检查时她的步态不稳。最佳矫正视力是每只眼睛 20/40。裂隙灯检查正常,眼底镜检查显示双眼中周边"骨细胞样"色素沉着伴血管纤细、视盘苍白。全视野视网膜电图(ffERG)提示视杆细胞和视锥细胞功能严重改变。下列哪项是最有可能的诊断?

    a)USH1。   **b**)USH2。

    c)USH3。   **d**)风疹。

    正确答案是 c。

基于患者有迟发型 RP、前庭功能改变和症状进展,USH3 是最有可能的诊断。

    a)**不正确**。患者无早期发病史,听力障碍不严重或不是学语前听力障碍。

    b)**不正确**。前庭功能障碍不存在于 USH2 患者中。

    c)**正确**。

    d)**不太可能**。先天性风疹的典型三联征包括先天性眼部异常、心脏病、听力损失或耳聋,通常伴有发育迟缓。

18.7.2 病例 2

一名 5 岁的男孩因为听力损失相关的视网膜退行性变和正常

的前庭功能,之前被诊断为 USH2。病史显示有 2 型糖尿病和扩张型心肌病。体格检查显示肥胖。他没有多指(趾)畸形。他还有高频小幅度的眼球震颤和畏光。ffERG 检查显示视锥细胞较视杆细胞功能障碍更为严重。最佳矫正视力为右眼 20/80 和左眼 20/70,双眼配戴－1.75 D 球镜。下列哪项是最可能的诊断?

a) Alström 综合征。　　　　b) BBS。

c) USH2。　　　　　　　　d) USH1。

正确答案是 a。

视锥-视杆细胞营养不良、感音神经性听力损失、肥胖、2 型糖尿病和扩张型心肌病之间的联系高度提示 Alström 综合征。眼球震颤和畏光是临床的重要标志。它由 *ALMS1* 突变引起。

a) **正确**。

b) **不正确**。患儿没有肾衰竭、多指(趾)畸形和性腺功能减退。就 BBS 而言,这个年龄的眼球震颤非常不典型。

c) **不正确**。除了听力损失,USH2 与全身表现无关。

d) **不正确**。除了听力损失,USH1 与全身表现无关。

18.7.3　病例 3

一名 18 岁女性在 2 年前开始出现视力下降,但之前她的夜间视力有问题。她患有先天性双侧感音神经性听力损失,已接受人工耳蜗植入治疗。直接询问未提示任何前庭异常,这一点通过正式听力检查得以证实。既往史和家族史无特殊。她无眼球震颤或畏光。最佳矫正视力为右眼 20/70 和左眼 20/80,双眼配戴－1.50 D 柱镜。眼底检查显示 RP 的典型表现。ffERG 证实了严重的功能障碍,视杆细胞受累重于视锥细胞。Usher 阵列目标基因组显示 *USH2A* 中存在 1 个杂合突变。根据这些发现,下列哪项说法最正确?

a）患者有 AD Usher 综合征。

b）诊断是错误的，需进一步检查。

c）患者为 USH3 型。

d）需要进一步的分子检测来揭示第 2 个突变的等位基因（如缺失/重复分析）。

正确答案是 d。

在 *USH2A* 杂合突变患者的初始检测中，重复、缺失和内含子突变的筛查可发现多达 35%的二次突变。

a）**不正确**。Usher 综合征是一种 AR 疾病。

b）**不合适**。临床表现高度提示 USH，耳聋和 RP 可能不相关，但可能性很低。患者没有全身体征来支持其他诊断。

c）**不正确**。USH3 患者有前庭功能异常。

d）**正确**。

推荐阅读

［1］Astuto LM，Bork JM，Weston MD，et al. CDH23 mutation and phenotype heterogeneity：a profile of 107 diverse families with Usher syndrome and nonsyndromic deafness. Am J Hum Genet. 2002；71(2)：262‑275

［2］Blaydon DC，Mueller RF，Hutchin TP，et al. The contribution of USH1C mutations to syndromic and nonsyndromic deafness in the UK. Clin Genet. 2003；63(4)：303‑307

［3］Bonnet C，Grati M，Marlin S，et al. Complete exon sequencing of all known Usher syndrome genes greatly improves molecular diagnosis. Orphanet J Rare Dis. 2011；6：21

［4］Le Quesne Stabej P，Saihan Z，Rangesh N，et al. Comprehensive sequence analysis of nine Usher syndrome genes in the UK National Collaborative Usher Study. J Med Genet. 2012；49(1)：27‑36

[5] Malm E, Ponjavic V, Möller C, et al. Alteration of rod and cone function in children with Usher syndrome. Eur J Ophthalmol. 2011;21 (1):30 - 38

[6] Lingao M, Ganesh A, Karthikeyan AS, et al. Macular cysts in patients with retinal dystrophy. Ophthalmic Genet. 2016;37(4):377 - 383

[7] Steele-Stallard HB, Le Quesne Stabej P, Lenassi E, et al. Screening for duplications, deletions and a common intronic mutation detects 35% of second mutations in patients with USH2A monoallelic mutations on Sanger sequencing. Orphanet J Rare Dis. 2013;8:122

（翻译：吴继红）

19 Bardet-Biedl 综合征

摘要

　　Bardet-Biedl 综合征（Bardet-Biedl syndrome，BBS）的特征是早发型视网膜营养不良，是一种典型的视杆-视锥细胞营养不良（cone-rod dystrophy，CORD），但最初可能是一种黄斑病变。其他特征包括躯干性肥胖、多指(趾)畸形、肾脏异常、性腺功能减退和学习障碍。大多数患者并不表现所有症状。BBS 被认为是临床和遗传上的异质性纤毛病变，具有明显的家族内和家族间的表型变异。90% 以上的患者都有视网膜改变。大多数患者在 10 岁时会出现夜盲和视野异常。高达 75% 的患者会进展为法定盲。

关键词

　　Bardet-Biedl 综合征，视杆-视锥细胞营养不良，肥胖，多指(趾)畸形，肾脏异常，性腺功能减退，纤毛病变

关键点

- BBS 的主要特征是视网膜营养不良、躯干性肥胖、多指(趾)畸形、认知障碍、低促性腺激素性功能减退症、肾脏异常。临床表现多样，患者可能仅出现部分特征性改变。
- 全视野视网膜电图（ffERG）往往呈现视杆-视锥型，有时为视锥-视杆型。
- BBS 是由与纤毛功能相关的基因突变引起的一种纤毛病变。

19.1 概述

BBS 的主要特征是早发型视网膜营养不良,典型的是一种视杆-视锥细胞营养不良,但最初可能是一种黄斑病变。其他特征还包括躯干性肥胖、多指(趾)畸形(图 19.1)、肾脏异常、性腺功能减退和学习障碍。在这些患者中,出生体重通常是正常的,但体重增加在第 1 年就开始了。大多数患者并不表现所有症状。BBS 被认为是临床和遗传上的异质性纤毛病变,具有明显的家族内和家族间的表型变异。患病率为 1/160 000～1/100 000,但在有血缘关系的人群中这一概率可以高达 1/13 000。

90% 以上的 BBS 患者都有视网膜改变。大多数患者表现为视杆-视锥型,有些为视锥-视杆型。最初的检查可能是正常的,但很少会在儿童晚期出现黄斑病变。大多数 BBS 患者在 10 岁时会出现夜盲和视野异常。20 岁时通常会呈现 1 个中心视岛。此后,随着黄斑病变的进展,有 75% BBS 患者的视力会降至法定盲。其他眼科检查可能出现眼球震颤、斜视、屈光不正和白内障。

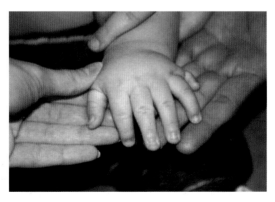

图 19.1 一位 BBS 患儿表现为多指畸形

50%～80%的患者会出现肾脏畸形和肾衰竭,并导致终末期肾病。45%的 BBS 患者会出现肾脏结构异常,包括囊肿、瘢痕、发育不全或发育不全。

许多 BBS 患儿达到发育标志的时间被推迟,包括说话、运动技能和社会心理技能延迟。大约 1/3 的 BBS 患儿会出现行为或精神障碍。有些患者可能出现共济失调、轻度肌张力增高或嗅觉丧失。少数患者有严重的智力缺陷。脑结构异常包括脑室扩大、皮质变薄、纹状体缩小和海马发育不全。高达 50%的患者会发展为亚临床感音神经性耳聋。

多指(趾)畸形在 80%的病例中可见。也可见其他畸形,如短指(趾)、部分并指(趾)和指(趾)弯曲。多达半数的患者有心脏异常,包括最常见的瓣膜狭窄或房/室间隔缺损。BBS 患者常表现为高血压和高脂血症。肝脏病变包括肝纤维化、小胆管、胆汁性肝硬化、门静脉高压症及肝内外胆管的先天性囊性扩张。非胰岛素依赖型糖尿病通常见于青春期或成年早期。此外,也可出现牙列拥挤、牙发育不全和高腭弓。颅面缺陷包括短头畸形、巨头畸形、窄额、前额秃顶、大耳、短而窄的睑裂、长而平的人中、鼻梁凹陷、短鼻、脸中部后缩和颌后缩。

19.2 分子遗传学

典型的 BBS 为常染色体隐性(AR)遗传病。至少 20 个基因亚型已经被描述(表 19.1)。其中 *BBS1*、*BBS10* 和 *BBS8* 占大部分(分别为～23%、20% 和 8%),*BBS6*、*BBS9*、*BBS12*、*BBS13* 各占5%。其他亚型较少见。虽然没有明确基因型–表型的相关性,但是 *BBS1* 患者似乎比其他亚型的患者眼部症状要轻(见表 19.1)。*CCDC28B*、*MKS1*、*MKS3* 和 *C2orf86* 基因可以修饰在其他 *BBS* 基因中,具有致病性变异个体 *BBS* 表型的表达。有报道称,未受

影响的个体在同一 *BBS* 基因中携带 2 个杂合突变,这支持了 BBS 可能是更复杂的分子,需要 3 个突变的等位基因才显示表型的观点,这被称为三等位基因遗传。

表 19.1　与 BBS 相关的基因

亚型	基因(位点)
BBS1	*BBS1* (11q13)
BBS2	*BBS2* (16q3)
BBS3	*ARL6* (3q11)
BBS4	*BBS4* (15q22)
BBS5	*BBS5* (2q31)
BBS6	*MMKS* (20p12)
BBS7	*BBS7* (4q27)
BBS8	*TTC8* (14q32)
BBS9	*BBS9* (7p14)
BBS10	*BBS10* (12q)
BBS11	*TRIM32* (9q33)
BBS12	*BBS12* (4q27)
BBS13	*MKS1* (17q23)
BBS14	*CEP290* (12q21)
BBS15	*C2ORF86* (2p15)
BBS16	*SDCCAG8* (1q43)
BBS17	*LZTFL1* (3p21)
BBS18	*BBIP1* (10q25)
BBS19	*IFT27* (22q12)
BBS20	*IFT172* (2p23)
BBS21	*C8orf37* (8q22)

此外,还存在表型的异质性。与 *BBS14* 相关的 *CEP290* 基因突变也可能导致 Meckel 综合征、Joubert 综合征和 Senior-Løken

综合征。*SDCCAG8*（*BBS16*）突变也可导致 Senior-Løken 综合征。

19.3　鉴别诊断

19.3.1　视网膜色素变性和视锥-视杆细胞营养不良

虽然视网膜变性（RP）可以与 BBS 混淆，但是全身症状的出现有助于 BBS 的诊断。*TTC8* 和 *ARL6* 可引起非综合征性 RP。*C8orf37* 的突变已经被描述为 BBS 表型，以及非综合征性视锥-视杆细胞营养不良和 RP。

19.3.2　Cohen 综合征（OMIM 216550）

这是一种以面部畸形、小头畸形、躯干肥胖、智力障碍、进行性视网膜病变、高度近视和间歇性先天性中性粒细胞减少为特征的 AR 多系统疾病。Cohen 综合征由 *COH1*（8q22）突变引起。

19.3.3　McKusick-Kaufman 综合征（OMIM 236700）

这是一种 AR 疾病，其特征是阴道闭锁引起的子宫阴道积液。其他特征包括视网膜营养不良、多指（趾）畸形、心脏或胃肠道畸形。这是由 *MKKS* 基因突变引起。

19.3.4　Meckel 综合征 1 型（OMIM 249000）

又称为 Meckel-Gruber 综合征，是一种 AR 纤毛病，其特征是严重发育迟缓、囊性肾病、中枢神经系统畸形、多指（趾）畸形和肝脏异常。它由 *MKS1* 的突变引起，还有 11 种其他亚型。*BBS2*、*BBS4* 和 *BBS6* 的突变可导致枕部脑膨出、大的多囊肾和多指（趾）畸形。这些通常都是致命的。其他异常包括：口面部裂、生殖器异常、肺发育不全和肝纤维化。

19.3.5　Alstrøm 综合征（OMIM 203800）

这是由 *ALMS1* 突变引起的一种 AR 疾病。其特征为视锥-视杆细胞营养不良、早期进展为失明、肥胖、感音神经性耳聋、扩张型心肌病和胰岛素抵抗。

19.3.6　Senior-Løken 综合征

该综合征表现为 RP 和肾结核。它由 *CEP290*、*NPHP1*、*NPHP3*、*NPHP4*、*IQCB1* 和 *SDCCAG8* 突变引起。

19.3.7　Joubert 综合征（OMIM 213300）

这是一种表型和遗传异质性疾病，定义为小脑蚓部发育不全，伴有神经放射学的"臼齿征"，及相关的神经系统症状和发育迟缓。它可能包括 Leber 先天性黑矇（LCA）和肾脏异常。*CEP290* 突变（*BBS14*）也会导致 Joubert 综合征。Joubert 综合征还可以由 *AH1*、*TMEM67*、*NPHP1*、*RPGRIP1L*、*CC2D2A*、*ARL13B*、*INPP5E*、*OFD1*、*TMEM216*、*KIF7*、*TCTN1*、*TCTN2*、*TMEM237*、*CEP41*、*TMEM138*、*C5orf42* 和 *TTC21B* 突变引起。

19.3.8　MORM 综合征（OMIM 610156）

这是一种罕见的 AR 疾病，包括智力迟钝（mental retardation）、躯干肥胖（truncal obesity）、视网膜营养不良（retinal dystrophy）和小阴茎（micropenis）（首字母缩写为 MORM）。MORM 由 *INPP5E*（9q34）突变引起。

19.3.9　Biemond 综合征Ⅱ型（OMIM 210350）

Biemond 综合征Ⅱ型表现为智力障碍、眼部缺损、肥胖、多指（趾）畸形、性腺功能减退、脑积水和面部骨发育不全。与这种疾病相关的基因尚未被确定。

19.4 罕见表现

已报道 BBS 患者可出现视网膜内囊样间隙，但这与特定基因型无关。

肾小球疾病很少被报道。

19.5 临床检查

19.5.1 全面体格检查

进行全面的体格检查，特别是评估生殖器、牙齿、神经系统、体重和心血管系统。

19.5.2 听力

听力检查是必要的，特别是对年幼儿童或伴有语音发育迟缓者而言。

19.5.3 腹部和盆腔超声

腹腔和盆腔超声检查可用来评估肾脏和肝脏，以及女性患者的卵巢、输卵管和子宫。

19.5.4 肝、肾功能

肝、肾功能检查用于评估可能的肾脏或肝脏疾病。

19.5.5 超声心动图

超声心动图检查用于评估心脏异常。

19.5.6 磁共振成像

虽然磁共振成像(MRI)检查不是必需的,但可能有助于发现一些患者的脑部结构异常。

19.5.7 全视野视网膜电图

全视野视网膜电图(ffERG)检查呈现视杆-视锥型或视锥-视杆型严重下降或熄灭的反应。通常在出生 1 年后出现异常,大多数患者在 5 岁时 ffERG 检查出现明显异常。

19.5.8 光学相干断层成像

光学相干断层成像(OCT)显示近中心凹以外的感光细胞丢失,而中心凹下的感光细胞直到疾病晚期仍会保留。可能会看到视网膜内囊样间隙。

19.5.9 多焦视网膜电图

多焦视网膜电图(mfERG)显示,即使疾病晚期的患者仍会残留黄斑功能,因而即使在 ffERG 无反应的情况下,仍可用 mfERG 随访。

19.5.10 Goldmann 视野

该检查显示周边视野进行性丧失。在疾病的晚期,可能仅残留小的中心视野。

19.6 基因检测

多基因目标基因组测序是研究与 BBS 相关致病基因变异的最有效方法。一些实验室可能只研究最常见的 *BBS* 基因作为初始测试。临床检查可以指导选择最合适的分子测试。

19.7　问题

19.7.1　病例 1

一名 10 岁的男孩因多指（趾）畸形和躯干肥胖而进行眼部检查。他有一定程度的学习障碍。他的母亲注意到他的夜间视力差，有时会撞到东西。语言能力正常。每只眼睛最佳矫正视力为 20/60。睫状肌麻痹验光结果为平光。他不存在畸形。裂隙灯检查正常，眼底镜检查可见罕见的中周部视网膜"骨细胞样"色素沉着，伴双眼血管变细、黄斑部颗粒状色素改变。屈光检查正常。ffERG 检查显示视杆反应近乎熄灭，伴有中度视锥功能障碍。以下哪项是最可能的诊断？

a） BBS。　　　　　　　　**b）** Alström 综合征。

c） Cohen 综合征。　　　　**d）** 非综合征性 RP。

正确答案是 a。

结合该患儿全身表现、眼部检查及 ffERG 检查提示视杆-视锥细胞营养不良，BBS 是最可能的诊断。

a）正确。

b）不正确。 Alström 综合征患者的 ffERG 通常是视锥-视杆型，而非视杆-视锥型，并且不会出现多指（趾）畸形。

c）不正确。 患者不会出现面部畸形、小头畸形、智力障碍或高度近视。

d）不正确。 尽管全身表现可能是巧合，但更倾向于 BBS 的诊断。

19.7.2 病例 2

一名 12 岁的女孩来做眼科检查。家族史提示有 3 个表亲患有 BBS，与 *CEP290* 基因纯合突变相关。已知多种血缘关系。女孩存在发育迟缓、低肌张力和共济失调。检查提示眼球运动不能和视网膜营养不良。MRI 检查提示中脑-后脑畸形，包括小脑蚓部发育不全或发育不全、粗大且错误走向的小脑上脚，以及异常深的脚间窝（臼齿征）。肾功能检查正常。最好的检查方案是什么？

a） *BBS* 目标基因组。

b） 视网膜营养不良目标基因组。

c） 全外显子测序（WES）。

d） 家族 *CEP290* 突变检测。

正确答案是 d。

CEP290 突变与 *BBS14* 相关，但也可能导致等位基因疾病，如 Meckel 综合征、Joubert 综合征和 Senior-Løken 综合征。眼球运动障碍、发育迟缓和头颅 MRI 检查的臼齿征与 Joubert 综合征的诊断一致。对特定家族突变的检测具有成本效益，并可能确诊。

a）不正确。家族中有明确的 BBS 患者。目标基因组检测通常比单个已知突变检测更昂贵。

b）不正确。临床诊断明确，且和家族史相符。扩大基因检测范围对诊断不但没有帮助，甚至可能提供令人困惑的信息，例如在其他目标基因组上发现意义未明的突变。

c）不正确。同 b。只有当家族性 *CEP290* 基因突变检测结果为阴性时才进行 WES（或 Joubert 综合征其他基因的特异性测试）。

d）正确。

19.7.3 病例 3

一名 16 岁男孩从 2 年前开始视力下降,但之前他的夜间视力有问题。因足部多了一趾进行过手术。家族史无殊。体格检查均正常。他没有眼球震颤或畏光。双眼 - 2.00D 柱镜矫正后,右眼最佳矫正视力为 20/80,左眼为 20/100。眼底检查可见 RP 的典型改变。ffERG 检查显示有严重的视杆-视锥细胞功能障碍。视网膜营养不良目标基因组检测出了 *TTC8* 的 1 个已报道的杂合突变和 1 个意义未明的新突变(VOUS),位于反式位置上,分别遗传自无症状的父母。下面哪项是最好的选择?

a) WES。   b) 检测 *BBS1* VOUS 的致病性。

c) BBS 目标基因组。   d) 染色体微阵列分析。

正确答案是 b。

有很多工具可以用于检测新的 VOUS 的致病性,包括数据库、预测算法、蛋白质组学和人群频率。例如,在同一个密码子中发现已知突变,则支持致病性。虽然该患儿没有肥胖或 BBS 的其他表现,但该疾病的表型异质性是公认的,甚至可能由于 *TTC8* 突变而发生孤立的 RP。该患儿的序列变异发生在一个高度保守的密码子中,通过 PolyPhen - 2 分析认为是致病的,并且在千人种群对照中未发现该突变。这支持其致病性并证实了诊断。

a) **不正确**。变异的致病性分析证实了诊断,因此 WES 是不必要的。

b) **正确**。

c) **不正确**。同 a。

d) **不正确**。基因芯片可能在多系统疾病患者中显示[在本例中是多指(趾)畸形合并 RP],但基因型表型相关性是解释性的。

推荐阅读

［1］ Khan SA，Muhammad N，Khan MA，et al. Genetics of human Bardet-Biedl syndrome，an updates. Clin Genet. 2016;90(1):3-15

［2］ M'hamdi O，Ouertani I，Chaabouni-Bouhamed H. Update on the genetics of Bardet-Biedl syndrome. Mol Syndromol. 2014;5(2):51-56

［3］ Abu-Safieh L，Al-Anazi S，Al-Abdi L，et al. In search of triallelism in Bardet-Biedl syndrome. Eur J Hum Genet. 2012;20(4):420-427

［4］ Aldahmesh MA，Li Y，Alhashem A，et al. IFT27，encoding a small GTPase component of IFT particles，is mutated in a consanguineous family with Bardet-Biedl syndrome. Hum Mol Genet. 2014;23(12):3307-3315

［5］ Ansley SJ，Badano JL，Blacque OE，et al. Basal body dysfunction is a likely cause of pleiotropic Bardet-Biedl syndrome. Nature. 2003;425(6958):628-633

［6］ Avidor-Reiss T，Maer AM，Koundakjian E，et al. Decoding cilia function: defining specialized genes required for compartmentalized cilia biogenesis. Cell. 2004;117(4):527-539

［7］ Azari AA，Aleman TS，Cideciyan AV，et al. Retinal disease expression in Bardet-Biedl syndrome-1（BBS1）is a spectrum from maculopathy to retina-wide degeneration. Invest Ophthalmol Vis Sci. 2006;47(11):5004-5010

［8］ Suspitsin EN，Imyanitov EN. Bardet-Biedl syndrome. Mol Syndromol. 2016;7(2):62-71

［9］ Khan AO，Decker E，Bachmann N，et al. C8orf37 is mutated in Bardet-Biedl syndrome and constitutes a locus allelic to non-syndromic retinal dystrophies. Ophthalmic Genet. 2016;37(3):290-293

（翻译：王丹丹）

20　视锥-视杆细胞营养不良

摘要

　　视锥-视杆细胞营养不良（cone-rod dystrophy，CORD）是一组异质性疾病，其特征为视锥细胞变性比视杆细胞变性更明显且发生更早。患者典型主诉为进行性中心或旁中心视野丧失，伴有畏光和色觉异常。夜盲症和周边视野狭窄在发病后期出现。也可出现眼球震颤。患者通常在童年或成年早期出现症状。视力可以从 20/20 降到 20/800，平均为 20/70。在发病初期，难以和单纯视锥细胞营养不良相鉴别，直到后期视杆细胞受累。对家庭成员中年龄较大的患者进行检查可能有助于鉴别。

关键词

　　视锥-视杆细胞营养不良，视网膜变性，畏光，夜盲，黄斑牛眼征

关键点

- CORD 是一组异质性疾病，其特征为视锥细胞变性比视杆细胞变性更明显且发生更早。
- CORD 具有较高的遗传异质性及发病的年龄多变，与全身表现、预后和遗传类型相关。

20.1 概述

CORD 是一组异质性疾病,其特征为视锥细胞变性比视杆细胞变性更明显且发生更早。估计患病率在 1/40 000~1/30 000 之间。CORD 患者典型主诉为进行性中心或旁中心视野丧失,并伴有畏光和色觉异常。夜盲症和周边视野狭窄在发病后期出现,也可出现眼球震颤。

患者通常在童年或成年早期出现症状,平均发病年龄为 10 岁,但有些患者可能 5 岁就被诊断。视力可以从 20/20 到 20/800,平均为 20/70。夜盲通常在首个视觉症状出现的 10 年后才发生。平均年龄 50 岁时视野进展为严重缩窄。早期发病与严重的视力缺陷有关。在发病初期,难以和单纯视锥细胞营养不良相鉴别,直到后期视杆细胞受累。对家庭成员中年龄较大的患者进行检查可能有助于鉴别。虽然晚期 CORD 与视网膜色素变性(RP)在 ffERG 上有相似表现,但 RP 患者在 mfERG 上保留更多的中心反应和相应的中心视力。

大多数 CORD 患者会出现视力下降、畏光、色觉异常、中心或旁中心暗点,眼底检查提示黄斑病变。随着病情的进展,患者出现夜盲、周边视野缩小,ffERG 暗反应下降。在眼底检查中,早期黄斑可能是正常的,或者患者可能有轻至中度的血管变细、黄斑"牛眼样"病变、黄斑萎缩、中心凹周围区色素改变,以及中周部视网膜斑点和(或)色素改变(图 20.1)。颞侧视神经苍白可能是早期征象。虽然每种亚型没有特异性改变,但是 X 连锁遗传的 CORD 可以与高度近视、畏光相关。

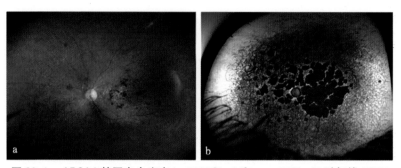

图 20.1 *ABCA4* 基因杂合突变(c.5929G>A 和 c.*55G>A)引起的 CORD
　　(a)广角眼底照片显示色素性黄斑脉络膜萎缩伴血管纤细和视网膜前胶质增生；
(b)同一患者的眼底自发荧光显示黄斑区低荧光的圆形斑块伴视网膜中周部的高荧光
颗粒环。

20.2　分子遗传学

　　CORD 的遗传基础是复杂且高度异质性的(表 20.1)。遗传
方式可以是常染色体隐性(AR；高达 80%)、常染色体显性(AD；
高达 20%)或 X 连锁隐性(XR；占 1%)。大约有 30 个基因与
CORD 相关(https://sph.uth.edu/retnet/；2015 年 3 月)。大多
数突变为错义突变(高达 80%)，但也有剪接缺陷(高达 25%)和
无义突变(高达 15%)。移码插入或缺失突变少有报道(见表
20.1)。

表 20.1　CORD 的分子遗传学

CORD(OMIM)	位点	基因(遗传)[a]
CORD1(600624)	18q21.1 - q21.3	未知(AD)
CORD2(120970)	19q13.3	*CRX*(AD)
CORD3(604116)	1p22	*ABCA4*(AR)

CORD(OMIM)	位点	基因(遗传)[a]
CORD4(162200)	17q11. 2	*NF1*[b] 相关
CORD5(600977)	17p13	*PITPNM3*(AD)
CORD6(601777)	17p13. 1	*GUCY2D*(AD)
CORD7(603649)	6q13	*RIMS1*(AD)
CORD8(605549)	1q12 - q24	未知(AR)
CORD 9(612775)	8p11	*ADAM9*(AR)
CORD10(610283)	1q22	*SEMA4A*(AD)
CORD11(610381)	19p13. 3	*RAXL1*(AR)
CORD12(612657)	4p15	*PROM1*(AD)
CORD13(608194)	14q11	*RPGRIP1*(AR)
CORD14(602093)	6p21. 1	*GUCA1A*(AD)
CORD15(613660)	10q23. 1	*CDHR1*(AR)
CORD16(614500)	8q22. 1	*C8ORF37*(AR)
CORD17(615163)	10q26	未知(AD)
CORD18(615374)	4p15	*RAB28*(AR)
CORD19(615860)	14q24	*TTLL5*(AR)
CORD20(615973)	12q21	*POC1B*(AR)
CORD21(616502)	1p13	*DRAM2*(AR)
CORDX1(304020)	Xp21. 1 - p11. 3	*RPGR*(X 连锁)
CORDX2(300085)	Xq27. 2 - 28	未知(X 连锁)
CORDX3(300476)	Xp11. 4 - q13. 1	*CACNA1F*(X 连锁)

[a]为 CORD 的其他基因：①AD 遗传——*AIPL1*、*PRPH2* 和 *UNC119*；②AR 遗传——*ATF6*、*C21orf2*、*CACNA2D4*、*CERKL*、*CNGA3*、*CNGB3*、*CNNM4*、*GNAT2*、*KCNV2*、*PDE6C*、*PDE6H* 和 *RDH5*。

[b]为一例多发性神经纤维瘤 1 型相关的 CORD。

与遗传方式相关的高频基因为 *ABCA4*（AR）、*GUCY2D*（AD）和 *RPGR*（XR）。根据人群的不同，*ABCA4* 和 *GUCY2D* 的突变频率可分别高达 65% 和 30%。根据临床的系列报道，25%～60% 的 AR CORD 患者有一个可识别的突变。而 AD CORD 的这一数值接近 100%。

在近半数的 CORD3 患者中，发现了双等位基因 *ABCA4* 突变，而另一半则显示只有杂合突变。深度内含子测序可以额外增加 30% 的检出率。其余患者的分子病因尚不清楚，理论上包括双基因疾病、表观遗传效应或一个未知的 *ABCA4* 调节剂。残留的 *ABCA4* 功能似乎决定了表型。*ABCA4* 缺失等位基因产生 RP，1 个缺失等位基因和 1 个中度受影响的等位基因组合可能产生 CORD。有时这种临床连续体只能根据 ERG 模式来定义。

尽管存在遗传异质性，但仍可观察到某些表型-基因型的相关性。CORD2、CORD8 和 CORD13 常出现严重的视力丧失。另外，CORD8 还可有严重的畏光和溢泪，伴有高度的眼底颗粒状改变和明显的黄斑变性。除了儿童期发病外，CORD6 还可出现中度近视和摆动性眼球震颤。CORD7 的患者可能在 20～40 岁间出现迟发型症状，包括强光下视物困难、中心凹色素改变和黄斑萎缩等。CORD11 患者的 ERG 可有负性 b 波。在没有 *TYR* 或 *OCA2* 突变的情况下，CORD15 与共存的眼皮肤白化病有关。在 CORD15 和 CORD16 中，成人型 RP 作为一种替代表型被观察到。已报道在 CORD18 中有高度近视和进行性 CORD，伴有明反应消失和暗反应下降。在 CORD 中发现隐性 *PROM1* 突变，与高度近视和眼球震颤相关。

20.3 鉴别诊断

20.3.1 视锥细胞营养不良（OMIM 180020；602903；610478）

可因疾病后期视杆细胞受累或 ffERG 提示视锥、视杆细胞进行性丢失与 CORD 相鉴别。与 CORD 的症状相似，存在视力丧失、畏光和色觉改变。CORD 的患者可能还会出现夜盲、视网膜血管纤细和中周边视网膜色素沉着。遗传方式可以是 AD、AR 或 X 连锁隐性遗传。*CACNA2D4*、*POC1B*、*CNGA3*、*CNGB3*、*CACNA2D4*、*KCNV2* 基因突变均见于 AR 视锥细胞营养不良（cone dystrophy，COD）。*GUCA1A*、*GCAP1*、*RETGC‐1/GUCY2D* 和 *PDE6H* 突变与 AD COD 相关。X 连锁隐性遗传COD 与 *RPGR*、*GUCA1*、*OPN1LW*、*OPN1MW* 和 *CACNA1F*突变相关。

20.3.2 全色盲（OMIM 262300）

该病通常从婴儿期就出现眼球震颤，与 CORD 不同，是非进行性的，同时具有正常的视网膜外观和视杆反应。CORD 通常与远视无关，而在高达 30% 的全色盲患者中可见远视。

20.3.3 寡锥细胞三色视（OMIM 303900）

这种静止性疾病的视力在 20/40 与 20/400 之间。色觉和 ffERG 通常是正常的，mfERG 显示黄斑反应下降。

20.3.4 蓝色视锥细胞全色盲（OMIM 303700）

红绿色觉受影响。患者常有眼球震颤。

20.3.5　Bornholm眼病（OMIM 300843）

这种 X 连锁隐性遗传病的特点为高度近视、弱视和绿色盲。其他症状包括视神经发育不全和非特异性视网膜色素异常。尽管已提出 *OPN1LW* 突变，但 *CXORF2* 是一个候选基因。

20.3.6　Stargardt 病（OMIM 248200）

典型 Stargardt 病不应累及视杆细胞，与 CORD 不同的是，该疾病与视网膜下的脂褐素沉着、正常的视网膜血管，以及静脉内荧光素血管造影（IVFA）中的脉络膜湮灭相关。

20.3.7　视网膜色素变性

典型的 RP 患者在中心视力下降之前，通常会出现夜盲和周边视野的进行性丢失。此外，暗反应波幅较明反应严重下降。

20.3.8　Bardet-Biedl 综合征

该 AR 疾病与视网膜营养不良相关，伴有多指（趾）畸形、肥胖、性腺功能减退、精神运动迟缓和肾脏异常。该疾病与 RP 类似，尽管 CORD 样的表型已被描述。

20.3.9　脊髓小脑性共济失调 7 型（OMIM 164500）

脊髓小脑性共济失调 7 型是一种 AD 脊髓小脑退行性变，由 ataxin 蛋白中的多聚谷氨酰胺增加引起。视网膜变性通常始于黄斑颗粒，随着黄斑萎缩的进展，逐渐扩散到视网膜的其他部位。

20.3.10　先天性皮肤发育不全、高度近视和视锥-视杆细胞营养不良（OMIM 601075）

这是一种罕见的 AR 疾病。致病基因尚无报道。

20.3.11 Jalili/Heimler 综合征(OMIM 217080)

该疾病的特点为 CORD 和牙釉质发育不全。在 Heimler 综合征中,也可见异常巨大的脚趾甲和听力障碍。虽然表型有重叠,但 Jalili 综合征是由 *CNNM4* 基因的双等位基因突变引起,而 Heimler 综合征则是由 *PEX1* 或 *PEX6* 基因突变引起。

20.3.12 Alstrom 综合征(OMIM 203800)

这些患者可能与 CORD 相混淆,因为他们在儿童期会出现高频、小振幅的眼球震颤和畏光,并伴有 ffERG 检查的异常,这种异常与全色盲几乎难以鉴别。后期累及视杆细胞且最终失明。相关的全身表现,如感音神经性耳聋、肥胖、高胰岛素血症、2 型糖尿病和扩张型心肌病有助于诊断。它是由 *ALMS1* 突变引起。

20.3.13 Cohen 综合征(OMIM 216550)

这种 AR 疾病的特点为颜面部畸形、小头畸形、躯干肥胖、智力障碍、间歇性中性粒细胞减少和进行性视网膜病变,可能在初始阶段类似于 CORD。它是由 *COH1* 基因突变引起。

20.3.14 硫胺响应性巨幼细胞性贫血(OMIM 249270)

又称为 Roger 综合征,其特点为巨幼细胞性贫血、糖尿病和感音神经性耳聋。偶见 CORD 样视网膜变性。它是由 *SLC19A2* 基因突变引起。

20.3.15 人脊椎干骺端发育不全伴视锥-视杆细胞营养不良 (OMIM 608940)

该疾病的特点为出生后生长发育迟缓造成身材矮小、近端肢体比例失调伴下肢弯曲、椎骨扁平、进行性干骺端不规则和杯状短管骨。这些患者出现与进行性 CORD 相关的早期视力损害。*PCYT1A* 基因突变是致病原因。

20.3.16 与 ADAMTS18 有关的视锥-视杆细胞营养不良

ADAMTS18 的突变与小角膜、晶状体异位、瞳孔异位和早发 CORD 有关。这些特征与由同一基因的突变引起的 Knobloch 综合征重叠。Knobloch 综合征表现为重度的近视眼底改变,伴有地图样黄斑萎缩和可能的视网膜脱离。

CORD 也可见于其他罕见的情况,如青少年型黄斑营养不良(OMIM 601553)或代谢功能障碍,如 Refsum 病(OMIM 266500)。

20.4 罕见表现

已报道由隐性 *CRB1* 突变(*CRB1* 纯合突变;c.80G>T)引起的儿童期 CORD 伴黄斑囊样变性。ERG 显示 CORD 呈电负性波形。性腺功能减退和听力损害与 CORD1 相关。在 CORD9 中可出现前极性白内障。CORD 患者中也可见弯曲的视网膜下沉淀。

20.5 临床检查

20.5.1 全视野视网膜电图

在疾病早期,明反应视锥细胞的 b 波振幅较暗反应视杆细胞的降低更多。起初,暗反应甚至可能是正常的。之后,视杆细胞和视锥细胞反应都受到严重影响,与 RP 类似。ffERG 可以作为预测疾病进展的一种方法。

20.5.2 多焦视网膜电图

mfERG 检查显示波形下降为熄灭型。

20.5.3 光学相干断层成像

OCT 检查显示视网膜黄斑变薄伴中心感光细胞丢失。

20.5.4 眼底自发荧光

黄斑低自发荧光是常见表现。由于 *ABCA4* 致病性突变引起的 CORD,脂褐素积累呈现高自发荧光。

20.5.5 静脉内荧光素血管造影

有时,临床症状可以定位于某个分子病因,如 IVFA(*ABCA4*)上的斑点或脉络膜湮灭。它也有助于鉴别真正的黄斑囊样水肿(CME)和视网膜内囊样间隙。

20.5.6 Goldmann 视野

最初 Goldmann 视野显示中心或旁中心暗点。至疾病晚期,周边视野也会缩小。

20.5.7 色觉

色觉轻至中度受损,往往不影响特定颜色。

20.6 基因检测

CORD 多基因目标基因组检测是可行的。视网膜营养不良或 RP 的更广泛的目标基因组可能有用,尤其是出现不寻常表现时。许多患者被诊断为 COD,但目标基因组检测为阴性,这一结果被后期出现的视杆细胞累及所解释。

20.7 问题

20.7.1 病例1

一名 40 岁的女性被提出了另一种诊断。她在 30 岁时被诊断患有 RP。在 10 岁时出现第 1 个症状,表现为视力进行性下降。在她 20 多岁时,出现夜盲和视野缩小。家族史无特殊。检查显示双眼视力为 20/400。眼底镜检查显示黄斑萎缩、血管纤细和中周部视网膜色素改变但无凝集。ffERG 检查提示中度的视杆细胞功能障碍和重度的视锥细胞功能障碍。下列哪项是确认病情最好的诊断工具?

a) RP 目标基因组。   b) CORD 目标基因组。

c) *ALMS1*。   d) 染色体微阵列。

正确答案是 b。

根据 ERG 和中心视力丧失早于中周部视力丧失的病史,该患者被诊断为 CORD 而非 RP。未发现特定的已知基因改变,CORD 目标基因组是最合适的。

a) **不正确**。患者的病史和 ffERG 检查提示视锥细胞累及要早于视杆细胞且更为严重。而 RP 视杆细胞累及要早于视锥细胞且更为严重。黄斑萎缩是 RP 的晚期改变,而中周部视网膜"骨细胞样"色素沉着则是更早期的表现。

b) **正确**。

c) **不正确**。该患者没有 Alström 综合征的全身表现。

d) **不正确**。在没有其他器官系统累及或其他畸形的情况下,不太可能发生拷贝数变异。

20.7.2 病例2

一名 45 岁的男性来进行年度眼科检查。在过去的 15 年里，他就诊于同一位眼科医生，并被诊断为"疑似 CORD"。他的症状始于 16 岁，表现为视力的进行性下降和畏光。他没有其他症状。家族史无特殊。他带给医生的 2 份 ffERG 检查结果（分别来自 10 年前和 5 年前）提示进行性视锥细胞累及，但无视杆细胞功能障碍。检查显示双眼视力为 20/200。眼底镜检查显示黄斑萎缩、无血管纤细、周边视网膜正常。医生给他做了一个新的 ffERG 检查，提示没有视杆细胞功能障碍，但有严重的视锥细胞功能障碍。以下哪项是解释病情的更佳选择？

a）患者为 COD 而非 CORD。

b）患者为 CORD，但需更多的时间才会进展为视杆细胞功能障碍。

c）应进行视网膜营养不良目标基因组检测以明确诊断。

d）CORD 目标基因组检测是鉴别 COD 的更佳选择。

正确答案是 a。

基于连续的 ERG 结果和中心视力而非周边视力丧失的病史，该患者诊断为 COD 而非 CORD。该患者足够长的随访时间表明视杆细胞并不是其病情变化的一部分。

a）正确。

b）不正确。10 年足以进展为视杆细胞功能障碍。

c）不正确。该表型明确表明不存在弥漫性视网膜功能障碍，因而进行视网膜营养不良目标基因组检测不具成本效益。

d）不正确。同 c，COD 目标基因组检测足以诊断该患者。

20.7.3 病例 3

一名 17 岁女性患有视网膜营养不良。她的视力呈进行性下降，主诉有轻度的夜盲。家族史提示父母为一级亲属。全身检查显示轻度面部畸形、小头畸形和肥胖。她还有一定程度的发育迟缓和复发性的牙龈、皮肤感染。检查显示双眼视力分别为 20/150 和 20/70。眼底检查显示黄斑萎缩和中周部视网膜色素颗粒改变。ffERG 检查提示轻至中度的视杆细胞功能障碍和重度视锥细胞功能障碍。IVFA 检查未显示脉络膜湮灭。以下哪项是最佳的候选基因？

    a） *BBS1*。   **b）** *PEX1*。

    c） *ALMS1*。   **d）** *COH1*。

    正确答案是 d。

结合父母近亲婚史、面部畸形、小头畸形、肥胖、智力障碍、反复感染和进行性视网膜病变，我们认为该患者是 Cohen 综合征。*COH1* 基因是致病基因。

    a）不恰当。虽然患者有肥胖和视网膜营养不良，但她没有多指（趾）畸形、性腺功能减退或肾脏异常。

    b）不正确。患者没有牙釉质发育不全、异常巨大的脚趾甲或听力障碍。

    c）不恰当。患者没有眼球震颤、感音神经性耳聋、2 型糖尿病或扩张型心肌病。

    d）正确。

20.7.4 病例 4

一名 20 岁男性因视力进行性下降就诊。他没有夜盲或视野缩小。家族史无特殊。检查显示双眼视力为 20/200。眼底检查显示黄斑如同被锤击过的青铜片样外观,伴轻度萎缩。患者对你说,一位医生认为他是 CORD,因为周边视网膜有色素改变,但你并不认为这是病理改变。进一步的检查提示黄斑累及,包括 ffERG 检查显示视杆细胞功能正常、视锥细胞功能重度障碍,mfERG 检查提示黄斑严重受累,OCT 检查提示黄斑萎缩但无水肿或囊样间隙,Farnsworth 测试结果正常,IVFA 检查显示窗样缺损和脉络膜湮灭。下列哪项是该患者的最佳诊断?

a)Stargardt 病。 b)CORD。
c)全色盲。 d)S-视锥细胞增强综合征。

正确答案是 a。

结合病史和临床检查,首先考虑 Stargardt 病。CORD 典型的周边视网膜改变包括"骨细胞样"色素沉着,通常更集中在黄斑区,伴有视网膜血管纤细,有时可伴视盘蜡黄和不同程度的视网膜萎缩。尽管如此,外周视网膜的表现是否为病理性改变仍取决于 ERG 检查,而本例患者 ERG 检查提示未累及视杆细胞。证实 *ABCA4* 的明确征象为脉络膜湮灭。

a)**正确**。
b)**不正确**。ffERG 检查提示无视杆细胞功能障碍。
c)**不正确**。色觉正常。
d)**不正确**。OCT 和 ERG 检查提示暗反应正常。

推荐阅读

［1］ Maugeri A, Klevering BJ, Rohrschneider K, et al. Mutations in the ABCA4（ABCR）gene are the major cause of autosomal recessive cone-rod dystrophy. Am J Hum Genet. 2000;67(4):960-966

［2］ Bax NM, Sangermano R, Roosing S, et al. Heterozygous deep-intronic variants and deletions in ABCA4 in persons with retinal dystrophies and one exonic ABCA4 variant. Hum Mutat. 2015;36(1): 43 - 47

[3] Michaelides M, Hardcastle AJ, Hunt DM, et al. Progressive cone and cone-rod dystrophies: phenotypes and underlying molecular genetic basis. Surv Ophthalmol. 2006;51(3):232 - 258

[4] Roosing S, Thiadens AA, Hoyng CB, et al. Causes and consequences of inherited cone disorders. Prog Retin Eye Res. 2014;42:1 - 26

[5] Huang L, Xiao X, Li S, et al. Molecular genetics of cone-rod dystrophy in Chinese patients: New data from 61 probands and mutation overview of 163 probands. Exp Eye Res. 2016;146:252 - 258

[6] Mayer AK, Rohrschneider K, Strom TM, et al. Homozygosity mapping and whole-genome sequencing reveals a deep intronic PROM1 mutation causing cone-rod dystrophy by pseudoexon activation. Eur J Hum Genet. 2016;24(3):459 - 462

[7] Rahner N, Nuernberg G, Finis D, et al. A novel C8orf37 splice mutation and genotype-phenotype correlation for cone-rod dystrophy. Ophthalmic Genet. 2016;37(3):294 - 300

[8] Khan AO, Bolz HJ. Pediatric cone-rod dystrophy with high myopia and nystagmus suggests recessive PROM1 mutations. Ophthalmic Genet. 2015;36(4):349 - 352

[9] Khan AO, Aldahmesh MA, Abu-Safieh L, et al. Childhood cone-rod dystrophy with macular cystic degeneration from recessive CRB1 mutation. Ophthalmic Genet. 2014;35(3):130 - 137

[10] Hamel CP. Cone rod dystrophies. Orphanet J Rare Dis. 2007;2:7

（翻译：王丹丹）

21 无脉络膜症

摘要

无脉络膜症(choroideremia，CHM)是一种 X 连锁隐性遗传病，男性患者中出现夜盲和进行性脉络膜视网膜变性时应怀疑本病。患者会从起初的环形暗点进展为周边视野丧失。大多数患者在 20 岁左右出现眼底改变。特征性眼底改变包括斑块状脉络膜视网膜变性，通常开始于中周部，并向后极进展。女性携带者可出现与视野暗点相对应的斑块状脉络膜视网膜变性，但她们通常没有症状。

关键词

无脉络膜症，夜盲症，脉络膜视网膜变性，莱昂作用，基因治疗，*CHM*

> **关键点**
>
> - CHM 为 X 连锁隐性遗传病，其特点为进行性脉络膜视网膜变性。
> - 男性患者的症状从夜盲进展为周边视野丧失，但中心视力通常可保留数十年。
> - 通过对 *CHM* 基因突变的鉴定可确诊。

21.1 概述

CHM 基因编码 Rab 护送蛋白 - 1(rab escort protein-1，

REP‐1),该蛋白可与多个 Rab GTP 酶结合。REP‐1 是 Rab 香叶酰转移酶的关键成分,这是一种介导细胞内囊泡转运的酶复合物。*CHM* 中的大多数突变会导致一个被截短的降解产物。这会导致脉络膜视网膜变性。外周血淋巴细胞结晶、血浆脂肪酸显著异常和红细胞膜异常,提示 CHM 可能是一种全身性疾病。

CHM 是一种 X 连锁隐性遗传病,男性患者出现夜盲和进行性脉络膜视网膜变性应怀疑本病。患者还会经历周边视野的丧失,表现为眼底最初改变后出现的环形暗点,但可进展为严重缩窄。一般在 20 岁左右出现眼底改变。估计患病率为 1/50 000。

患者会出现特征性的眼底改变,包括斑块状脉络膜视网膜变性,通常从中周部开始,向后极进展(图 21.1)。典型的变性区会出现明显的视网膜色素上皮(RPE)和脉络膜毛细血管丢失,但会保留深层的脉络膜血管。在 CHM 中,RPE 丢失是光感受器退化的主要原因,伴有早期脉络膜变薄,与发育缺陷一致。随着下方 RPE 层的丢失,光感受器外节发生丢失。中央的黄斑通常会保留至病程晚期,表现为保留下来的视网膜岛,通常边缘呈扇形。男性患者直到青少年期才会出现症状。在 30 岁后视力通常会恶化。严重的视野缩窄在 40 岁时就会出现,尽管中心视力可以被保留到更晚。随着病情的发展,CHM 患者会出现中周部视网膜"骨细胞样"色素团块。40%～60% 的 CHM 患者在光学相干断层成像(OCT)检查中至少有 1 只眼睛会出现黄斑囊样间隙。1/3 的男性患者可以出现后囊下白内障。女性携带者可出现与视野暗点相对应的斑块状脉络膜视网膜变性(图 21.2),但她们通常没有症状。不利的莱昂作用会引起更明显的症状。虽然对 CHM 没有公认的治疗方案,但病毒载体基因疗法正在进入临床试验,是一种有前景的治疗方法。第 1 个基因治疗试验的结果显示,在治疗后的 6 个月出现视力的持续改善,但还需要长期随访。

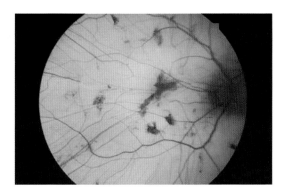

图 21.1 CHM 患者严重的脉络膜视网膜萎缩

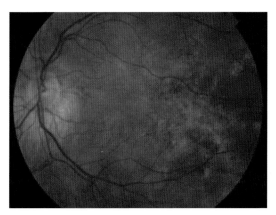

图 21.2 *CHM* 基因突变的女性携带者的眼底
显示由于莱昂作用引起的 RPE 的改变和萎缩区域。

21.2 分子遗传学

CHM（Xq21.2）是已知的唯一与 CHM 有关的基因。突变检出率接近 95%。无义突变最常见，尽管其他的致病变异，如错义突变、完全基因缺失、基因内缺失和移码突变，也有报道。没有一

致的基因型-表型相关性。

21.3 鉴别诊断

21.3.1 视网膜色素变性

CHM 和晚期视网膜色素变性(RP)具有相似的晚期脉络膜视网膜萎缩,因而难以区分。CHM 可能有中周部视网膜的"骨细胞样"色素团块。这两种疾病均有夜盲和视野缩窄,但保留中心视力。RP 可能是 X 连锁隐性遗传。RP 与 CHM 的区别在于色素凝集的程度通常不同。在 RP 中看不到周边视网膜的扇形变性。可能需要分子基因检测来确诊。

21.3.2 Usher 综合征 1 型(OMIM 276900)

在 Xq21 连续缺失综合征中,由于视网膜异常和耳聋(POU3F4 基因缺失),该疾病容易与 CHM 混淆。尽管如此,Usher 综合征不会出现扇形的脉络膜视网膜变性,与 RP 相似的是早期不会见到脉络膜萎缩。Usher 综合征的遗传方式是常染色体隐性(AR)遗传。

21.3.3 回旋状脉络膜视网膜萎缩(OMIM 258870)

回旋状脉络膜视网膜萎缩为 AR 疾病,脉络膜视网膜萎缩的扇形区域进展可与 CHM 混淆,尽管扇形区域在回旋状脉络膜视网膜萎缩中更明显。回旋状脉络膜视网膜萎缩患者的血浆鸟氨酸水平升高。直到疾病的晚期才出现类似 CHM 中的脉络膜萎缩。

21.3.4 中心性晕轮状脉络膜营养不良(OMIM 215500)

该病又称为脉络膜硬化。这种 AR 疾病主要影响黄斑,导致 RPE 和脉络膜毛细血管层中心区域内界限分明的萎缩,伴有视力下降,通常发病在 30~60 岁。在染色体中位于 17p13。存在遗传异质性,中心性晕轮状脉络膜营养不良(central areolar choroidal dystrophy,CACD)2 型(OMIM 613105)是由 *PRPH2* 基因(6p22.2 - p12.3)突变引起,而 CACD3 的突变位点尚未被识别。

21.3.5　Boucher-Neuhauser 综合征(OMIM 215470)

这是由 *PNPLA6*(19p13)的双等位基因突变引起的 AR 疾病。该综合征的特点是脊髓小脑共济失调、低促性腺激素性功能减退症和由脉络膜视网膜萎缩引起的视力损害三联征。大多数患者在出生后 10 年出现 1 个至多个症状,这要早于 CHM。脉络膜视网膜萎缩可以不出现。

21.3.6　Leber 先天性黑矇

虽然 Leber 先天性黑矇(LCA)可能与 CHM 混淆,但 LCA 发病更早,且不存在扇形脉络膜视网膜变性。

21.3.7　线粒体三功能蛋白缺陷(OMIM 609015)

线粒体三功能蛋白催化线粒体脂肪酸 β-氧化的 3 个步骤:催化长链 3-羟酰辅酶 A 脱氢酶(long-chain 3-hydroxyacyl-CoA dehydrogenase,LCHAD)、长链烯酰-CoA 水合酶和长链硫解酶的活性。三功能蛋白缺乏的特点是这 3 种酶的活性降低。临床上,线粒体三功能蛋白紊乱(mitochondrial trifunctional protein disorder,MTPD)可分为新生儿发病(严重且通常是致命的)、婴儿期发病伴有肝脏 Reye-like 综合征和青少年晚期发病的骨骼肌病。一些患者有与肌病、横纹肌溶解和感觉运动神经病变相关的进展性病程。MTPD 的 LCHAD 亚型通常有视觉障碍性的脉络膜视网膜病变,可能与 CHM 相似。MTPD 与 *HADHA*、*HADHB* 基因突变相关。

21.4 罕见表现

当 CHM 是由于连续基因缺失引起时，其他表现可能包括严重的认知障碍（由 *RSK4* 基因缺失引起）、唇腭裂、耳聋和胼胝体发育不全。

21.5 临床检查

21.5.1 静脉内荧光素血管造影

静脉内荧光素血管造影（IVFA）显示了深层脉络膜血管的保留，但 RPE 和浅层脉络膜血管明显丢失。

21.5.2 视野

典型的周边视野丧失通常表现为早期的环形暗点，之后为严重的视野缩窄。

21.5.3 全视野视网膜电图

男性患者的全视野视网膜电图（ffERG）检查显示视杆-视锥型变性，可以进展至暗适应和明适应功能严重改变。女性携带者也可能异常。

21.5.4 多焦视网膜电图

即使在 ffERG 暗反应呈熄灭型的情况下，多焦视网膜电图（mfERG）的中心反应也通常会显著保留。

21.5.5 眼底自发荧光

显示明显的低荧光区域，该检查可突显周边视网膜的扇形丢失。女性携带者可显示斑块状的低荧光区域，从黄斑向外放射。

21.5.6 光学相干断层成像

中央视网膜变薄与视力丧失有关。视网膜外血管可见。视乳头周围脉络膜视网膜萎缩、中央视网膜厚度和中心凹下脉络膜厚度有助于监测疾病进展。

一半患者会有色觉异常。

21.6 基因检测

如果患者没有全身表现，*CHM* 基因的测序通常第 1 个被检测。若未发现突变，可以进行缺失/复制分析。若出现发育迟缓、唇腭裂、胼胝体发育不全或听力丧失，应进行染色体组型或染色体微阵列分析（CMA）检测。

21.7 问题

21.7.1 病例 1

一名 30 岁男性主诉夜盲。在 25 岁时出现症状。家族史表明他的外祖父在 50 多岁时失明。患者双眼最佳矫正视力为 20/30。裂隙灯检查正常。眼底检查显示周边扇形的脉络膜视网膜变性。ffERG 显示严重的视杆-视锥功能障碍。下列哪项检测最合适？

a）视网膜营养不良目标基因组。   b）LCA 目标基因组。

c）听力检测。   d）*CHM* 测序。

正确答案是 d。

这个病例有 CHM 的典型表现，尤其是周边视网膜扇形病灶、早期中心视力保留和家族史提示 X 连锁隐性遗传均具有指示作用。

a）不恰当。虽然许多目标基因组可能包括 *CHM*，但这一策略不具成本效益。

b）不正确。在成年后开始出现症状。

c）不正确。患者无听力丧失的主诉，大多数晚期 Usher 综合征患者在 20 岁时出现症状。

d）正确。

21.7.2　病例 2

一名 35 岁男性要求进行基因咨询。他有 3 个未患病的姐妹，1 个患病的兄弟，他们的外祖父及其 1 个兄弟去世时"失明"。检查显示严重弥漫性脉络膜视网膜萎缩、视网膜散在色素沉着，且 ffERG 呈熄灭型。下列哪项检测是最佳选择？

a） *CHM* 测序。　　　　**b）** *RPGR／RP2* 测序。

c） 线粒体目标基因组。　　**d）** 视网膜营养不良目标基因组。

正确答案是 d。

晚期 CHM 可与晚期 RP 相似，因此，很难提出特定的基因测序。虽然家族史提示 X 连锁隐性遗传，但也可能是 X 连锁隐性遗传的 RP 或 CHM。在该病例中，测试提示一个半合子的 *CHM* 突变。

a）不正确。临床表现并非 CHM 的特异性表现。

b）不正确。临床表现并非 RP 的特异性表现。

c）不正确。患者没有任何全身体征提示线粒体疾病。

d）正确。

21.7.3　病例 3

一名 20 岁男性出现夜盲和视力下降。家族史表明他有 1 个患病的兄弟和外祖父，以及 2 个未患病的姐妹。他的双眼最佳矫正视力是 20/30。裂隙灯检查正常。眼底检查显示周边扇形的脉络膜视网膜萎缩,伴有病灶区的轻度色素沉着。ffERG 显示严重的视杆-视锥功能障碍。*CHM* 测序正常。下列哪项检测是最佳选择?

    a）视网膜营养不良目标基因组。   **b**）缺失/复制分析。

    c）*RPGR / RP2* 测序。   **d**）*PNPLA6* 测序。

    正确答案是 b。

该患者具有典型的早期 CHM 眼底改变,并伴有 X 连锁隐性遗传模式。若测序是正常的,可进行缺失/复制分析。

    a）**不正确**。临床表现强烈提示 CHM,应实施进一步的分子研究以明确诊断。

    b）**正确**。

    c）**不合适**。临床表现不是典型的 RP。

    d）**不正确**。*PNPLA6* 突变会出现脊髓小脑共济失调、低促性腺激素性功能减退症和脉络膜视网膜萎缩。

21. 7. 4　病例 4

    一名 27 岁的无症状女性在眼科检查中被诊断为"疑似早期 RP"。她的父亲在 30 岁时出现"夜间视力问题",并且白天视力差。她还有一个兄弟不能在夜间开车。她的双眼最佳矫正视力是 20/25。裂隙灯检查正常。眼底检查显示散在小的脉络膜视网膜萎缩灶。Goldmann 视野检查显示数个小的相对暗点。ffERG 检查显示轻度的视杆-视锥功能障碍。眼底自发荧光(FAF)检查显示与临床检查相对应的散在低荧光区域。OCT 检查正常。最可能的诊断是什么?

    a）早期的 RP。   **b**）眼部组织胞浆菌病。

    c）*CHM* 携带者。   **d**）正常改变。

正确答案是 c。

CHM 突变的女性携带者通常无症状。眼底检查可见脉络膜视网膜变性。这些表现在 20 年后会更加明显。由于脉络膜视网膜萎缩范围的扩大，夜盲和视野丢失可能会在生命的后期进展。有症状的女性患者与男性患者的临床表现相似，可能是 X 染色体失活偏移所致。

a）不正确。早期 RP 的 ffERG 会有更明显的视杆反应下降，且 ffERG 的改变往往早于临床特征。眼底表现有更加特征性的中周部视网膜"骨细胞样"色素沉着，FAF 检查显示黄斑区有 1 个高自发荧光环。

b）不正确。患者有明显的脉络膜视网膜瘢痕，并且病灶区 ffERG 检查正常，因为疾病是局部的。虽然家族史可能不相关，但组织胞浆菌病并不是一种遗传性疾病。

c）正确。

d）不正确。异常的 ffERG 绝不可能见于正常的改变。

（翻译：王丹丹）

22 增强 S-视锥细胞综合征和其他 *NR2E3* 相关视网膜营养不良

摘要

　　NR2E3 突变与 3 种不同的表型有关:增强 S-视锥细胞综合征(enhanced S-cone syndrome,ESCS)、Goldman-Favre 综合征和视网膜色素变性(RP)。ESCS 是一种罕见的常染色体隐性(AR)遗传的视网膜变性类疾病,临床表现多种多样。在这种情况下,S-视锥细胞是大多数的视锥细胞亚型,而在正常成人视网膜中 S-视锥细胞大约只占总视锥细胞的 10%。最佳矫正视力范围为 20/20~20/200。眼底表现包括:在视网膜色素上皮(RPE)水平上,沿着血管拱环和在赤道部及黄斑部聚集的圆形色素团块、黄斑囊样水肿(CME)、黄斑色素增生(保留中心凹),以及脉络膜视网膜萎缩。

关键词

　　增强 S-视锥细胞综合征,Goldman-Favre 综合征,视网膜色素变性,囊样水肿,*NR2E3*

关键点

- ESCS 是一种由 *NR2E3* 突变引起的视网膜疾病,其特点是对蓝光的敏感性增强、早期出现夜盲及视力下降。视网膜电图(ERG)显示暗反应熄灭和对较短蓝色波长超敏。
- *NR2E3* 突变的患者可能有空的液化玻璃体、进行性中心凹或周边视网膜劈裂、视网膜内囊样间隙、脉络膜视网膜萎缩和(或)色素性视网膜病变。

22.1 概述

核受体类 2、亚科 E、成员 3 蛋白由 *NR2E3* 基因编码，在视网膜外核层特异表达。此外，有一些证据表明 *NR2E3* 抑制胚胎形成过程中的锥体分化。*NR2E3* 致病变异与 3 种不同的表型有关：ESCS、Goldman-Favre 综合征和 RP。

22.1.1 增强 S-锥体综合征

ESCS 是一种罕见的 AR 视网膜变性类疾病，临床表现多种多样。在这种情况下，S-视锥细胞是大多数视锥细胞亚型，而在正常成人的视网膜中 S-视锥细胞大约只占总视锥细胞的 10%。拱环以内的正常后极视网膜是一个视杆细胞丰富的区域。在 ESCS 中，视锥细胞取代了这些视杆细胞，并使患者在早期出现夜盲和视野缩窄。最佳矫正视力范围为 20/20～20/200。眼底表现包括：在 RPE 水平上，沿着血管拱环在赤道部及黄斑部聚集的圆形色素团块、CME（图 22.1）、黄斑色素增生（保留中心凹），以及脉络膜视网膜萎缩。可见玻璃体细胞混浊、薄雾和"面纱样"改变。在患者 4 岁时就可出现眼部表现。

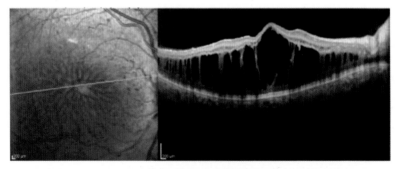

图 22.1 *NR2E3* 复合杂合突变患者的黄斑部视网膜内囊样间隙
左图显示黄斑"辐轮状"改变。

22.1.2 Goldmann-Favre 综合征

典型的 Goldmann-Favre 综合征表型包括玻璃体液化伴纤丝和"面纱样"改变、夜盲，以及儿童早期严重异常的 ffERG。患者往往远视。随着病情的发展，患者出现脉络膜视网膜萎缩、RP、视野明显丧失、周边和黄斑视网膜劈裂及后囊下白内障。

22.1.3 视网膜色素变性

NR2E3 突变被认为与视杆细胞的渐进性变性和随后视锥细胞的参与有关，具有典型的 RP 视网膜中周部"骨细胞样"色素沉着。该病可能是 AR 或 AD。受影响的个体相对较晚出现锥体功能下降，而此时视杆细胞功能已经无法检测。

22.1.4 丛生色素性视网膜病变

有些患者可能会出现一种称为丛生色素视网膜变性的特殊模式，这在不到 1% 的 RP 病例中被发现。这一模式的特点是异常的圆形色素团块在视网膜赤道部或拱环区聚集。

22.2 分子遗传学

尽管没有明确的基因型表型关联，但是这些表型由 *NR2E3* 突变引起。RP 具有遗传异质性。

22.3 鉴别诊断

22.3.1 视网膜色素变性

NR2E3 的突变可以表现为 RP，当出现圆形色素团块聚集或视网膜下纤维化时，通常被视为 *NR2E3* RP 的一部分。

22.3.2 先天性静止性夜盲（OMIM 310500；300071；257270；613216）

由于早期夜盲，这种情况可能与 ESCS 混淆。然而，眼球震颤是先天性静止性夜盲（congenital stationary night blindness，CSNB）的一个显著特征，在 ESCS 中并不存在。

22.3.3 X-连锁青少年视网膜劈裂（OMIM 312700）

该病的特点是视力受损和黄斑部视网膜内囊样间隙，OCT 检查很难与 ESCS 区分。X 连锁青少年视网膜劈裂（juvenile X-linked retinoschisis，JXLR）几乎完全发生在男性身上，这与 ESCS 中多为女性患者且表现为视网膜内囊样间隙不同。*RS1* 突变导致 JXLR。在许多患者中也可以见到周边部视网膜劈裂，尽管这也可以在 Goldman-Favre 综合征中见到。

22.3.4 其他伴有视网膜内囊样间隙的疾病

其他伴有视网膜内囊样间隙的疾病包括窗样光泽营养不良、病理性近视、*NR2E3* 视网膜病变、退行性黄斑劈裂、药物诱导（烟酸）、玻璃体牵引、孤立的黄斑中心凹劈裂和许多视网膜变性类疾病。

22.3.5 黄斑囊样水肿

相对于 ESCS 和其他疾病的非渗漏性视网膜内囊样间隙，CME 的临床诊断是基于在 IVFA 上的晚期渐进性高荧光（渗漏），常表现出一种中心凹的花瓣状样式。病因多样，包括炎症、糖尿病、视神经小凹和其他疾病，以及遗传障碍。

22.3.6 丛生色素性视网膜病变

一些具有这种表型的患者 *CRB1* 或 *TULP1* 有突变。

22.3.7　鱼雷样黄斑病变

与 ESCS 相关的鱼雷样病变与典型的孤立鱼雷样病变不同，后者往往相对较大，末端尖窄，指向中心凹，通常位于中心凹的颞侧，周围是正常的 RPE。孤立的鱼雷样病变是先天性的，被认为是由异常的 RPE 或脉络膜或睫状血管畸形产生。

22.4　罕见表现

在一些患者身上可以见到鱼雷样病变。这些病变大小各异，可以通过后极定位。表现为中央脱色或脉络膜视网膜萎缩和周围异常的 RPE 色素增加。这些病变是静止性的。

在 ESCS 患者中也可以见到环状黄斑纤维化（螺旋状纤维化），可能与视网膜下出血有关。血管增生性视网膜肿瘤很少见于 Goldmann-Favre 综合征。

22.5　临床检查

22.5.1　OCT

OCT 检查显示典型的视网膜内囊样间隙。其他表现包括视网膜前膜、视网膜下纤维化，外层视网膜卷曲，视网膜内病变（在黄点背景下），光感受器丢失和片状 RPE 丢失。

22.5.2　眼底自发荧光

ESCS 患者可能有一个大的黄斑低荧光环和高荧光中心。低荧光环通常对应于视网膜下纤维化区域。有些个体会在 RP 表型上有阻塞成块的色素改变；FAF 检查可以发现 3 个"同心圆样"高荧光。

22.5.3 视网膜电图

ESCS 的 ERG 特征性表现包括熄灭的暗反应和对较短蓝色波长的超敏反应。30 - Hz 的锥形闪烁会不成比例地降低到单闪锥的振幅。特定的 S - 视锥细胞刺激显示超常反应。RP 和块状的色素表型将表现为视杆-视锥细胞营养不良。

22.6 基因检测

NR2E3 全基因分析可用。

22.7 问题

22.7.1 病例 1

一名 12 岁的女孩因夜盲和视力下降就诊。家族史不详。双眼视力为 20/100，屈光不正不明显。眼底检查显示黄斑有小的黄色圆形斑点和视网膜下纤维化斑块。玻璃体正常。FAF 检查显示与纤维化区域相对应的低荧光区和高荧光环。OCT 检查显示黄斑的视网膜内囊样间隙，在 IVFA 上没有渗漏。ffERG 检查显示熄灭的暗反应和对较短蓝色波长的超敏反应。下面哪个可能是最合适的诊断？

a) JXLR。　　　　　　　　　　　**b)** CSNB。

c) Goldmann-Favre 综合征。　　　**d)** ESCS。

正确答案是 d。

夜盲病史和视力下降、典型的临床表现和检查结果均提示 ESCS 的诊断。患儿被发现是一种 *NR2E3* 基因的复合杂合子突变，位点是曾经被报道过的 c.119 - 2 A>C 和 c.767 C>T。

a）不正确。患儿是女性，所以这是不可能的。

b）不合适。无眼球震颤，ERG 表现为对波长较短的蓝色高度敏感。CSNB 通常表现出电负性反应。

c）不正确。没有玻璃体异常。Goldman-Favre 综合征 ERG 的明反应通常低于正常水平。

d）正确。

22.7.2 病例 2

一名 20 岁的男性从 8 岁开始患有视力减退和夜盲症。他有一个同样情况的妹妹。他的父母是表亲。最好的矫正视力是右眼球镜＋4.00D 达到指数和左眼球镜＋3.00D 达到指数。眼前节检查结果阴性。眼底检查可见多发玻璃体膜、玻璃体后脱离、黄斑色素聚集、一个象限内赤道部脉络膜视网膜萎缩、板层黄斑裂孔。OCT 检查显示双眼板层黄斑裂孔和黄斑视网膜内囊样改变。ffERG 检查显示暗适应下 a 波和 b 波振幅显著降低。下面哪个可能是最合适的诊断？

a）JXLR。 b）CSNB。

c）Goldmann-Favre 综合征。 d）ESCS。

正确答案是 c。

严重的玻璃体异常、夜盲症和严重影响的 ffERG 均明显提示 Goldmann-Favre 综合征。家族史增加了 AR 的可能性。患者被发现是纯合的 *NR2E3* 突变（c.1117＞G）。

a）不正确。虽然患者是男性，但他有一个受影响的妹妹。JXLR 只影响男性，因为它是一种 X 连锁隐性疾病。玻璃体异常在 Goldmann-Favre 综合征中更为严重。JXLR 中的 ERG 通常表现为电负性反应。

b）不正确。没有眼球震颤，病史显示进行性视力丧失，玻璃体视网膜异常排除了 CSNB。ffERG 在 CSNB 中经常表现出电负性反应。

c）正确。

d）不正确。患者有严重的玻璃体异常,更符合 Goldmann-Favre 综合征而不是 ESCS。在 ESCS 中,明反应 ERG 对 S-视锥细胞的刺激是超常的,与题目中不符。

22.7.3　病例 3

一名 30 岁的妇女被转诊进行夜盲症的评估。症状开始于她 20 岁时。她有一个同样患夜盲症的哥哥。她的父母是近亲结婚。最佳矫正视力为双眼 20/60(双眼球镜 - 1.00D)。眼底改变显示骨细胞、血管变细和视盘苍白。ffERG 检查显示严重受损,呈视杆-视锥状分布。下列测试中哪项可能更适合排序?

a） *RHO* 测序。

b） *NR2E3* 测序。

c） CORD 目标基因组。

d） 视网膜营养不良目标基因组。

正确答案是 d。

这种 RP 很可能是 AR,临床表现是非特异性的,因此 *NR2E3* 或其他基因测序不合适,因为没有特定的基因型-表型相关性,并且有大量可能的基因突变可以解释此种表型。

a）不正确。 *RHO* 的突变通常引起 AD RP。父母近亲结婚和有一个同样夜盲的哥哥表示为 AR 遗传。

b）不正确。虽然 *NR2E3* 突变是可能的,但这个患者无 *NR2E3* 突变的任何特征。

c）不正确。ffERG 检查显示具有视杆-视锥型,而不是视锥-视杆型。

d）正确。

推荐阅读

[1] Yzer S, Barbazetto I, Allikmets R, et al. Expanded clinical spectrum of enhanced S-cone syndrome. JAMA Ophthalmol. 2013; 131 (10): 1324 - 1330

[2] Coppieters F, Leroy BP, Beysen D, et al. Recurrent mutation in the first zinc finger of the orphan nuclear receptor NR2E3 causes autosomal dominant retinitis pigmentosa. Am J Hum Genet. 2007; 81 (1): 147 - 157

[3] Jacobson SG, Marmor MF, Kemp CM, et al. SWS (blue) cone hypersensitivity in a newly identified retinal degeneration. Invest Ophthalmol Vis Sci. 1990; 31 (5): 827 - 838

[4] Marmor MF, Jacobson SG, Foerster MH, et al. Diagnostic clinical findings of a new syndrome with night blindness, maculopathy, and enhanced S cone sensitivity. Am J Ophthalmol. 1990; 110 (2): 124 - 134

[5] Jacobson SG, Román AJ, Román MI, et al. Relatively enhanced S cone function in the Goldmann-Favre syndrome. Am J Ophthalmol. 1991; 111 (4): 446 - 453

[6] Milam AH, Rose L, Cideciyan AV, et al. The nuclear receptor NR2E3 plays a role in human retinal photoreceptor differentiation and degeneration. Proc Natl Acad Sci U S A. 2002; 99 (1): 473 - 478

[7] Bonilha VL, Fishman GA, Rayborn ME, et al. Retinal pathology of a patient with Goldmann-Favre syndrome. Ophthalmic Genet. 2009; 30 (4): 172 - 180

[8] Khan AO, Aldahmesh MA, Al-Harthi E, et al. Helicoid subretinal fibrosis associated with a novel recessive NR2E3 mutation p. S44X. Arch Ophthalmol. 2010; 128 (3): 344 - 348

[9] Pachydaki SI, Klaver CC, Barbazetto IA, et al. Phenotypic features of patients with NR2E3 mutations. Arch Ophthalmol. 2009; 127 (1):

71－75

[10] Zweifel SA，Engelbert M，Laud K，et al. Outer retinal tubulation： a novel optical coherence tomography finding. Arch Ophthalmol. 2009； 127(12)：1596－1602

[11] Cassiman C，Spileers W，De Baere E，et al. Peculiar fundus abnormalities and pathognomonic electrophysiological findings in a 14-month-old boy with NR2E3 mutations. Ophthalmic Genet. 2013；34 (1－2)：105－108

[12] Nakamura M，Hotta Y，Piao CH，et al. Enhanced S-cone syndrome with subfoveal neovascularization. Am J Ophthalmol. 2002；133(4)： 575－577

[13] Sharon D，Sandberg MA，Caruso RC，et al. Shared mutations in NR2E3 in enhanced S-cone syndrome，Goldmann-Favre syndrome， and many cases of clumped pigmentary retinal degeneration. Arch Ophthalmol. 2003；121(9)：1316－1323

[14] Hull S，Arno G，Sergouniotis PI，et al. Clinical and molecular characterization of enhanced S-cone syndrome in children. JAMA Ophthalmol. 2014；132(11)：1341－1349

（翻译：王雨微）

23 Stargardt 病和其他 *ABCA4* 相关视网膜病变

摘要

Stargardt 病（Stargardt disease，SGD）是最常见的儿童退行性遗传性黄斑营养不良。它通常由 *ABCA4* 突变引起。患者常表现为双侧或顺序性的中心视力丢失。其特征性表现是视网膜下"鱼状"脂褐素沉积（斑点）的黄斑病变。其他表型与 *ABCA4* 突变有关，包括年龄相关性黄斑变性（ARMD）、无斑点的黄斑萎缩、牛眼黄斑病变、常染色体显性（AD）视锥-视杆细胞营养不良（CORD）和常染色体隐性（AR）RP。

关键词

Stargardt 病，黄斑营养不良，*ABCA4*，脂褐素，斑点

关键点

- SGD 是最常见的儿童退行性遗传性黄斑营养不良。
- 通常由 *ABCA4* 突变引起。
- 患者常表现为双侧或顺序性的中心视力丢失。
- 特征性表现是视网膜下"鱼状"脂褐素沉积（斑点）的黄斑病变。
- *ABCA4* 突变可能出现 SGD 以外的表型。

23.1 Stargardt 病概述

SGD 是儿童最常见的遗传性退行性黄斑营养不良。大多数患者表现为青少年早期的中心视力丧失和典型的眼底表现：由于脂褐素沉积，后极出现黄斑萎缩，并伴有淡黄色"鱼状"视网膜下斑点(图 23.1)。当斑点扩散到整个视网膜时，这种疾病被称为眼底黄色斑点症。估计患病率为 1/10 000。SGD 由 *ABCA4* 基因突变引起。

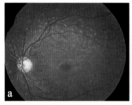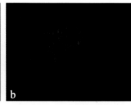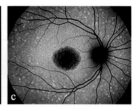

图 23.1 SGD 眼底表现

(a)患者的眼底照片，显示后极视网膜下黄色斑点，伴轻度黄斑萎缩；(b) *ABCA4* 基因突变导致的 SGD 患者在 IVFA 上的脉络膜膜湮灭征；(c)SGD 患者的 FAF 检查显示多个高荧光病变(对应于视网膜下斑点)和黄斑低荧光(对应于萎缩)。

SGD 是由于脂褐素在 RPE 中沉积而导致的继发性光感受器功能障碍和随后的死亡。*ABCA4* 编码特定于视网膜的跨膜蛋白。它存在于视锥和视杆细胞外节的盘膜中，在此处它参与了 11 -顺式-维甲酸循环，并使光感受器返回到它的暗适应状态，使其能够进行进一步的光转导。*ABCA4* 被认为是一种"转位酶"，它将 N -视黄醛-磷脂酰乙醇胺转运到膜盘上。当 *ABCA4* 活性下降时，随着脂褐素的沉积，RPE 中 A2E 逐渐积累。这是 SGD 的组织学特征。在 SGD 中，脂褐素可以累积到正常值的 5 倍以上。这严重影响 RPE 的功能和生存，改变细胞膜结构并诱导细胞凋亡。RPE 死亡会导致继发性光感受器变性，从而导致失明。

SGD 最常见的表现为双侧中心视力丧失,色觉异常,中心暗点,暗适应差,伴或不伴畏光。有些患者可能视力正常或只是轻度的视力下降,但其视网膜功能已非常差。最终这些患者通常会经历进一步的中心视力丧失。一般来说,最初的视力恶化迅速进展,但其发病年龄高度可变。很少有患者恶化到数指或手动的视力。视力预后取决于疾病发生的年龄,视力较早出现严重损害的患者预后最差。

有一种特殊形式的 SGD 称为儿童期起病、早期起病或青少年型 SGD。这些患者往往在 10 岁之前出现早期严重的视力丧失(通常比 20/40 更严重),ERG 上严重损害的视网膜功能,并伴有广泛视锥-视杆细胞功能障碍,迅速发展的 RPE 萎缩,在大约 12年时间内从轻度到严重。大约一半患者有诊断延迟,平均为 3 年。成人发病的 SGD 患者更有可能在较长时间内保持有用的视力,并在诊断时显示较轻微的视网膜功能障碍。在报道中,患者中 30%有斑点,3%有正常的视网膜。

反常的是,眼底检查在疾病的早期可能正常,即使患者已经有了视力下降。后来,色素斑、黄斑部"铝箔样"反光、黄斑萎缩、眼底斑点,甚至牛眼黄斑病变都可能出现。斑点是典型的"鱼状",圆形,无定形,或点状黄白色病变。它们的分布可能随时间而变化。斑点数与视力损失无明显相关性。

SGD 患者可发生偏中心注视。此外,与 *ABCA4* 相关的疾病倾向于保留视乳头旁视网膜的结构和功能,在 FAF 和 OCT 上可以被证实。在多达 1/3 的患者中,这个区域可以成为患者固视的较好视网膜部位。

值得注意的是,SGD 和眼底黄色斑点症存在重要差异。患眼底黄色斑点症的人往往发病较晚,视力退化较慢。因此,眼底黄色斑点症通常是一种较温和的情况,黄斑较少涉及,因此,一般结果是比 SGD 有更好的视力。

目前的治疗方案包括防光和低视力辅助治疗。患者可以从佩戴防紫外线太阳镜中获益。应避免补充维生素 A,因为它增加脂褐素在 RPE 上的沉积。降低脂褐素沉积的化合物如富氘维生素 A 或异维甲酸的作用,以及干细胞治疗和基因治疗正在研究中。

23.2 *ABCA4* 相关视网膜病变概述

其他与 *ABCA4* 相关的表型包括 ARMD、无斑点的黄斑萎缩、牛眼黄斑病变、AR CORD 和 AR RP。某些重叠或中间形式也可以在疾病发展的过程中见到。此外,不同的表现可能会到达相同的终点阶段,以弥漫性萎缩为特征,症状也可能不同。例如,在孤立的视锥细胞功能障碍综合征患者中可以有怕光的现象,而在 RP 和 CORD 患者中,夜盲症更为常见。然而,有一些线索可以提示 *ABCA4* 突变。例如,如果 RP 表型在黄斑或后极萎缩中出现严重的色素改变,而不是轻微的周边视网膜病变,可以怀疑 *ABCA4* 突变。此外,由于 *ABCA4* 的致病突变,在 RP 和 CORD 患者的血管造影中可以看到脉络膜湮灭。据估计,30%～50%的 CORD 是由 *ABCA4* 突变引起。

23.3 Stargardt 病的分子遗传学

ABCA4(chr1p22.1)是一个包含 50 个外显子的大基因,具有很强的等位基因异质性,有超过 800 种与疾病相关的变异,其中大部分是错义突变。最常见的 *ABCA4* 致病突变仅占 SGD 患者总数的 10%。在不同的地区,种族特有的 *ABCA4* 等位基因具有奠基者效应(例如,日本的 T1428M 等位基因)。*ABCA4* 突变的载体频率相对较高,通常为一般种群的 4%～5%,尽管在某些种群中

可能更高。估计在 AR CORD 中 *ABCA4* 突变的患病率在
30%～60%之间。对于迟发型 SGD 发生在不影响 *ABCA4* 功能
区域的错义突变患者，这些错义突变对位点的影响小，但仍保留
ABCA4 的功能。对于早发型 SGD，*ABCA4* 突变的患病率可高达
90%。在 *ABCA4* 突变相关病变中也有深入的内含子突变。对
SGD 患者进行 *ABCA4* 编码和内含子序列的全测序发现，65%～
75%的患者有 2 个与疾病相关的等位基因，15%～20%的患者有
1 个突变，15%的患者没有突变。大多数无义突变与典型的 SGD
有关，而在眼底黄色斑点症和迟发型 SGD 患者中发现的突变通常
是错义突变。在相同的 *ABCA4* 等位基因上发现 2 个或更多的突
变并不罕见，创造 1 个大于 2 的突变数。因此，家系分离分析对于
确定致病性和确定患者是否真正具有双等位基因突变（呈跨型）至
关重要，而不是同一等位基因上的 2 个突变（呈顺式）。

　　某些表型-基因型的相关性在特定突变中被注意到。*ABCA4*
等位基因 G1961E 倾向于黄斑改变而不是广泛性视网膜功能障
碍，并且是纯合子或复合杂合子状态下牛眼黄斑病变的原因之一。
c.2588G＞C 等位基因与典型的 SGD 相关，而不是早发型的 SGD
（这种等位基因出现在 30%的典型 SGD 患者中，但最多出现在
4%的早发型 SGD 患者中）。视乳头周围视网膜发生病变可能与
ABCA4 基因更有害的突变有关。

23.4　*ABCA4* 相关视网膜病变的分子遗传学

　　ABCA4 等位基因的不同组合会导致不同的表型，眼底表现的
严重程度与 *ABCA4* 活性的残余成反比。*ABCA4* 在 ARMD
（*ABCA4* 多态性）、CORD（残余 *ABCA4* 活性）、RP（全零等位基
因）的发病机制中均有报道。即使在家族内部，相同的 *ABCA4* 等
位基因组合也能产生不同的表型。据报道，*ABCA4* 等位基因

G1961E 和 D2177N 的杂合子患 ARMD 的风险增加。然而,在患有 ARMD 的家庭中进行的共分离研究并没有建立该疾病与 *ABCA4* 变异之间的直接相关性。

23.5 Stargardt 病的鉴别诊断

23.5.1 AD Stargardt 病(STGD4,OMIM 603786)

在 *PROM1* 基因(4p)杂合突变的家族中描述了带有 AD 遗传模式的 Stargardt 型疾病。患者通常有牛眼黄斑病变。这些患者可能与典型的 SGD 难以区分,但在 AD 遗传模式的背景下,中心视力丧失和明显的外核层萎缩是关键因素。

23.5.2 Stargardt 型黄斑病变(STGD3,OMIM600110)

在 *ELOVL4* 基因(6q14.1)杂合突变的家族中描述了带有 AD 遗传模式的 Stargardt 型黄斑病变。受影响的个体在幼儿时期具有正常的视力,但 5～23 岁开始下降。在大多数情况下,较早出现斑点。黄斑萎缩在后期出现,成年后所有患者的视力下降到 20/200 或更差。IVFA 不显示脉络膜湮灭征。

23.5.3 Malattia Leventinese 和 Doyne 蜂巢状视网膜营养不良(OMIM 126600)

这两种 AD 疾病由 *EFEMP1*(2p16.1)突变引起,其特征是在 RPE 下聚集的黄白色玻璃膜疣样沉积。玻璃膜疣通常出现在 20～30 岁的患者中,也有更早发病(15 岁)的报道。玻璃膜疣往往是双眼的、细长的,呈放射状分布。玻璃膜疣的外形更有规律,可以从拱环延伸到视盘鼻侧,这在 SGD 中不常见。RPE 和黄斑萎缩出现较晚。

23.5.4　Kandori 斑点状视网膜（OMIM 228990）

这种罕见情况的特点是不规则斑点，在大小和汇合趋势上有变化，分布在赤道部或中部。黄斑未被累及。遗传基础仍未知。

23.5.5　家族性良性斑点状视网膜（OMIM 228980）

AR 遗传，眼底表现为弥漫、黄白色斑点样病变延伸至视网膜周边，但是不累及黄斑。患者无症状，电生理检查正常。它由 *PLA2G5* 基因（1p36）的双等位基因突变引起。玻璃样沉积沿着 Bruch 膜的表层发生，表现为多个不同大小和形状的深黄色、白色病变。

23.5.6　Sorsby 眼底营养不良（OMIM 136900）

这是一种 AD 视网膜营养不良，其特征是患者在 40~50 岁时由于黄斑疾病而失去了中心视力。周边视力丢失发生较晚。通常出现在大约 40 岁，最开始的眼底表现为黄斑水肿、出血和渗出，渗出可能与脂褐素混淆。色素萎缩随后向周边延伸，并伴有脉络膜血管硬化。它与 *TIMP3* 突变有关（22q12.3）。

23.5.7　图形样黄斑营养不良（OMIM 169150）

RPE 的图形样黄斑营养不良是指一组多样性黄斑病变，其特征是黄斑区脂褐素异常聚集。据报道有 3 种主要图形：网状营养不良、大孔状（"蜘蛛形"）营养不良和蝴蝶形营养不良。它由 RDS-外周蛋白基因（*PRPH2*；6p21）中的杂合突变引起。通常在 40 岁时表现出来。

23.5.8　年龄相关性黄斑变性（OMIM 603705）

由于玻璃膜疣和地图样萎缩，ARMD 可以与 SGD 相混淆。

发病年龄通常比典型的 SGD 晚很多,但可能与迟发型 SGD 的发病时间相一致。ARMD 是老年人获得性视觉损害最常见的原因。在 75 岁及以上的人群中,30% 的人出现轻度的 ARMD。在这个年龄组中,大约 7% 的人已处于晚期阶段。ARMD 被认为是一种复杂的表型,因此不建议进行基因检测。多种致病突变与 ARMD (*CFH*、*CFB*、*ABCA4*、*TIMP3*、*BEST1* 和 *EFEMP*1 基因)相关,可能提示 ARMD 是一种多基因疾病,由多种不同基因的致病突变引起。

23.5.9 基底板层玻璃膜疣(OMIM 126700)

这个术语是指早期成人发病的玻璃膜疣表型,表现为在黄斑内随机分布的均匀黄色小视网膜下结节。一些学者认为它是包括 ARMD 在内的一系列疾病的一部分。在 IVFA 上,可以看到典型的"天空中的星星"。*CFH* 基因突变可能与这种情况有关。

23.5.10 中央晕轮状脉络膜萎缩(OMIM 215500)

患者的黄斑中心出现界限清晰的 RPE 和脉络膜毛细血管萎缩区。患者年龄通常在 40～60 岁之间。AR 遗传,与 *PRPH2* 基因的突变有关(6p21.2‐p12.3)。不存在斑点,并且只影响地图样病变下方的脉络膜。

23.5.11 Kjellin 综合征(OMIM 270700)

15 型痉挛性截瘫是一种神经退行性疾病,其被定义为渐进性痉挛,主要影响下肢,与智力发育迟缓、听力和视力缺陷有关,并伴有薄胼胝体。它是由 *ZFYVE26* 基因(14q24.1)的双等位基因突变引起的 AR 遗传病。*SPG11* 突变(15q21.1)也可导致 Kjellin 综合征。眼底表现包括黄斑萎缩和后极斑点。通过全身表现很容易将其与 SGD 区分开来。

23.5.12　白点状眼底（OMIM 136880）

眼底病变的特征是在整个视网膜上呈离散均匀的白色斑点，在赤道部密度最大，黄斑浸润较少。有夜盲的临床表现。ffERG 通常在暗适应后得到改善。它与 RDH5 或 RLBP1 基因突变有关（图 23.2）。

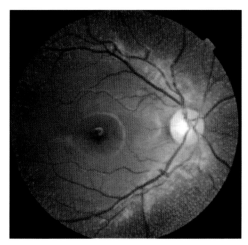

图 23.2　白点状眼底患者的眼底表现

可见无黄斑浸润、赤道部离散均匀的白色斑点［该图片由塞尔吉奥·扎卡赖亚斯医学博士（Sergio Zacharias，MD.）和勒内·莫亚医学博士（René Moya，MD.）提供］。

23.5.13　Alport 综合征（OMIM 203780；30105）

Alport 综合征的发生率为 1/5 000，85% 的患者为 X 连锁隐性遗传。特征性表现包括间质性肾炎、听力丧失和眼部表现，包括斑点性黄斑病变（85%）、前圆锥晶状体（25%；图 23.3），不太常见的是后圆锥晶状体。X 连锁 Alport 综合征的其他眼部特征包括小角膜、角膜环、虹膜萎缩、自发性晶状体破裂、球形晶状体、后圆锥晶状体、黄斑反光差及 EOG 和 ERG 检查异常。*COL4A5*（Xq22.3）突变导致了 X 连锁隐性模式，*COL4A3* 为 AD 模式，*COL4A4*（2q36.3）为 AR 模式。AD 模式可能只具有眼部表现。有一种 AD 模式与 Alport 综合征的临床表现相同，但加上巨血小板减少症，被称为 Fechtner 综合征（OMIM 153640；*MYH9* 基因，22q11）。

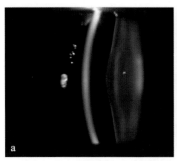
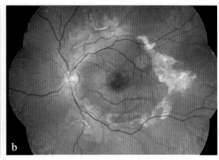

图 23.3　Alport 病表现

（a）前锥形晶状体；（b）黄斑和黄斑旁的斑点性视网膜病变。该患者还患视网膜下纤维化［图片由塞尔吉奥·扎卡赖亚斯（Sergio Zacharias，MD.）医学博士提供］。

23.5.14　增强 S-视锥细胞综合征（OMIM 268100）

这种 AR 视网膜病变的特点是对蓝光的敏感性增强、视力丧失、夜盲症和视网膜变性。眼底表现包括：沿着血管弓和在赤道部的 RPE 水平上的圆形色素聚集，赤道部和黄斑部的黄色斑点以及在中部边缘、黄斑囊样间隙、绕过中心凹的黄斑部色素沉着、脉络膜视网膜的萎缩。可见玻璃体细胞、混浊、薄雾和"面纱样"。它由 *NR2E3* 致病突变引起。

23.5.15　与线粒体 DNA A3233G 突变有关的黄斑营养不良

mtDNA 中的 A3243G 点突变与 MIDD 综合征（母系遗传的

糖尿病和耳聋)和 MELAS(乳酸酸中毒和类似卒中的线粒体脑脊髓病)有关。这两种疾病可以有弥漫性视网膜病变或单独的黄斑病变。眼底改变包括视网膜下苍白沉淀物和圆形的中心凹旁 RPE 萎缩。当有类似的全身疾病时发现 RPE 异常,应怀疑该黄斑营养不良。

23.6   *ABCA4* 相关的视网膜病变的鉴别诊断

23.6.1   视锥-视杆细胞营养不良

无 *ABCA4* 突变的 CORD 患者通常眼底无斑点,IVFA 检查也不表现出脉络膜湮灭。

23.6.2   视网膜色素变性

请参照 RP 部分。

23.6.3   SGD 及其鉴别诊断

SGD 及其鉴别诊断也特别适用于 *ABCA4* 病,除了 RP 和 CORD 外。

23.7   SGD 病不常见表现

黄斑保留可能发生在视力非常好的迟发型 SGD 患者中。相反,一些患者可能会出现大面积的地图样萎缩,在 FAF 上最明显。

23.8   *ABCA4* 相关的视网膜病变不常见表现

广泛脉络膜毛细血管营养不良是一种进行性 *ABCA4* 相关表型,表现为早期发病的黄斑营养不良,终末期扩展为广泛的脉络膜视网膜萎缩,伴有严重的视觉损失。

23.9 SGD 病的临床检查

23.9.1 静脉内荧光素血管造影

IVFA 检查显示高达 70% 的人有脉络膜湮灭征。这一迹象源于早期脉络膜高荧光素的缺乏,它被 RPE 中大量的脂褐素聚集所遮挡。

23.9.2 眼底自发荧光

FAF 检查的高荧光表示 RPE 中有过多的脂褐素累积。在典型的 SGD 中,黄斑内可见到大量的高荧光斑点。低荧光与 RPE 代谢活性降低有关,代谢活性降低又与 RPE 局部萎缩和继发光感受器丢失有关。在 SGD 中可以见到大面积完全没有荧光的区域,却很少发现黄斑高荧光环。

23.9.3 全视野视网膜电图

SGD 患者一般维持正常或仅轻度低于正常的 ffERG 暗反应和明反应。

23.9.4 多焦视网膜电图

mfERG 检查在 SGD 患者中通常是不正常的,常在周围振幅和隐含时间的恢复中表现出更多的集中效应。

23.9.5 OCT

OCT 检查提供了重要的超微结构信息,如在 RPE 层早期检测出脂褐素累积,或光感受器层结构紊乱。结合 FAF,OCT 检查可用于疾病的分期。

23. 9. 6　色觉

SGD 患者通常有轻微的红-绿色盲或三色轴偏移。

23. 9. 7　视野检查

在疾病早期通常是正常的,但会进展到中心暗点。

23. 9. 8　黑色素相关的近红外眼底自发荧光

可以比 FAF 更早有改变。

23. 10　*ABCA4* 相关的视网膜病变的临床检查

23. 10. 1　静脉内荧光素血管造影

IVFA 检查可以有脉络膜湮灭征。其他表现包括由于 RPE 异常而导致的中央低荧光点、高荧光点或颗粒,或脉络膜视网膜萎缩所致的聚集的低荧光斑块。

23. 10. 2　眼底自发荧光

FAF 检查可以显示出与斑点对应的高荧光,但在这些非 SGD 的 *ABCA4* 病患者中最常见的是低荧光斑块、弥漫性低荧光或地图样萎缩。

23. 10. 3　全视野视网膜电图

这些疾病与 SGD 的不同之处在于 ffERG 表现出异常的暗反应和明反应。

23. 10. 4　OCT

OCT 检查可见光感受器层紊乱、萎缩和内外节连接丢失。

23.10.5 视野测试

与 SGD 不同的是,这些表型除了中心暗点外,还可能有周边视野缺损。

23.11 Stargardt 病的基因检测

SGD 诊断是典型的基于病史和检查的临床诊断,基因检测用来证实临床诊断和提供遗传咨询。尽管考虑对常见突变进行有针对性的筛选可能会降低成本,但许多患者需要对 *ABCA4* 进行全测序。重要的是要包括深入内含子测序,特别是当只发现 1 个突变时,因为这种类型突变的频率比以往认为的要高。

23.12 *ABCA4* 相关的视网膜病变的基因检测

通常针对 CORD 或 RP 患者需要对多基因目标基因组进行分子诊断,因为可能并没有一个特定的特征提示 *ABCA4* 病。有时,病史里的发病年龄和临床表现会提示 *ABCA4* 突变。例如,先前 IVFA 上的脉络膜湮灭征、眼底照上的斑点,或进展为 RP 表型的黄斑萎缩,都可以提供有用的线索提示做 *ABCA4* 测序检查。在一些实验室中,目标基因组检测可能比 *ABCA4* 测序更划算,甚至可能包括 *ABCA4* 测序。

23.13 问题

23.13.1 病例 1

一名 14 岁的女孩在 2 周内每只眼睛的视力下降到 20/100。家族史无异常。眼底检查显示双眼"铝箔样"黄斑萎缩和黄斑周围散在不同大小的视网膜下黄色斑点。ffERG 检查正常,但 mfERG 上黄斑反应略有降低。FAF 检查显示后极有高荧光斑点。OCT 检查可见黄斑变薄,光感受器丢失,视网膜下沉积。IVFA 检查可见脉络膜湮灭征。你的临床诊断是什么?

a)地图样黄斑萎缩。

b)CORD。

c)SGD。

d)Doyne 蜂窝状黄斑营养不良。

正确答案是 c。

发病年龄、"铝箔样"黄斑萎缩、视网膜下脂褐素斑点,以及其他检查结果与 SGD 的临床诊断一致。

a)**不正确**。斑点分布没有图案。青春期不是该病典型的发病年龄。脉络膜湮灭征不见于地图样萎缩。

b)**不正确**。ffERG 检查显示正常的视杆反应,只有轻微的暗反应降低。

c)**正确**。

d)**不正确**。斑点的分布不是 Doyne 蜂窝状。发病年龄通常较年长,发病时间较长。脉络膜湮灭征在 Doyne 营养不良中不可见。

23.13.2 病例 2

一名 14 岁的女孩被认为有可能是 SGC。主诉是去年视力下降,视力为右眼 20/80 和左眼 20/100,没有明显的屈光不正。眼底检查有牛眼状黄斑病变和一些后极斑点。进一步的检测发现异常的 mfERG,ffERG 检查显示视锥细胞功能临界正常,视杆细胞功能不正常,FAF 检查显示双高荧光环和高荧光斑点,OCT 检查见中心凹变薄和光感受器丢失,IVFA 检查有脉络膜湮灭征。家族史阴性。视锥细胞营养不良。DNA 目标基因组(包括"热点"外显子位点)显示,在她的 *ABCA4* 基因中发现了之前报道过的与 SGD 相关的致病突变(c. 4539 + 2028C>T),是从临床上正常的父亲那里遗传的。下一步该做什么?

a) 视网膜营养不良目标基因组。

b) WES。

c) 没有进一步的测序。

d) *ABCA4* 完整测序。

正确答案是 d。

在多达 15% 的 *ABCA4* 病患者中,只有 1 个受影响的等位基因在通常的体外 *ABCA4* 测试中被发现。这种技术虽然很有效,但可能会漏掉新的突变或深入内含子突变。深度内含子测序可以在约 30% 的患者中发现第 2 次突变。在这种情况下,c. 4539 + 2001 G>A(V4)被发现。

a) **不正确**。找到双基因的可能性比找到第 2 个 *ABCA4* 等位基因的概率低。此外,IVFA 上脉络膜湮灭和斑点也提示 *ABCA4* 突变为病因。

b) **不正确**。在这种情况下,WES 不具有成本效益,会提供与表型无关的难以解释的信息,并带有不必要的风险。

c) **不正确**。应该进行全测序。

d) **正确**。

23. 13. 3　病例 3

一名 22 岁的男子因视力下降而被转诊。他没有全身病变。家族史未提及。视力为 20/200,屈光不正不明显。他的眼部检查显示黄斑部内界膜不规则,中央凹反光消失,黄斑周围有一些分散的黄色病变。进一步检测发现,mfERG 检查异常;ffERG 检查显示视锥细胞功能异常而视杆细胞功能正常;FAF 检查显示黄斑低荧光和周围高荧光环,视网膜下有高荧光病变;OCT 检查显示中心凹变薄,光感受器丢失;IVFA 检查显示无脉络湮灭征。*ABCA4* 基因测序在 1 个等位基因中发现已知的多态性(c. 5682G＞C)。下面哪个选项是你的下一步?

a) 视网膜营养不良目标基因组。

b) 黄斑营养不良目标基因组。

c) *PRPH2* 测序。

d) *ABCA4* 深层内含子测序。

正确答案是 b。

从这个病例中可以清楚地看出,病变仅限于黄斑。临床和实验室检查并不提示其他情况,所以黄斑营养不良目标基因组似乎是最合适的测试选择。

a) **不正确**。ERG 检查显示视杆细胞功能正常,黄斑以外的功能也正常。

b) **正确**。

c) **不正确**。目前还没有明确的证据表明与 *PRPH2* 突变有关,并且发病年龄比与此基因相关表型患者更年轻。

d) **不正确**。在没有发现其他 *ABCA4* 等位基因的情况下,这个测试不太可能有用。

23. 13. 4　病例 4

一名 42 岁的女性前来接受 SGD 的检查。她在 18 岁时被诊断患有近视,但在过去的几年里,她的视力下降并开始出现夜盲。她有一个有同样表现的哥哥。最佳矫正视力为右眼 20/200 和左眼 20/400。眼科检查显示黄斑萎缩、后极视网膜下黄色斑点,以及赤道部 RPE 颗粒。ffERG 检查表现为视锥细胞和视杆细胞的中度功能障碍，FAF 检查表现为黄斑和赤道部的低荧光，OCT 检查表现为弥漫性视网膜和黄斑变薄及光感受器丢失，IVFA 检查表现为脉络膜湮灭征。*ABCA4* 全基因测序（包括内含子）发现了 1 个报告过的突变[c.5929G＞A，来自母亲；和 1 个新突变（c.5461‑1389 C＞A)，来自父亲]。父母的检查是正常的。你下一步要做什么？

a） 对她的哥哥进行眼科检查和基因检测。

b） CORD 目标基因组检测。

c） 无需进一步测试。基于此报告提供遗传咨询。

d） 怀疑为 RP，选择视网膜营养不良目标基因组。

正确答案是 a。

病史和检查与 *ABCA4* 引起的 CORD 一致。基因检测揭示了 1 个 *ABCA4* 已知突变和 1 个新突变。基于家系分离，此突变可能是致病性的，检测有同样症状的哥哥将进一步支持新突变的致病性。

a）正确。

b）不正确。临床和实验室发现与 *ABCA4* 突变一致。没有必要寻找另一种病因。

c）不合适。虽然基于家系分离，我们认为这种变异可能是致病的，但确认受影响的哥哥会提高遗传咨询的准确性。

d）不正确。ERG 检查中度影响，无色素团块，IVFA 检查表现为脉络膜湮灭。这些发现支持 *ABCA4* 相关 CORD 的诊断。

23.13.5 病例 5

一名 44 岁的男性来接受 SGD 的检查。他在 35 岁时被诊断。除了视力不好之外，他没有其他的主诉。他已故的父亲在 40 岁时已是法定盲人。最佳矫正视力为 20/100。眼科检查显示黄斑萎缩,后极蝴蝶形的斑片样病变,中周部和边缘正常。ffERG 检查表现出中等程度的视锥细胞功能障碍,mfERG 检查也有改变。EOG 检查正常。FAF 检查显示在黄斑有图形样高荧光,而在外周没有异常。OCT 检查显示黄斑变薄,光感受器损失,RPE 上有沉积物。IVFA 检查显示脉络膜正常。下面哪项可能是最合适的测试?

    a) *ABCA4* 测序。

    b) *BEST1* 测序。

    c) *PRPH2* 测序。

    d) 黄斑营养不良目标基因组。

正确答案是 c。

图形黄斑萎缩是一种异质性黄斑病变,其特征为黄斑脂褐素异常聚集。它们通常是由 *PRPH2* 中的杂合突变导致。常在 40 岁时表现出来。可能受影响父母的存在增加了 AD 遗传的可能性。临床检查和实验室结果与诊断一致。*PRPH2* 测序显示为杂合突变(c.422 A>G)。

    a) **不正确**。根据发病年龄、图形样斑点和无脉络膜湮灭的 IVFA 检查结果,这种选择不太可能出现阳性结果。

    b) **不正确**。EOG 检查正常,典型的黄斑病变不存在。

    c) **正确**。

    d) **不正确**。虽然大多数黄斑营养不良目标基因组包括 *PRPH2*,但这个患者的临床和实验室结果与 *PHPR2* 型营养不良高度一致。

推荐阅读

[1] Parodi MB, Iacono P, Triolo G, et al. Morpho-functional correlation

of fundus autofluorescence in Stargardt disease. Br J Ophthalmol. 2015;99(10):1354 - 1359

[2] Zernant J, Xie YA, Ayuso C, et al. Analysis of the ABCA4 genomic locus in Stargardt disease. Hum Mol Genet. 2014;23(25):6797 - 6806

[3] Fujinami K, Zernant J, Chana RK, et al. Clinical and molecular characteristics of childhood-onset Stargardt disease. Ophthalmology. 2015;122(2):326 - 334

[4] Lambertus S, van Huet RA, Bax NM, et al. Early-onset Stargardt disease: phenotypic and genotypic characteristics. Ophthalmology. 2015;122(2):335 - 344

[5] Rozet JM, Gerber S, Souied E, et al. Spectrum of ABCR gene mutations in autosomal recessive macular dystrophies. Eur J Hum Genet. 1998;6(3):291 - 295

[6] Jiang F, Pan Z, Xu K, et al. Screening of ABCA4 gene in a Chinese cohort with Stargardt disease or cone-rod dystrophy with a report on 85 novel mutations. Invest Ophthalmol Vis Sci. 2016;57(1):145 - 152

[7] Scieżyńska A, Oziębło D, Ambroziak AM, et al. Next-generation sequencing of ABCA4: high frequency of complex alleles and novel mutations in patients with retinal dystrophies from Central Europe. Exp Eye Res. 2016;145(145):93 - 99

[8] Bax NM, Sangermano R, Roosing S, et al. Heterozygous deep-intronic variants and deletions in ABCA4 in persons with retinal dystrophies and one exonic ABCA4 variant. Hum Mutat. 2015;36(1):43 - 47

[9] Bauwens M, De Zaeytijd J, Weisschuh N, et al. An augmented ABCA4 screen targeting noncoding regions reveals a deep intronic founder variant in Belgian Stargardt patients. Hum Mutat. 2015;36(1):39 - 42

[10] Burke TR, Tsang SH. Allelic and phenotypic heterogeneity in ABCA4 mutations. Ophthalmic Genet. 2011;32(3):165 - 174

（翻译：王雨微）

24 Best 卵黄样黄斑营养不良（Best 病）

摘要

Best 卵黄样黄斑营养不良（vitelliform macular dystrophy，VMD；简称 Best 病）是一种常染色体显性（AD）黄斑营养不良，其特征为早期出现黄斑中央卵黄样病灶，并随时间进展。病变通常为双侧，但也可为单侧。尽管有明显的黄斑病变，但病变开始时可能无症状，视力正常，周边视觉和暗适应也正常。有明确的临床阶段，但不一定在每个患者身上都能看到每一个阶段。VMD 可能表现为不完全外显。此疾病的特征是临床表现多变，考虑到患者可能无症状，对自称不受影响的家庭成员进行检查和测试至关重要。受影响的患者在疾病后期有视网膜下新生血管的风险。

关键词

Best 病，黄斑营养不良，卵黄样病灶，眼电图，*BEST1*，基因

关键点

- VMD 是一种缓慢影响中心视力的黄斑营养不良，典型的发病时间为儿童期。
- 受影响的患者最初在后极出现典型的黄斑卵黄样病灶。病变通常是双侧的，但也可以是不对称的、多灶的和（或）单侧的。

24.1 概述

VMD 是一种 AD 的黄斑营养不良,其特征为早期出现黄斑中央卵黄样病灶,并随时间进展(图 24.1)。病变通常为双侧,但也可为单侧。黄斑以外可出现沉积物。通常进展缓慢。一般来说,VMD 在儿童时期就开始发作,但有些也会在青少年后期出现。尽管有明显的黄斑病变,但病变开始时可能无症状,视力明显保留。最初的症状包括视力下降或视物变形。周边视力和暗适应可正常。临床阶段见表 24.1,但不一定每个患者都有每一个阶段。多达 75% 的患者保留 20/40 或更好的视力。

该病也有一种 AD 成人发病的形式,症状和视网膜病变开始较晚,通常在 40 岁之后,并导致视力逐步下降。其特征为后极出现视网膜下黄色斑点。眼电图(EOG)检查正常或轻度降低,但 Arden 的比值始终在 1.5 以上。

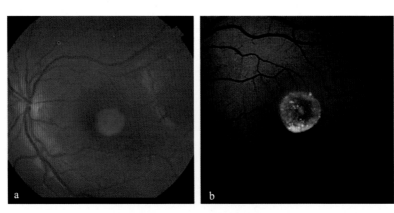

图 24.1 VMD 眼底表现

(a)黄斑中央卵黄样病灶;(b)自发荧光显示病灶内有高荧光物质,并在下方聚集。

由于其独特表现，诊断 VMD 是基于黄斑外观、EOG 检查结果，以及 AD 家族史。VMD 可能显示不完全外显，但具有基因突变的人几乎都有异常的 EOG 表现，即使其临床检查正常。疾病的特征为临床表现多变，考虑到患者可能无症状，对可能自称不受影响的家庭成员进行检查和测试至关重要。该病发病率未知。

表 24.1　VMD 临床分期

阶段	临床表现	检查
0	黄斑正常	EOG 检查正常
1	卵黄前期。黄斑区 RPE 结构紊乱	FA 检查可见窗样缺损
2	圆形、边界清楚、不透明、均质的黄斑卵黄样病灶	FA 检查显示病灶有明显的低荧光
2a	卵黄样病灶内容物变得不均匀（"炒蛋样"）	FA 检查显示不均匀的高荧光部分遮挡正常荧光
3	假性积脓阶段（卵黄样物质出现液平面）	FA 检查显示黄斑病变由于卵黄物质遮挡表现为下方低荧光，伴上方荧光缺损
4a	橘红色病灶伴萎缩的 RPE 和脉络膜	FA 检查显示不伴有渗漏的高荧光
4b	黄斑纤维性瘢痕	
4c	脉络膜新生血管或视网膜下出血	FA 检查显示高荧光和晚期染色

缩略词：EOG（眼电图），每个阶段都不正常，尽管有报道称 *BEST1* 的突变具有正常的 EOG；FA（荧光素血管造影）；RPE（视网膜色素上皮细胞）。

　　VMD 患者有可能在视网膜下长新生血管，特别是处于第 4 阶段的患者。激光或抗 VEGF 药物可能有帮助。应劝阻患者吸烟。

24.2　分子遗传学

　　BEST1（以前被认为是 *VMD2*；11q12.3）是 VMD 最常见的致病基因。它的蛋白产物为 bestrophin‑1，表达于视网膜色素上皮细胞的基底外侧膜。破坏 bestrophin‑1 的功能可能会导致 RPE 产生异常的离子和液体运输，干扰其与光感受器的相互作用。VMD 患者在 RPE 有脂褐素沉积，主要在黄斑部。这解释了 EOG 特征性异常的电生理原理。*BEST1* 基因有 11 个外显子。大多数致病突变发生在前 5 个外显子中，而大多数基因多态性发生在非编码区。

　　PRPH2 基因的致病突变也可导致 VMD 的成人发病形式；然而，传统的说法是只有不到 25% 的患者的 *BEST1* 或 *PRPH2* 基因发生突变。在成人型卵黄样黄斑营养不良的患者中，在 *BEST1* 和 *PRPH2* 基因阴性的人中有 8% 检测出 *IMPG1* 和 *IMPG2* 基因阳性。这些患者通常表现为中度视力下降、玻璃膜疣样病灶，在 OCT 上 RPE 层和位于椭圆体带和交错带之间的卵黄样沉积物表现为正常反射。

　　由于不完整的外显子测序、深入的内含子突变或遗传异质性（例如，成人型 VMD 的 *PRPH2* 致病突变），VMD 患者可能在 *BEST1* 中无致病突变。在 VMD 中，出现新突变患者的比例未知。如果先证者带有明显的新突变，且父母眼底检查正常，则仍建议父母行 EOG 检查以排除可变表现度。

　　对 *BEST1* 外显子和内含子边界的测序分析大约有 95% 的检出率。据我们所知，目前还没有关于 *BEST1* 基因的致病基因缺失或重复的报道。有一个特定的瑞典突变（c. 383 g＞C），可以首先尝试有针对性地分析它，作为一种节省成本的措施。基因型‑表型相关性的证据缺乏。p. Val89Ala 与迟发型 VMD 有关。

p. Tyr227Asn 在迟发型小卵黄病灶中可见。

24.3 鉴别诊断

Stargardt 病(SGD)的鉴别诊断适用于 VMD。此外,以下疾病也值得考虑。

24.3.1 中心浆液性视网膜病变

中心浆液性视网膜病变(central serous retinopathy,CSR)的特征是视网膜神经感觉层下液体的渗漏。常见于年轻男性,并因压力或使用皮质类固醇而恶化。它造成的黄斑圆形隆起性病灶与VMD 相似,无脂褐素,但可见渗出物。IVFA 检查显示典型的"烟囱样"渗漏点,通常为单侧。EOG 检查正常。

24.3.2 弓形体引起的视网膜脉络膜病

白点视网膜炎合并表层玻璃体炎("大雾中的前灯"),并伴有邻近的色素性视网膜脉络膜瘢痕,有助于区分 VMD。脂褐素累积未见。

24.3.3 日光性视网膜病变

这种情况由光化学毒性引起,通常发生在中央凹。它与注视阳光或日蚀有关,导致视力下降或旁中心暗点。检查时,中心凹可见一个非常小的黄色病灶,无隆起。EOG 检查正常。

24.3.4 常染色体隐性 Best 病(OMIM 611809)

常染色体隐性 Best 病(autosomal recessive bestrophinopathy,ARB)是一种 AR 疾病,与 VMD 不同的是,它是多灶性的,累及的视网膜范围更广。可见多个视网膜下黄色病灶(图 24.2)(FAF 上为高荧光)、视网膜下积液或纤维化。EOG 检查的特点是显著降低或消失。患者在 IVFA 上有片状的高荧光区,通常延伸到视网膜血管弓之外。可见视网膜内囊样间隙或视网膜下新生血管。虽然全视野视网膜电图(ffERG)检查在早期情况下通常正常,但据报道,一些 ARB 患者有严重的光感受器功能障碍,其特征是明适应下潜伏期延长。多焦视网膜电图(mfERG)检查在整个黄斑区表现出轻微至明显的异常。OCT 检查可显示高反射性沉积物所对应的视网膜下黄斑病变和瘢痕位于 RPE 层内或略高于 RPE 层。可见浆液性视网膜下液或视网膜内囊样间隙。色觉检查通常正常。

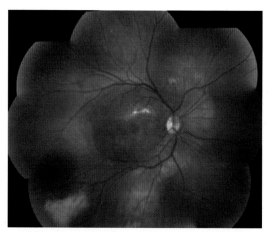

图 24.2　ARB 表现为后极视网膜下黄色沉积物和视网膜色素上皮紊乱

该患者在 *BEST1* 基因中有 1 个复合杂合突变(c.388C>A 和 c.37+5G>A)[该图片由塞尔吉奥·扎卡赖亚斯医学博士(Sergio Zacharias, MD.)提供]。

　　ARB 通常在 20 岁之前被诊断出来。其他相关异常包括远视、弱视、窄房角和(或)短眼轴。在 *BEST1* 双等位基因突变个体中,可能出现视网膜下新生血管破裂出血。多达 50% 的 ARB 患者可能发展成闭角型青光眼。在这种情况下,碳酸酐酶抑制剂被用于视网膜内囊样间隙的治疗。

ARB 的主要鉴别诊断为 SGD、玻璃膜疣、慢性 CSR、北卡罗来纳黄斑营养不良（由视网膜转录因子 *PRDM13* 失调引起）和年龄相关性黄斑变性。这些在前面的 SGD 和 VMD 部分中已经描述过。视网膜下脂褐素在 SGD 中与视网膜下液无关，这一发现也可在 ARB 中见到。有助于区分非典型多灶性 VMD 和 ARB 的因素包括：是 AD 而不是 AR 遗传，在 ARB 中 EOG 检查结果更差，以及 ARB 中较大的脂褐素团块。一些 ARB 患者被误诊为后葡萄膜炎（如"鸟枪弹样"脉络膜视网膜炎），并被误用全身免疫抑制剂。与 ARB 患者相反，脉络膜视网膜炎患者通常有玻璃体细胞。

ARB 是由 *BEST1* 基因中的双等位基因突变引起。这两种突变都存在于近 85% 的患者身上。c.422G＞A 突变是 ARB 中最常见的致病突变之一。*BEST1* 全基因组测序对于诊断 ARB 至关重要，尤其是在临床表现不典型的病例中。考虑成本和有效性，在某些情况下，最好的策略是使用黄斑营养不良目标基因组。

24.3.5　常染色体显性玻璃体视网膜脉络膜病变（OMIM 193220）

常染色体显性玻璃体视网膜脉络膜病变（autosomal dominant vitreoretionochoroidopathy，ADVIRC）是一种 AD 疾病，特点是环状脉络膜视网膜色素沉着，通常 360°从赤道部到锯齿缘（图 24.3）。此外，在环的后面，可以见到视网膜前白色点状混浊、视网膜动脉狭窄和闭塞、脉络膜萎缩。ADVIRC 患者可能有囊样黄斑水肿、玻璃体改变（纤维变性、液化、周边玻璃体凝结）和白内障。一般情况下，患者只出现轻微的视力障碍，很少出现严重的视力丧失。在某些病例中，进展性黄斑中央萎缩和视锥细胞功能障碍导致视觉障碍。其他罕见的表现包括小角膜、视网膜营养不良、白内障和后葡萄肿，这些都是 ADVIRC 综合征的表现。小眼球也被报道过。EOG 检查不正常。ADVIRC 患者也可能有青光眼、新生血管、视网膜脱离、玻璃体出血、色觉障碍或眼球震颤。进展性中心凹萎缩也可见到。

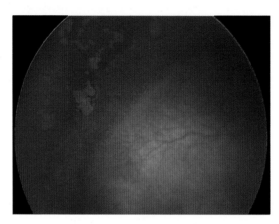

图 24.3　ADVIRC 显示明显的边缘色素沉着带（360°）

ADVIRC 患者的 EOG 检查通常是不正常的。ffERG 检查在年轻患者中通常是正常的，在老年患者中只有中度异常。ERG 检查结果多变，暗反应和明反应从轻微到严重的改变。mfERG 检查可显示黄斑反应降低。在正常区域，FAF 检查可以显示低荧光区，这表明视网膜退化。IVFA 检查可能表现为新生血管渗漏。IVFA 检查也有助于显示对称的周边色素改变带，它也可以显示进入高色素区后血管突然中止。视野往往随年龄而缩窄。

RP 是需要考虑的主要鉴别诊断。ffERG 检查是区分 ADVIRC 和 RP 的关键检查。临床上，周围色素区内血管的突然中止有助于鉴别 ADVIRC。中周部"骨细胞样"色素沉着是 RP 的一个重要标志，但在 ADVIRC 中不可见。

ADVIRC 与 *BEST1* 杂合错义突变有关，从而导致选择性剪接。当怀疑 ADVIRC 时，*BEST1* 全测序是合适的选择。

24.4 不常见临床表现

牛眼黄斑病变在 *BEST1* 致病突变的患者中可见。卵黄样病灶不常见,可单侧、多灶,或者出现在黄斑外。

24.5 临床检查

24.5.1 眼电图

在 VMD 中,EOG 检查是不正常的,其光峰/暗谷比降低,通常<1.5(正常>1.8)。40 岁之后,Arden 比通常会随着年龄的增长而下降,这是向患者解释时应该考虑的因素。有报道称 *BEST1* 的致病突变具有正常的 EOG 表现。

24.5.2 静脉内荧光素血管造影

本试验显示典型卵黄样病灶的高荧光。随着病情发展,会出现高荧光和低荧光的混合。由于纤维化,可看到荧光遮蔽。晚期染色和渗漏提示视网膜下新生血管网。

24.5.3 全视野视网膜电图

该检查通常正常,但在某些情况下,在明反应中可能出现振幅降低和潜伏期延迟。

24.5.4 多焦视网膜电图

mfERG 检查显示中心振幅降低。

24.5.5 OCT

卵黄前期,可见外层视网膜和 RPE 的分离和(或)抬高(图

24.4)。卵黄期,OCT检查除了显示椭圆体带破坏外,还显示了沉积物的大小/数量。在萎缩期,可见视网膜和RPE变薄。OCT检查也可用于发现视网膜下新生血管。

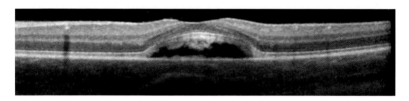

图24.4 OCT显示病灶内积聚的脂褐素导致视网膜神经感觉层脱离

24.5.6 眼底自发荧光

卵黄早期,高荧光对应后极病灶。这种高荧光持续到假性积脓期,并在最初的萎缩期与低荧光区混合,最终发展为低荧光。

24.5.7 色觉测试

许多患者有异常的颜色辨别,尤其是红色。这不是常规测试。

24.6 基因检测

VMD诊断通常基于临床检查、病史和基因检测。基因检测通常通过全测序来确定临床诊断,识别可能不外显或低表达的个体,并提供咨询。在某些情况下,基因检测非常重要,特别是当卵黄样病灶是非典型的(后极大量病灶或单侧病灶)或EOG处于边缘时。如果临床发现不提示任何黄斑病变或临床表现不典型,检测黄斑营养不良目标基因组可能更有效。

24.7 问题

24.7.1 病例 1

一名 33 岁的男性来进行基因咨询。他从 16 岁起视力就很差。他 12 岁的女儿也存在阅读困难。他们的检查结果显示：他有双侧黄斑病灶，周边视网膜和视网膜血管相对正常。OCT 和 FAF 检查显示，他的女儿单眼黄斑区有轻微的 RPE 破坏，其下为视网膜脂褐素的聚集；IVFA 检查显示正常的脉络膜荧光和与单眼脂褐素相对应的高荧光。这两个患者 EOG 检查都异常。你会选择哪种基因测试？

a）*ABCA4* 序列。　　　　　b）*BEST1* 序列。

c）黄斑营养不良目标基因组。　　d）全外显子组测序。

正确答案是 b。

家族史显示了一种主要影响黄斑的 AD 模式。经检查，父亲的 VMD 表现与 4b 期（黄斑瘢痕）一致；他女儿的一只眼睛为 1 期（RPE 中断），另一只眼睛为 2 期早期。诊断的关键是异常的 EOG。

a）**不正确。** 没有相关临床表现提示 SDG 或其他与 *ABCA4* 相关的疾病。

b）**正确。**

c）**不正确。** 临床表现提示非常典型的 *BEST1* 突变。此方法的效益不高。

d）**不正确。** 与 c 一样。

24.7.2 病例 2

一名健康的 15 岁女孩在 5 岁时被诊断为视网膜营养不良。9

岁时,她的双眼视力为 20/40,没有明显的屈光不正。没有夜盲症或其他症状。体格检查正常。目前,她的双眼各为 20/200。眼部检查显示双眼黄斑囊样水肿,左眼有少量黄斑视网膜下沉积物。家族史阴性。OCT 检查随访显示囊状水肿稳定,在 IVFA 检查显示没有渗漏。FAF 检查显示视网膜下高荧光沉积。ffERG 检查暗反应正常,明适应下 b 波改变,潜伏期延长和振幅降低。mfERG 检查显示受到严重影响。EOG 检查显示 Arden 为 14。以下哪项是最合适的基因测试?

a) *ABCA4* 测序。   B) *NR2E3* 测序。

c) *BEST1* 测序。   d) *RS1* 测序。

正确答案是 c。

虽然这个患者的 EOG 检查结果不正常,但临床表现不是典型的 VMD,而且家族史为阴性。电生理检查结果提示病变局限在黄斑。从列出的基因来看,*BEST1* 是最合适的。在本例中,测序显示 *BEST1* 基因有 2 种新的变异[(p. Asp58His:C. 172G>C;可能致病 polyphen2 得分为 1.0)和 c. 599delC(新的移码突变)]。视网膜内囊样间隙可以由其他基因引起,如 *CRB1*、*NR2E3*、*MAK* 等,但是这些疾病还有其他的特征,特别是广泛存在的视网膜营养不良。由于患者为女性,因此不需要考虑 JXLR。

a) **不正确**。*ABCA4* 突变与黄斑水肿或视网膜内囊样间隙无关。

b) **不正确**。视杆细胞反应正常。*NR2E3* 不太可能是致病基因,因为会有更多视锥细胞参与,或者是超常的视锥细胞反应(参见增强 S-视锥细胞综合征)。

c) **正确**。

d) **不正确**。患者为女性,不太可能出现这种程度的 X 不激活。ERG 检查并没有显示 JXLR 的负向 b 波。

24.7.3 病例 3

一名 51 岁的男子被告知患有非典型的 AD RP。他有一个受影响的儿子，他已故的母亲被认为有同样的视网膜问题。他的视力是右眼 20/40，左眼 20/30。裂隙灯检查显示双侧后囊膜下白内障和玻璃体纤维变性。眼底检查显示，双眼都有一个 360°界限分明的周边色素沉着区，延伸到锯齿缘。此外，还有视网膜动脉狭窄和进入色素沉着区血管突然停止。没有"骨细胞样"色素沉着。EOG 检查不正常。ffERG 检查显示视杆细胞和视锥细胞反应有轻微异常。FAF 检查显示 360°色素沉着区后轻度的低荧光。以下哪项是最可能的诊断？

　　a） ADVIRC。　　　　　　　　**b）** ARB。
　　c） 不典型玻璃体黄斑营养不良。　**d）** RP。

正确答案是 a。

临床表现为典型的 ADVIRC，周围色素沉着及周围血管改变。EOG 和 ERG 检查均不正常。这位患者被发现有 *BEST1* 杂合突变（c. 256 G＞A）。

　　a）正确。
　　b）不正确。 黄斑区缺乏视网膜下脂褐素沉积和 AD 遗传模式均与 ARB 不一致。
　　c）不正确。 与 b 相同，且 FAF 表现为正常黄斑。
　　d）不正确。 缺乏"骨细胞样"色素沉着和 ERG 检查轻度异常排除 RP。

24.7.4 病例 4

一名 22 岁的男性前来咨询。他 16 岁时被诊断为"非典型 SGD"。他的主诉为中心视力下降和夜视力正常。最近，他的右眼视力进一步恶化。最佳矫正视力为右眼 20/400 和左眼 20/40。前节检查正常。眼底检查发现双侧、黄色、多种不同大小的视网膜下沉积，主要局限于后极，但也有部分位于血管弓外。他的右眼有中心凹下出血。OCT 检查显示沉积相对应的椭圆体带保存及高自发荧光改变，在 EOG 上双眼 Arden 比均为 1.4。ffERG 检查正常。mfERG 的振幅略有降低，IVFA 检查显示右眼渗漏。以下哪项是最可能的诊断？

    a) SGD。   **b**) 图形样黄斑营养不良。

    c) 多灶性 Best 病。   **d**) Doyne 蜂窝状黄斑营养不良。

    正确答案是 c。

根据临床表现和一致的实验室检查结果，这个患者很可能有多灶性 VMD。

    a) **不正确**。病变不是斑点，IVFA 检查不显示脉络膜湮灭。

    b) **不正确**。患者太年轻，不符合图形样黄斑营养不良的表现，EOG < 1.5（图形样黄斑营养不良总是 > 1.8）。

    c) **正确**。

    d) **不正确**。临床结果不提示 Malattia leventinese 或 Doyne 蜂窝状视网膜营养不良（玻璃膜疣倾向于双侧、伸长和放射状分布）。

推荐阅读

［1］Bakall B，Marknell T，Ingvast S，et al. The mutation spectrum of the bestrophin protein-functional implications. Hum Genet. 1999；104 (5)：383－389

［2］Bitner H，Mizrahi-Meissonnier L，Griefner G，et al. A homozygous frameshift mutation in BEST1 causes the classical form of Best disease in an autosomal recessive mode. Invest Ophthalmol Vis Sci. 2011;52 (8):5332 - 5338

[3] Boon CJ, Klevering BJ, den Hollander AI, et al. Clinical and genetic heterogeneity in multifocal vitelliform dystrophy. Arch Ophthalmol. 2007;125(8):1100 - 1106

[4] Burgess R, MacLaren RE, Davidson AE, et al. ADVIRC is caused by distinct mutations in BEST1 that alter pre-mRNA splicing. J Med Genet. 2009;46(9):620 - 625

[5] Boon CJ, van den Born LI, Visser L, et al. Autosomal recessive bestrophinopathy: differential diagnosis and treatment options. Ophthalmology. 2013;120(4):809 - 820

[6] Burgess R, Millar ID, Leroy BP, et al. Biallelic mutation of BEST1 causes a distinct retinopathy in humans. Am J Hum Genet. 2008;82 (1):19 - 31

[7] Krämer F, White K, Pauleikhoff D, et al. Mutations in the VMD2 gene are associated with juvenile-onset vitelliform macular dystrophy (Best disease) and adult vitelliform macular dystrophy but not age-related macular degeneration. Eur J Hum Genet. 2000;8(4):286 - 292

[8] Leu J, Schrage NF, Degenring RF. Choroidal neovascularisation secondary to Best's disease in a 13-year-old boy treated by intravitreal bevacizumab. Graefes Arch Clin Exp Ophthalmol. 2007;245(11): 1723 - 1725

[9] MacDonald IM, Gudiseva HV, Villanueva A, et al. Phenotype and genotype of patients with autosomal recessive bestrophinopathy. Ophthalmic Genet. 2012;33(3):123 - 129

[10] Querques G, Zerbib J, Santacroce R, et al. Functional and clinical data of Best vitelliform macular dystrophy patients with mutations in the BEST1 gene. Mol Vis. 2009;15:2960 - 2972

[11] Testa F, Rossi S, Passerini I, et al. A normal electro-oculography in a family affected by best disease with a novel spontaneous mutation of the BEST1 gene. Br J Ophthalmol. 2008;92(11):1467 - 1470

[12] Yardley J, Leroy BP, Hart-Holden N, et al. Mutations of VMD2 splicing regulators cause nanophthalmos and autosomal dominant

vitreoretinochoroidopathy (ADVIRC). Invest Ophthalmol Vis Sci. 2004;45(10):3683 - 3689

[13] Zhuk SA, Edwards AO. Peripherin/RDS and VMD2 mutations in macular dystrophies with adult-onset vitelliform lesion. Mol Vis. 2006;12:811 - 815

[14] Boon CJ, Klevering BJ, Leroy BP, et al. The spectrum of ocular phenotypes caused by mutations in the BEST1 gene. Prog Retin Eye Res. 2009;28(3):187 - 205

[15] Meunier I, Manes G, Bocquet B, et al. Frequency and clinical pattern of vitelliform macular dystrophy caused by mutations of interphoto-receptor matrix IMPG1 and IMPG2 genes. Ophthalmology. 2014;121 (12):2406 - 2414

[16] Chen CJ, Kaufman S, Packo K, et al. Long-term macular changes in the first proband of autosomal dominant vitreoretinochoroidopathy (ADVIRC) due to a newly identified mutation in BEST1. Ophthalmic Genet. 2016;37(1):102 - 108

（翻译：王雨微）

25 Leber 先天性黑矇

摘要

Leber 先天性黑矇(LCA)的诊断通常涉及 2 个主要标准:婴儿早期的严重视力损害和严重的视网膜电图(ERG)表现。常见的其他临床表现为眼-手征、瞳孔反应几乎消失(或反常瞳孔)、眼球震颤、高度远视和畏光。通常是常染色体隐性(AR)遗传。视网膜最初可能看起来正常,但其他发现包括黄斑地图样脉络膜视网膜萎缩(黄斑"缺损")、中周部"骨细胞样"色素沉着、视网膜下斑点或色素性圆形斑点。

关键词

Leber 先天性黑矇,儿童眼盲,眼球震颤,*RPE65*,基因治疗

关键点

- LCA 是一种严重的视网膜营养不良,在出生后的第 1 年就会出现临床症状。
- 患者存在视力功能障碍,常伴有眼球震颤、瞳孔反应迟钝(或反常瞳孔)、畏光和高度远视。
- 该病的眼底表现多变,从正常到严重的色素性视网膜病变。已知 22 种基因突变会引起 LCA。
- ERG 是典型的"熄灭型"或严重的低反应。

25.1 概述

LCA 的诊断通常涉及 2 个主要标准:婴儿早期的严重视力损害和严重的 ERG 表现。常见的其他临床表现是眼-手征、瞳孔反应几乎消失(或反常瞳孔)、眼球震颤、高度远视和畏光。发病率为 1/50 000～1/30 000。该病是儿童遗传性失明最常见的原因。因为其通常为 AR 遗传,所以如果存在血缘关系或社群聚集,则 LCA 更为普遍。

视网膜最初看起来正常,但其他表现可能包括黄斑地图样脉络膜视网膜萎缩(黄斑"缺损")、中周部"骨细胞样"色素沉着、视网膜下斑点或 RPE 层色素性圆形斑点(图 25.1)。视神经异常可见,例如玻璃膜疣。一些 LCA 患者直到晚年才出现明显的眼底异常,在早年只有细微表现,包括轻度 RPE 改变、血管开始变细或内界膜不规则。Franceschetti 眼-手征(戳眼睛和揉眼睛)可能是重复和严重的。患者通常眼球内陷。LCA 和圆锥角膜之间存在关联,这可能与揉眼睛有关,尽管在没有戳眼睛的 LCA 患者中也有描述。

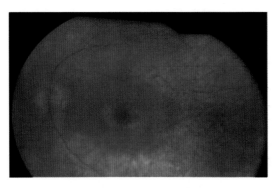

图 25.1 LCA 患者有血管变细、早期黄斑萎缩、表面神经胶质增生和色素改变

尽管早期结果显示 LCA 的视网膜基因治疗对 *RPE65* 突变患者有益,但治疗患者的长期随访表明视力改善区域逐渐减少。也许需要额外的重复注射。

25.2 分子遗传学

LCA 与 22 个基因的突变有关,包括 *AIPL1*、*CEP290*、*CRB1*、*CRX*、*DTHD1*、*GDF6*、*GUCY2D*、*IFT140*、*IMPDH1*、*IQCB1*、*KCNJ13*、*LCA5*、*LRAT*、*NMNAT1*、*OTX2*、*RD3*、*RDH12*、*RPE65*、*RPGRIP1*、*SPATA7* 和 *TULP1*。最常见的基因突变总结在表 25.1 中。

表 25.1 LCA 最常见的基因突变

基因	位点	估计患者百分比[a](%)
GUCY2D	17p13.1	20
RPE65	1p31.3	15
AIPL1	17p13.2	8
CRX	19q13.33	3
CEP290	12q21.32	20
CRB1	1q31.3	15
RDH12	14q24.1	4

[a] 频率根据特定人群而变化。其他基因的比例通常低于此表中的比例。

这些基因中的致病突变通常产生无功能或不存在的蛋白质产物。删除或重复很少被报告。尽管在 *GUCY2D* 和 *RPGR1P1* 突变携带者中可有症状和 ERG 表现,但杂合子通常无症状。据报道,*NMNAT1* 的突变不外显,常染色体显性 LCA 可在视锥-视杆同源框(cone-rod homeobox,CRX)中发生突变。可能发生变量表达。

虽然没有特征性的基因型-表型相关性,但有一些证据可以建立共同的关联。*CRB1* 致病突变患者可能保留了小动脉旁 RPE,通常在 IVFA 中最明显。一些 *RPE65* 突变的个体出现与色素减退性 RPE 白点相关的星形黄斑病变。此外,已观察到具有尖锐边界的"黄斑缺失"或进行性黄斑萎缩性病变,通常与 *AIPL1*、*CRB1* 和 *NMNAT1* 突变有关。*AIPL1* 突变患者的 LCA 表型可能相对严重,伴有黄斑病变和明显的"骨细胞样"色素改变,大部分患者有圆锥角膜和白内障。*RPGRIP1* 突变的患者经常发展为光感或无光感,这些人的特征是早期畏光,与畏光相关的其他基因突变包括 *GUCY2D*、*RPGRIP1* 和 *AIPL1*。患有夜盲症的个体可能有 *CRB1*、*RPE65*、*TULP1* 和 *CRX* 突变。患者有轻度远视,视力可有短暂改善,后期严重进展的黄斑萎缩可能有 *RDH12* 或 *RPE65* 突变。然而,视力丧失通常发生在 *RDH12* 突变患者的早年。具有 *IQCB1* 突变的患者通常视杆细胞比视锥细胞丢失更严重。此外,这些患者可能出现肾功能不全。圆锥角膜与 *CRB1* 和 *AIPL1* 突变有关。

有时,LCA 与神经发育迟缓和智力缺陷有关。一些报道证实此情况在多达 15% 的患者中发生,对于 *CEP290* 突变尤其如此。导致 LCA 发育迟缓的其他基因突变包括 *GUCY2D* 和 *RPGR1P1* 突变。

LCA 患者的视力通常不超过 20/400。*AIPL1*、*GUCY2D*、*CRX* 和 *RPGRIP1* 突变与患儿出生后第 1 年的视力严重下降有关,而 *RPE65*、*RDH12* 和 *CRB1* 突变则表现出不同的视力。视力较好的患儿可能在出生 1 年后才出现视觉症状。

25.3 鉴别诊断

许多与 LCA 表型相关的基因具有表型异质性。替代表型总结在表 25.2 中。

表 25.2 替代表型总结

基因	替代表型
GUCY2D	AD CORD 早发型 RP(p. His1079GInfsTer54)
RPE65	AR RP
AIPL1	AD CORD
	AD RP
RPGRIP1	CORD(p. Arg827Leu and p. Ala547Ser)
CRX	AD CORD
	AD RP
CRB1	AD 血管旁脉络膜视网膜萎缩 AR RP CORD Coats-like RP
CEP290	BBS14 Jouber 综合征 Meckel 综合征 Senior-Løken 综合征
IMPDH1	AD RP
RDH12	进展性 CORD
TULP1	AR RP
KCNJ13	雪花样玻璃体视网膜变性
IQCB1	Senior-Løken 综合征

缩略词:AD(常染色体显性);AR(常染色体隐性);BBS(Bardet-Biedl 综合征);CORD(视锥-视杆细胞营养不良);RP(视网膜色素变性)。

25.3.1 早发型视网膜色素变性(青少年型视网膜色素变性)

这种情况的发病年龄晚于 LCA(10 岁前夜盲),没有眼球震颤,并且比 LCA 具有更好的中心视力。早发型 RP 患者 ERG 检查的明视成分通常正常或轻度异常。

25.3.2 全色盲(OMIM 216900)

与 LCA 一样,视网膜外观可以是正常的,伴视力低下和眼球震颤。ERG 检查显示视杆细胞不受累。

25.3.3 先天性静止夜盲症(OMIM 310500)

罕见,患有完全 CSNB 的患者可能出现低视力。这些患者(通常与 *NYX* 突变相关)呈现非进展性表现,ERG 检查可排除 LCA。

25.3.4 Conorenal 综合征(OMIM 266920)

Conorenal 综合征包括锥形手指骨骺、小脑发育不全和早发型视网膜营养不良。

25.3.5 Senior-Løken 综合征(OMIM 266900)

这是一种包含肾结核和 LCA 的 AR 疾病。它可以由 *NPHP4*(1p36)、*NPHP5*(IQCB1,3q21)、*NPHP6*(CEP290,12q21)、*SDCCAG8*(1q44)、*WDR19*(4p14)或 *TRAF3IP1*(2q37)的突变引起。肾结核表现为正常大小或小肾脏,具有强回声并且通常发展为肾衰竭。大约 15% 与 *CEP290* 突变相关的肾结核患者也有中枢神经系统和(或)眼受累,与 Joubert 综合征和 Senior-Løken 综合征有重叠。

25.3.6　Joubert 综合征（OMIM 213300）

这是一种表型和遗传异质性疾病，表现为小脑蚓部发育不全、神经放射学上的"臼齿征"（图 25.2），以及相关的神经系统症状和发育迟缓。它可能包括 LCA 和肾脏异常。超过 17 个基因突变与 Joubert 综合征有关。

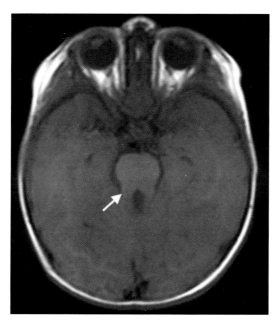

图 25.2　Joubert 综合征患者的 MRI 上表现为"臼齿征"

25.3.7　Meckel-Gruber 综合征（OMIM 249000）

这是由胚胎发生过程中的纤毛功能障碍引起的 AR 发育障碍。诊断标准包括囊性肾病、中枢神经系统畸形和肝脏异常。患者有明显的发育迟缓。它可能与 Joubert 综合征有重叠。Meckel-Gruber 综合征具有遗传异质性。它可能由 *TMEM216*

（11q13）、*TMEM67*（8q）、*CEP290*（12q）、*RPGRIP1L*（16q12.2）、*CC2D2A*（4p15）、*NPHP3*（3q22）、*TCTN2*（12q24.31）、*B9D1*（17p11）、*B9D2*（19q13）、*TMEM231*（16q23）和 *KIF14*（1q31）突变引起。

25.3.8　SECORD（严重的儿童期早期发病的视网膜营养不良）

该病与 LCA 的区别在于发病年龄，SECORD 通常在出生后第 1 年发病。它通常与 *RPE65* 突变相关。

25.3.9　与 *OTX2* 基因突变相关的 Leber 先天性黑矇

OTX2 基因突变导致的 LCA 较罕见。在一大群 LCA 或早发型视网膜营养不良患者中，仅有 1 名患者（一名 7 岁男性）被描述为患有婴儿期视网膜营养不良。据报道，他有 1 个 *OTX2* 突变（新型杂合子 p.S138X）。他的病史包括未能在婴儿期苗壮成长、喂养不良和生长激素缺乏。

25.3.10　Boucher-Neuhauser 综合征（OMIM 215470）

这是一种 AR 遗传病，其特征为脊髓小脑性共济失调、低促性腺激素性性腺功能减退症和脉络膜视网膜营养不良。发病年龄广，但大多数患者发病在生命的最初 10 年，有时在婴儿期。它与 *PNPLA6* 基因突变有关，也见于痉挛性截瘫患者。

25.3.11　过氧化物酶体病

该病患者存在不同程度的视网膜营养不良、感觉神经性听力丧失、发育迟缓伴有张力减退和肝功能障碍。生存很差，通常患儿在生命的第 1 年即死亡。临床上，过氧化物酶体病包括 Zellweger 综合征（OMIM 214100）、新生儿肾上腺脑白质营养不良（OMIM 202370）和 Refsum 病（OMIM 266510）。

25.3.12　其他

　　早期视网膜营养不良或视网膜变性见于无 β 脂蛋白血症
（OMIM 200100）、代谢病如甲基丙二酸尿症和高胱氨酸尿症钴胺
素 C 型（OMIM 277400）、高尿酸血症（OMIM 2737700）和线粒体
疾病的患者。

25.4　罕见的表现

　　CRB1 突变可以与圆锥角膜或 Coats 样 RP 一起出现。
CEP290 致病突变可能有小眼球和晶状体异位。

　　据报道，更少见的是视盘水肿（*CRB1*）、视神经玻璃膜疣样沉
积（*CRB1*）或视乳头周围新生血管。也可以见到类似痉挛的眼球
运动（*CRB1*）。

25.5　临床检查

25.5.1　视网膜电图

　　ERG 显示严重受影响的明视和暗视成分。正常的 ERG 反应
可排除 LCA 的诊断。在具有 *NMNAT1* 突变的患者中，可以见到
负性 b 波。

25.5.2　OCT

　　在 LCA 患者中，已经描述了 3 种 OCT 模式：中央视网膜中具
有接近正常的外核层、保留中央凹伴减少的外核层及早期黄斑疾
病（中央凹发育不全）。OCT 检查对黄斑假性缺损患者特别有用
（图 25.3）。

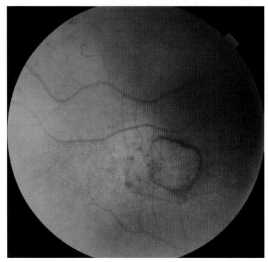

图 25.3　LCA 和 *CRB1* 基因突变患者的右眼

显示黄斑"缺损"（界限分明的脉络膜视网膜地图样萎缩性病变）。还要注意血管变细和视网膜表面的灰色胶质增生［该图片由埃尔南·伊图里加医学博士（Hernán Iturriaga，MD.）提供］。

25.6　基因检测

Leber 先天性黑矇目标基因组

多基因目标基因组检测已可行，但结果因实验室而异。重要的是要有一个良好的表型，并确定在寻找什么，以选择可以提供诊断的最佳检测。除了目标基因组中包含的基因数量外，实验室的方法可能也有所不同，这也会对结果的解释产生影响。例如，一些实验室在完全测序之前进行靶向突变分析时仅查看常见突变，而其他实验室可能只对其目标基因组中的基因进行全序列分析。

25.7　问题

25.7.1　病例1

一个9个月大的女婴被带来进行眼球震颤评估。其双眼视力均低于正常。瞳孔反射迟钝。眼底检查显示黄斑"缺损"，血管变细，中周部有保留的小动脉旁 RPE。家族史无特殊。没有发育迟缓。ERG 检查几乎是等电位的。突变最有可能来自以下哪个基因？

a）*AIPL1*。　　　　　　**b）***RPE65*。
c）*GUCY2D*。　　　　　**d）***CRB1*。

正确答案是 d。

患者被发现有一个已报道的 *CRB1* 基因纯合突变：p.Cys948Tyr；c.2843G>A。虽然没有特征性的基因型-表型相关性，但有一些证据可以建立关联。*CRB1* 突变患者可能保留了小动脉旁 RPE，常见于 IVFA。此外，已报道黄斑假性缺损具有 *AIPL1*、*CRB1* 和 *NMNAT1* 的致病突变。*CRB1* 突变导致的 LCA 与系统性表现或发育迟缓无关。

a）不合适。*AIPL1* 突变患者的表型可能相对严重，伴有黄斑病变和明显的"骨细胞样"色素改变，但没有血管 RPE 保留。

b）不正确。一些 *RPE65* 突变患者表现为与色素减退 RPE 白点相关的星形黄斑病变。

c）不正确。这些患者通常表现为畏光和具有"正常"外观和视网膜。

d）正确。

25.7.2　病例2

一个6个月大的女婴被带来进行眼球震颤评估。她的检查结果显示了一个几乎等电位的 ffERG。视网膜检查显示血管变细、黄斑中的内界膜反射中断，以及一些中周部色素改变。LCA 队列目标基因组显示 *CEP290* 基因中的纯合突变（c. 2991 + 1655A＞G）。以下哪项检查可能更适合？

    a）脑 MRI/肾功能检查。   **b）**超声心动图/胸部 CT。

    c）脑 MRI/超声心动图。   **d）**肾功能/骨骼检查。

    正确答案是 a。

CEP290 突变可能与 Senior-Løken 综合征和 Joubert 综合征有关。应考虑肾结核和脑异常。大约 15% 的肾病患者与 *CEP290* 致病突变相关，可能与 Joubert 综合征和 Senior-Løken 综合征重叠。

    a）正确。

    b）不正确。这些检查并不相关。

    c）不正确。心脏异常与该基因的突变无关。

    d）不正确。骨骼异常与该基因的突变无关。

25.7.3 病例 3

    一个 9 岁女孩的临床诊断为黄斑中心凹发育不全。临床检查显示多向性眼球震颤，瞳孔反应迟钝，中心凹反射消失，血管变细和中周部"骨细胞样"色素聚集。从婴儿期开始，其视力一直很差。ERG 等电位视杆和视锥细胞反应与 LCA 一致。父母无症状，眼科检查正常。队列 LCA 目标基因组显示 1 个 *CRB1* 基因的已报道突变和新错义突变［父源 p. Cys948Tyr：c. 2843G＞A 和母源 p. Leu755Ser：c. 2264T＞C（PolyPhen - 2 得分为 0. 996，满分为 1. 0)］。父母想知道他们的女儿是否可以接受基因治疗。目前以下哪种回答最合适？

    a） *RPE65* 治疗可用于其他类型的 LCA。

    b）目前尚无 *CRB1* 人体临床试验。

c）应进一步检查以排除 *RPE65* 突变。

d）应开始维生素 A 治疗。

正确答案是 b。

尽管初步结果显示 LCA2 的视网膜基因治疗对 *RPE65* 突变患者有益处,但目前尚无 *CRB1* 的人体临床试验,因此不建议进行基因治疗。

a）**不正确**。每个基因治疗试验都对特定基因高度特异,在某些病例中,甚至对特定突变高度特异。

b）**正确**。

c）**不正确**。虽然可能存在 *RPE65* 缺失,但患儿有令人信服的证据表明她的疾病是由 *CRB1* 突变引起的。尚未有报道 *CRB1* 和 *RPE65* 均受累的双基因疾病。

d）**不正确**。从未在任何患有 LCA 的儿童或患者中进行过维生素 A 治疗的测试。

25.7.4 病例 4

一个 8 岁男孩因视力不佳来就诊。临床检查证实,患儿不会固视或跟踪物体,并且最多具有光感视力。此外,患儿有水平对称性眼球震颤、异常瞳孔反射,以及眼底检查正常。全身体格检查正常。谱系显示,父系和母系来自同一个小区域。下一步应做的是?

a）每 3 个月进行一次随访。   **b**）三导联 VEP。

c）ffERG。   **d**）脑 MRI。

正确答案是 c。

ERG 将提供最重要信息,因为检查结果高度暗示了 LCA。

a）**不正确**。获得明确的诊断将指导随访,并最好告知其家庭。

    b）不正确。三导联 VEP 在白化病中最有用，而该患儿没有白化病的临床表现，且视力远远低于白化病的一般视力情况。

    c）正确。

    d）不正确。异常的瞳孔反射表示是眼部病变。视力如此差却视网膜正常，因此 LCA 成为主要诊断，而脑部病变的可能性大大降低。

推荐阅读

[1] Acland GM，Aguirre GD，Bennett J，et al. Long-term restoration of rod and cone vision by single dose rAAV-mediated gene transfer to the retina in a canine model of childhood blindness. Mol Ther. 2005；12 (6)：1072 – 1082

[2] Bainbridge JW，Smith AJ，Barker SS，et al. Effect of gene therapy on visual function in Leber's congenital amaurosis. N Engl J Med. 2008；358(21)：2231 – 2239

[3] Cremers FP，van den Hurk JA，den Hollander AI. Molecular genetics of Leber congenital amaurosis. Hum Mol Genet. 2002；11（10）：1169 – 1176

[4] den Hollander AI，Koenekoop RK，Yzer S，et al. Mutations in the CEP290（NPHP6）gene are a frequent cause of Leber congenital amaurosis. Am J Hum Genet. 2006；79(3)：556 – 561

[5] Dharmaraj S，Leroy BP，Sohocki MM，et al. The phenotype of Leber congenital amaurosis in patients with AIPL1 mutations. Arch Ophthalmol. 2004；122(7)：1029 – 1037

[6] Galvin JA，Fishman GA，Stone EM，et al. Evaluation of genotype-phenotype associations in Leber congenital amaurosis. Retina. 2005；25(7)：919 – 929

[7] Hanein S，Perrault I，Gerber S，et al. Leber congenital amaurosis：comprehensive survey of the genetic heterogeneity，refinement of the clinical definition，and genotype-phenotype correlations as a strategy

for molecular diagnosis. Hum Mutat. 2004;23(4):306 - 317

[8] Koenekoop RK, Fishman GA, Iannaccone A, et al. Electroretinographic abnormalities in parents of patients with Leber congenital amaurosis who have heterozygous GUCY2D mutations. Arch Ophthalmol. 2002a; 120(10):1325 - 1330

[9] Lotery AJ, Jacobson SG, Fishman GA, et al. Mutations in the CRB1 gene cause Leber congenital amaurosis. Arch Ophthalmol. 2001;119 (3):415 - 420

[10] Maguire AM, Simonelli F, Pierce EA, et al. Safety and efficacy of gene transfer for Leber's congenital amaurosis. N Engl J Med. 2008; 358(21):2240 - 2248

[11] Perrault I, Delphin N, Hanein S, et al. Spectrum of NPHP6/CEP290 mutations in Leber's congenital amaurosis and delineation of the associated phenotype. Hum Mutat. 2007;28(4):416

[12] Bainbridge JW, Mehat MS, Sundaram V, et al. Long-term effect of gene therapy on Leber congenital amaurosis. N Engl J Med. 2015;372 (20):1887 - 1897

（翻译：王敏）

26 全色盲

摘要

全色盲是婴儿眼球震颤的罕见原因,其主要特征是颜色辨别能力降低或完全丧失、视力下降和畏光。视力是可变的,从 20/70 到法定盲。这种疾病通常分为完全型和不完全型,后者不太严重。眼底检查通常是正常的。这种疾病是由于视锥细胞不完全和发育不全引起。

关键词

全色盲,眼球震颤,*CNGB3*,*CNGA3*,*GNAT2*,*PDE6C*,*PDE6H*

> **关键点**
>
> - 全色盲是一种常染色体隐性(AR)遗传病,具有遗传异质性,导致视锥细胞发育不全。
> - 特征性表现包括非进展性视力障碍、显著畏光、眼球震颤和几乎不能分辨颜色。

26.1 概述

全色盲是婴儿眼球震颤的罕见原因,其主要特征是颜色辨别能力降低或完全丧失、视力下降和畏光。估计患病率为 1/30 000。

眼球震颤通常是水平、对称、高频率和小振幅的。远视可能存在。视力是可变的,从 20/70 到法定盲。这种疾病通常分为完全型和不完全型,后者不太严重。眼底检查通常是正常的,但是一些个体可能存在黄斑变化和血管狭窄。当从明视条件转变为暗视条件时,患者也可能有矛盾的瞳孔收缩。这种疾病是由于视锥细胞不完全和发育不全引起。

26.2 分子遗传学

5 个基因与全色盲相关:*CNGB3*(8q21.3)、*CNGA3*(2q11.2)、*GNAT2*(1p13.1)、*PDE6C*(10q24)和 *PDE6H*(12p13)。它们的蛋白质产物在视锥细胞中表达,全部参与光转导,涉及转导蛋白 α 亚基(*GNAT2*)的胍结合位点、锥形磷酸二酯酶(*PDE6C*)的 α 亚基、抑制性 γ 亚基(*PDE6H*)和 cGMP 门控阳离子通道(*CNGA3/CNGB3*)。*CNGB3* 和 *CNGA3* 分别与高达 50% 和 25% 的病例相关。在 *CNGB3* 中,发现的最典型突变是 c.1148delC(70%)。大多数出现 *CNGA3*、*CNGB3*、*GNAT2* 和 *PDE6C* 突变的患者与 *PDE6H* 突变相比具有完全型全色盲,而 *PDE6H* 突变通常表现为不完全型。

居住在耶路撒冷以色列和巴勒斯坦的患者中,*CNGA3* 突变是全色盲的主要原因。在大约 50% 的病例中发现了 2 个 *CNGA3* 起始突变。这些致病变体导致高色盲患病率(1:5 000)。

26.3 鉴别诊断

26.3.1 S(蓝色)-视锥细胞单色视

这种 X 连锁状态可以通过电生理检查和色觉测试与全色盲相鉴别。

26.3.2 视锥细胞营养不良

视锥细胞功能在出生时是正常的,随着视锥细胞退化,发生迟发性眼球震颤。症状是进行性的,包括视力下降、畏光和色觉异常。可能会出现进行性黄斑色素性和萎缩性变化。色觉最初是正常的,然后降低。

26.3.3 Alström 综合征

尽管 Alström 综合征可能在临床上或 ERG 上与全色盲无明显区别,但这种疾病是渐进性的,并且通常在生命的第 2 或第 3 个 10 年中,视锥细胞导致的失明不可避免。患者还可能患有肥胖症、糖尿病、听力损失和心肌病。

26.4 罕见表现

可能发生进行性视网膜变性,伴有不断演变的视锥细胞营养不良,尤其是在生命后期。

26.5 临床检查

26.5.1 电生理

明视反应不存在或明显减少,而暗视反应通常正常。

26.5.2 色觉检查

患者可以学习识别图形和亮度的差异,但是有全色盲的个体在所有三个色觉测试轴中都有颜色辨别力的改变。

26.5.3　OCT检查

OCT 检查通常正常,从而与视锥细胞营养不良区分。极少数情况下,患者可能表现出不同程度的中心凹发育不全、椭圆体带破坏或黄斑 RPE 变薄。

26.6　基因检测

基因检测的一种方法是首先对常见的 c. 1148delC 进行 *CNGB3* 测序或靶向突变分析。*CNGA3* 是第 2 个最常见的基因,也可以进行测序以确定诊断。了解特定基因在患者种族群体内的受累频率也有助于指导检测策略。另一种方法是许多临床实验室都有的全色盲目标基因组检测,特别是当表型和病史没有指向特定基因时采用。

26.7　问题

26.7.1　病例 1

一名 8 岁女性患儿出现对称、水平、低幅度和高频率的眼球震颤。以下哪项最能提示对全色盲的诊断?

a）后极部正常。

b）三导联 VEP 显示不对称的交叉。

c）ERG 显示正常的暗视反应、明视和闪光等电位。

d）OCT 检查示黄斑中心凹发育不全。

正确答案是 c。

尽管婴儿眼球震颤的鉴别诊断疾病谱在眼底检查正常的情况下变窄,但视网膜或视锥细胞营养不良的某些亚型在疾病早期可能具有相似的外观。在这种情况下，题目中描述的 ERG 表现几乎是全色盲的特征。

a）不正确。特发性婴儿眼球震颤、LCA、蓝锥单色视、锥细胞营养不良可以表现为视网膜检查正常。

b）不正确。三导联 VEP 显示全色盲的正常交叉。不对称的交叉更符合白化病，在这种情况下，虹膜透照几乎总是存在。

c）正确。

d）不正确。在极少数情况下，全色盲患者有不同程度的中心凹发育不全，光感受器破坏或黄斑 RPE 变薄，但一般来说，真正的中心凹发育不全不常见。

26.7.2 病例 2

一名 5 岁的女患儿和她的父母一起来到你的诊所，他们最近从以色列移民过来。她表现出畏光和视力下降。她从未接受过眼科医生的检查。最佳矫正视力为 20/100。她有高频、低幅度、对称和水平的眼球震颤，眼底检查正常，两眼的扩瞳验光为 +1.50 DS。进一步检查：ERG 显示锥细胞功能障碍，正常 OCT 和异常色觉。她的家谱显示父母都有阿拉伯-穆斯林血统。以下哪个基因最应该被测序？

a） *PDE6C*。　　　　　　　**b）** *PDE6H*。

c） *CNGB3*。　　　　　　　**d）** *CNGA3*。

正确答案是 d。

在以色列和巴勒斯坦患者中，*CNGA3* 突变是全色盲的主要原因。在大约 50% 的病例中发现了 2 个 *CNGA3* 起始突变。

a）不正确。*PDE6C* 与完整形式相关，但在此不常见人口。

b）不正确。*PDE6H* 与不完全色盲相关，并且在这个特定的人群中不常见。

c）不正确。尽管 *CNGB3* 较常见，并且通常与完整形式相关，*CNGA3* 突变在该群体中更常见。

d）正确。

26.7.3 病例 3

一名 4 个月大的肥胖男婴患有眼球震颤，但其前极部和眼底检查正常。每只眼睛的扩瞳验光度数为 + 3.00 DS。他没有多指（趾）畸形。麻醉下的 ERG 显示明视反应正常，无暗视反应缺乏。以下哪项测试对临床诊断有帮助？

a）mfERG。　　　　　　b）OCT。

c）色觉测试。　　　　　d）听力测定和心脏病学评估。

正确答案是 d。

在早期阶段，Alström 综合征在临床检查和 ERG 中都无法区分全色盲，尽管这种综合征是渐进性进展。筛查听力和心肌病对于确定该患儿低视力异常的原因是否也是导致肥胖的原因是至关重要的。在这种情况下，检测相关的心肌病可挽救生命。

a）不正确。mfERG 需要人在清醒状态下的合作。这在婴儿是不可能获得的。

b）不正确。全色盲和 Alström 综合征在疾病开始时都具有正常的 OCT 结构。

c）不正确。这个年龄段色觉评估不可靠。

d）正确。

26.7.4 病例 4

一名 12 岁女孩被诊断患全色盲，她自 7 岁起开始每年接受临床随访，当时她有不正常明视反应和正常暗视反应，稳定的 20/200 视力，典型眼球震颤和 OCT 检查正常。那时，她的

CNGB3 测序结果为阴性,但由于保险问题,没有做进一步测序,现因视力逐渐下降而就诊。在你检查完后,发现她的视力 20/400,内界膜反射消失,中心凹反射减弱,以及 OCT 上中心凹光感受器丢失。以下哪项应是你的主要关注点?

a) 功能性视力丧失。

b) 对突变引起色盲的其他基因进行测序。

c) 罕见的进行性全色盲。

d) 全色盲的诊断可能是错误的。

正确答案是 d。

通常,全色盲被认为是稳定性疾病。当出现进行性视力丧失时,应怀疑患者有锥细胞或视锥-视杆细胞营养不良。接下来的步骤将包括复查 ERG 和合适的基因测试。

a) **不正确**。该患者在眼底检查和 OCT 检查有视网膜变性的细微征象,与功能性视力丧失不符,功能性视力丧失的所有检查应正常。

b) **不正确**。该疾病的进展性质提示了另一种诊断。

c) **不正确**。进行性全色盲的发病率远低于锥细胞营养不良,并且不会发生在生命的早期。

d) **正确**。

推荐阅读

[1] Johnson S, Michaelides M, Aligianis IA, et al. Achromatopsia caused by novel mutations in both CNGA3 and CNGB3. J Med Genet. 2004; 41(2):e20

[2] Kohl S, Varsanyi B, Antunes GA, et al. CNGB3 mutations account for 50% of all cases with autosomal recessive achromatopsia. Eur J

Hum Genet. 2005;13(3):302 - 308

[3] Nishiguchi KM, Sandberg MA, Gorji N, et al. Cone cGMP-gated channel mutations and clinical findings in patients with achromatopsia, macular degeneration, and other hereditary cone diseases. Hum Mutat. 2005;25(3):248 - 258

[4] Thiadens AA, Roosing S, Collin RW, et al. Comprehensive analysis of the achromatopsia genes CNGA3 and CNGB3 in progressive cone dystrophy. Ophthalmology. 2010;117(4):825 - 30. e1

[5] Thiadens AA, Slingerland NW, Roosing S, et al. Genetic etiology and clinical consequences of complete and incomplete achromatopsia. Ophthalmology. 2009;116(10):1984 - 9. e1

[6] Tränkner D, Jägle H, Kohl S, et al. Molecular basis of an inherited form of incomplete achromatopsia. J Neurosci. 2004;24(1):138 - 147

[7] Wissinger B, Gamer D, Jägle H, et al. CNGA3 mutations in hereditary cone photoreceptor disorders. Am J Hum Genet. 2001;69 (4):722 - 737

[8] Zelinger L, Cideciyan AV, Kohl S, et al. Genetics and disease expression in the CNGA3 form of achromatopsia: steps on the path to gene therapy. Ophthalmology. 2015;122(5):997 - 1007

（翻译：王敏）

27 先天性静止性夜盲

摘要

先天性静止性夜盲（congenital stationary night blindness，CSNB）是指年轻患者出现非进展性视力下降和夜盲，但眼底正常。视力多变，但通常在 20/30～20/200 之间，也可更差。屈光状态通常为近视，尽管在某些情况下可以是远视，具有一定的基因型-表型相关性。其他表现包括眼球震颤和斜视。该病具有完全的外显率和可变的表达性。它可分类为完全型和不完全型。在临床上，最显著的特征是在完全型中发现严重但保持不变的夜盲症，不完全型中可能并不一定存在夜盲症。

关键词

先天性静止性夜盲症，夜盲症，眼球震颤，色盲，视网膜电图

> **关键点**
>
> - 该病的特征是非进展性视力下降、夜盲症和程度多变的近视。眼底检查通常正常。
> - CSNB 可以是 X 连锁、常染色体显性遗传或常染色体隐性遗传，超过 14 种基因突变与该病相关。

27.1 概述

CSNB 是指年轻患者出现非进展性视力下降和夜盲,但眼底正常。视力多变,但通常在 $20/30\sim20/200$ 之间,也可更差。屈光状态通常为近视,尽管在某些情况下可以是远视,具有一定的基因型-表型相关性。例如,*NYX* 突变通常与高度近视有关,其他表现包括眼球震颤和斜视,色觉通常正常,尽管一些遗传形式可能有轻微的色觉缺陷。尽管在高度近视的情况下可能存在豹纹状眼底或近视退化,但裂隙灯和眼底检查正常。该病具有完全的外显率和可变的表达性。

CSNB 可以分为完全型和不完全型。在临床上,最显著的特征是在完全型中发现严重但保持不变的夜盲症,不完全型中可能并不一定存在夜盲症。还可以基于 ffERG 特征对 CSNB 进行分类。Schubert-Bornschein 亚型的特征是 b 波小于 a 波(负向 ERG),而 Riggs 亚型则表现出按比例减少的 a 波和 b 波。

表 27.1 CSNB 的分子原因

亚型(OMIM)	基因(位点)	CSNB 表型	遗传方式
CSNB1A(310500)	*NYX*(Xp11.4)	完全	X 连锁隐性
CSNB1B(257270)	*GRM6*(5q35.3)	完全	AR
CSNB1C(613216)	*TRPM1*(15q13.3)	完全	AR
CSNB1D(613830)	*SLC4A1*(15q22.31)	完全	AR
CSNB1E(614565)	*GPR179*(17q12)	完全	AR
CSNB1F(615058)	*LRIT3*(4q25)	完全	AR
CSNB1G(139330)	*GNAT1*(3p21.31)	完全	AR
CSNB1 H(617024)	*GNB3*(12p13.31)	完全	AR

亚型（OMIM）	基因（位点）	CSNB 表型	遗传方式
CSNBAD1（610445）	*RHO*（3q22.1）	完全	AD
CSNBAD2（163500）	*PDE6B*（4p16.3）	完全	AD
CSNBAD3（610444）	*GNAT1*（3p21.31）	完全	AD
CSNB2A（300071）	*CACNA1F*（Xp11.23）	不完全	X 连锁隐性
先天性非进行性锥-杆突触紊乱（CRSD）	*CABP4*（11q13.1）	不完全	AR
小口氏病 1 型（258100）	*SAG*（2q37.1）	不完全	AR
小口氏病 2 型（613411）	*RHOK / GRK1*（13q34）	不完全	AR

缩略词：AD（常染色体显性）；AR（常染色体隐性）。

27.2 分子遗传学

CSNB 的分子原因在表 27.1 中描述。大约 55% 的典型 X 连锁 CSNB 患者具有 *CACNA1F* 突变，而其他 45% 患者具有 *NYX* 突变。

存在与这些基因相关的等位基因紊乱。例如，*CACNA1F* 突变也可能导致 Åland 岛眼病（Åland island eye disease，AIED）。这是一种 X 连锁隐性遗传病，其特征是视力下降、眼球震颤、红绿色盲、眼底脱色素、进行性近视、虹膜透照，ERG 的异常暗适应和异常明视及暗视反应。*CACNA1F* 突变也与 CORD 和视神经萎缩有关。

27.3 鉴别诊断

27.3.1 蓝色视锥细胞单色视（OMIM 303700）

蓝色视锥细胞单色视（blue cone monochromacy，BCM）是一

种以视力不佳和眼球震颤为特征的 X 连锁隐性遗传病,有别于 CSNB,因为色觉异常、严重受损的明视 ERG、视杆细胞功能变化最小,以及在某些情况下有黄斑萎缩。它与 *OPN1LW* 和 *OPN1MW*(红绿色光色素基因)突变有关。

27.3.2 特发性先天性运动性眼球震颤

患者 ERG 正常,无夜盲症。

27.3.3 眼部和眼皮肤白化病(OMIM 300500)

患者有眼球震颤、虹膜透照、黄斑中心凹发育不全、眼底脱色素、细小灰色视神经及皮肤和头发色素减退的临床表现有助于与 CSNB 相鉴别,尽管可能与 AIED 存在一些混淆。白化病中的 ERG 检查是异常的。

27.3.4 小口氏病

小口氏病是一种罕见的疾病,有时被归类为 CSNB 的一种形式。它在日本人中更为常见。它由 *SAG* 或 *GRK1* 基因突变引起。这些患者特征性地显示了水尾(mizuo)现象。这是一种金棕色的眼底,在光适应的状态下具有黄灰色金属光泽,在长时间暗适应后恢复正常。

27.4 罕见的表现形式

极少数情况下,CSNB 患者可能会出现矛盾的瞳孔反射——当灯关闭时瞳孔缩小,灯打开时瞳孔扩大。

27.5 临床检查

27.5.1 全视野视网膜电图

CSNB患者暗适应后对亮光刺激出现 b 波振幅降低,导致 a 波振幅大于 b 波(负向 b 波;图 27.1)。在完全型 CSNB,b 波严重受影响或缺如。不完全型的 CSNB 显示 b 波降低,但可以测量。尽管具有减小的振荡电位或降低的明视 b 波,但 X 连锁隐性 CSNB 的责任女性携带者通常具有正常的 ffERG。如果不检查 ERG,则可能错过 CSNB 的轻症病例。

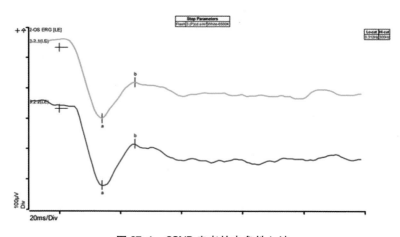

图 27.1 CSNB 患者的电负性 b 波

27.5.2 OCT

OCT 检查通常是正常的,但是一些情况下可以显示更薄的内层视网膜。

27.5.3 眼底自发荧光

FAF 检查通常是正常的，有助于区分 CSNB 与变性类疾病。

27.6 基因检测

可以使用 CSNB 多基因目标基因组和单基因测试。在没有家族史或确定的家族突变的情况下，当家系可能与多种遗传模式兼容时，多基因目标基因组可能更具成本效益和时间效率。同样重要的是，要了解在解释结果时实验室所使用的方法。实验室所用方法的差异也可能影响测试的选择。

27.7 问题

27.7.1 病例 1

一名 10 岁男孩出现非进展性视力下降。他没有夜盲症或其他症状。他有一个同样情况的兄弟和外祖父。最佳矫正视力为 20/40（-2.25 SD OU）。临床检查显示低幅度和中等频率的细微水平眼球震颤。裂隙灯和眼底检查正常。ffERG 显示，在暗适应后响应于明亮闪光的暗视 b 波振幅降低。OCT 和 FAF 检查正常。以下哪项可能是最合适的下一步检查？

a）*TRPM1* 基因测序。　　　　　b）*CACNA1F* 基因测序。
c）*RHO* 基因测序。　　　　　　d）*SAG* 基因测序。

正确答案是 b。

家族史强烈提示 X 连锁隐性模式。*CACNA1F* 是一个很好的候选基因。该患儿在 *CACNA1F* 基因中具有 1 个报道过的半合子突变（c.244C>T）。

a）**不正确**。该基因的突变导致 AR CSNB。家系强烈提示 X 连锁隐性遗传。

b）**正确**。

c）**不正确**。由于 CSNB 是完全型的，遗传模式不太可能是 AD 遗传，因为 CSNB 全外显。

d）**不正确**。该患儿眼底正常。

27.7.2　病例 2

一名 3 岁男孩自 1 个月大以来就有眼球震颤病史。父母担心，因为他有时会"碰到东西"。他有一个 7 岁的健康姐姐。最佳矫正视力为 20/50（+2.25 DCX80 OU）。临床检查显示低幅度和中等频率的对称水平眼球震颤。裂隙灯显示微弱的虹膜透照。视网膜检查显示黄斑发育不全、灰色视神经和眼底脱色素，ffERG 检查异常，三导联 VEP 显示模式逆转。OCT 检查证实黄斑发育不全。以下哪项看起来是最合适的诊断？

a）CSNB。　　　　　　　　b）白化病。

c）BCM。　　　　　　　　d）先天性特发性眼球震颤。

正确答案是 b。

虹膜透照、黄斑发育不全、灰色视神经、眼底色素沉着及三导联 VEP 的异常交叉与白化病的诊断一致。

a）**不正确**。ERG 检查正常。CSNB 不会出现虹膜透照和黄斑发育不全。CSNB 中的三导联 VEP 是正常的。

b）**正确**。

c）**不正确**。这种情况通常严重影响了明视 ERG，并且视杆细胞功能发生微小变化。在 BCM 不会出现虹膜透照且三导联 VEP 为正常。

d）**不正确**。这是排除诊断。该病例裂隙灯、眼底、VEP 和

OCT 检查均异常。

27.7.3 病例 3

2 名受影响的姐弟(一名 4 岁男孩和一名 11 岁女孩)的临床和电生理诊断为完全型 CSNB,但 CSNB 目标基因组测序阴性。该目标基因组包括所有已知的 CSNB 基因。还进行了删除和重复分析。父母有血缘关系。2 名患儿均视力 20/80 OU,中度近视,眼球震颤,眼前节和眼底检查正常。ffERG 检查显示电负性 b 波。以下哪项是最好的行动方案?

a) 视网膜营养不良目标基因组。

b) AR *OCA*(眼皮肤白血病)基因的测序。

c) 从不同的实验室订购新的 CSNB 目标基因组。

d) WES。

正确答案是 d。

可以肯定的是,并非所有 CSNB 的致病基因都能被发现。尽管 WES 是一种昂贵的替代方法,但它可以成为一种有用的方法,用于检测定义明确的表型,这些表型的遗传异质性被怀疑,并且家庭也想积极明确诊断。

a) 不正确。 患儿明显患的是 CSNB 而不是另一种视网膜营养不良。

b) 不正确。 没有透照,眼底检查没有提示白化病,ffERG 也不一致。

c) 不合适。 很可能这是多余和无效的。

d) 正确。

推荐阅读

[1] Allen LE, Zito I, Bradshaw K, et al. Genotype-phenotype correlation in British families with X linked congenital stationary night blindness. Br J Ophthalmol. 2003;87(11):1413 - 1420

[2] Boycott KM, Pearce WG, Bech-Hansen NT. Clinical variability among patients with incomplete X-linked congenital stationary night blindness and a founder mutation in CACNA1F. Can J Ophthalmol. 2000;35(4):204 - 213

[3] Boycott KM, Pearce WG, Musarella MA, et al. Evidence for genetic heterogeneity in X-linked congenital stationary night blindness. Am J Hum Genet. 1998;62(4):865 - 875

[4] Dryja TP. Molecular genetics of Oguchi disease, fundus albipunctatus, and other forms of stationary night blindness: LVII Edward Jackson Memorial Lecture. Am J Ophthalmol. 2000;130(5): 547 - 563

[5] Hemara-Wahanui A, Berjukow S, Hope CI, et al. A CACNA1F mutation identified in an X-linked retinal disorder shifts the voltage dependence of Cav1.4 channel activation. Proc Natl Acad Sci U S A. 2005;102(21):7553 - 7558

[6] Jalkanen R, Bech-Hansen NT, Tobias R, et al. A novel CACNA1F gene mutation causes Aland Island eye disease. Invest Ophthalmol Vis Sci. 2007;48(6):2498 - 2502

[7] Jalkanen R, Mäntyjärvi M, Tobias R, et al. X linked cone-rod dystrophy, CORDX3, is caused by a mutation in the CACNA1F gene. J Med Genet. 2006;43(8):699 - 704

[8] Miyake Y, Yagasaki K, Horiguchi M, et al. Congenital stationary night blindness with negative electroretinogram. A new classification. Arch Ophthalmol. 1986;104(7):1013 - 1020

[9] Nakamura M, Ito S, Piao CH, et al. Retinal and optic disc atrophy associated with a CACNA1F mutation in a Japanese family. Arch Ophthalmol. 2003;121(7):1028 - 1033

[10] Rigaudiére F, Roux C, Lachapelle P, et al. ERGs in female carriers of incomplete congenital stationary night blindness (I-CSNB). A family report. Doc Ophthalmol. 2003;107(2):203-212

[11] Tarpey P, Thomas S, Sarvananthan N, et al. Mutations in FRMD7, a newly identified member of the FERM family, cause X-linked idiopathic congenital nystagmus. Nat Genet. 2006; 38 (11): 1242-1244

[12] Zeitz C, Minotti R, Feil S, et al. Novel mutations in CACNA1F and NYX in Dutch families with X-linked congenital stationary night blindness. Mol Vis. 2005;11:179-183

[13] Zhang Q, Xiao X, Li S, et al. Mutations in NYX of individuals with high myopia, but without night blindness. Mol Vis. 2007; 13: 330-336

（翻译：王敏）

28 青少年 X 连锁视网膜劈裂

摘要

青少年 X 连锁视网膜劈裂(juvenile X-linked retinoschisis,JXLR)是一种 X 连锁隐性遗传病,具有完全外显和可变表达,患者通常十几岁时发病。视网膜劈裂可累及多层视网膜,主要包括内核层、外核层、神经节细胞层和神经纤维层。黄斑中心凹病变表现为大的放射状条纹、微囊间隙、蜂窝状囊腔、黄斑区色素样斑点,同时可见中心凹反射消失,或中央凹萎缩。碳酸酐酶抑制剂可有效改善视力并减少中心凹劈裂。约半数患者临床表现为玻璃体纱膜和外周劈裂,外周劈裂可能伴随有内层或全层视网膜裂孔,最终可导致多达 20% 的患者发生视网膜脱离。此外,高达 40% 的患者可出现玻璃体出血。RS1 基因是目前唯一已知的可引起该病发生的突变基因。

关键词

青少年 X 连锁视网膜劈裂,黄斑劈裂,视网膜脱离,玻璃体出血,RS1

关键点

- 该病以黄斑区对称性劈裂为临床特征,起病于 10 岁左右的青少年。
- 约半数患者表现为周边视网膜劈裂。
- 20 岁之前视力通常下降,随后病情趋于稳定,前提是未发生视网膜脱离。
- RS1 基因突变是唯一已知的可导致该 X 连锁遗传病发生的遗传因素。
- 患者有视网膜脱离或玻璃体出血的风险。

28.1 概述

JXLR 是一种 X 连锁隐性遗传病,患病率为 1/25 000～1/5 000。JXLR 具有完全外显和可变表达,家族成员之间存在变异。往往女性携带者没有临床症状,但是有双等位基因突变的女性患者临床表现较宽泛,包括黄斑劈裂或黄斑萎缩,与显著降低的自发荧光信号和病灶周边的强荧光环有关。少数情况下,视网膜周边部可见白色斑点、劈裂或多焦视网膜电图(mfERG)提示的黄斑功能降低。mfERG 检查可显示边缘区白斑、劈裂或黄斑功能障碍。这可以解释为偏斜 X 染色体失活。

患者通常 10 岁左右发病,视网膜劈裂可累及多层视网膜,主要包括内核层、外核层、神经节细胞层和神经纤维层,眼底检查经常可见黄斑辐轮状改变(图 28.1)。黄斑中心凹病变表现为大的放射状条纹、微囊间隙、蜂窝状囊腔、黄斑区色素样斑点,同时可见中心凹反射消失或中央凹萎缩。碳酸酐酶抑制剂可有效改善视力

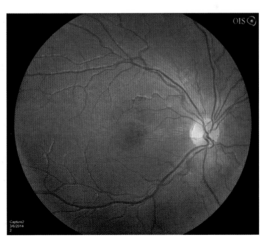

图 28.1　JXLR 患者的黄斑辐轮状改变

并减少中心凹劈裂的症状。约半数患者临床表现为玻璃体纱膜和周边劈裂(图 28.2)。周边劈裂可能伴随有内层或全层视网膜裂孔,最终可导致多达 20% 的患者发生视网膜脱离。此外,病情严重的 JXLR 患者中 40% 都会出现玻璃体出血的症状。玻璃体出血(甚至在婴儿期)可能是一种劈裂体征,是由于内层视网膜裂孔的血管破裂所造成。对于视网膜脱离患者,进行手术修复是很困难的。此外,后极部色素的改变和视网膜色素上皮(RPE)萎缩在 50 岁以上的患者中最为常见。

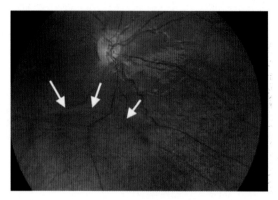

图 28.2 JXLR 患者周边部视网膜劈裂(见箭头所示)

28.2 分子遗传学

RS1 基因(Xp22.13)是目前唯一已知的可引起 JXLR 的致病基因。它编码的蛋白为视网膜劈裂蛋白,主要表达于光感受器细胞的内节。视网膜劈裂蛋白属于细胞外蛋白,有关其特异性的功能还不明确。*RS1* 基因的错义突变、剪接突变、移码突变或内含子缺失会导致 JXLR 的发生,而无义突变往往见于表型异常严重的患者。

28.3 鉴别诊断

28.3.1 Goldmann-Favre 玻璃体视网膜变性和 S-视锥细胞增强综合征(OMIM 268100)

这 2 种疾病均是由 *NR2E3* 基因突变所引起的 AR 遗传病。与 JXLR 不同的是,这 2 种疾病的女性患病率高,并且患者通常伴有严重的视力下降、视野缺损和夜盲症状。外周视网膜劈裂可见视网膜内囊样间隙。ERG 检查显示 a 波和 b 波振幅均显著降低。

28.3.2 视网膜色素变性

与 JXLR 不同的是,RP 患者的眼底检查可见视神经苍白、视网膜血管狭窄、"骨细胞样"色素沉着现象,ffERG 检查表现为受损严重。RP 患者还伴有黄斑囊样水肿(CME)及与 JXLR 类似的视网膜内囊样间隙。

28.3.3 *VCAN* 玻璃体视网膜病变

由于 *VCAN* 玻璃体视网膜病变与 JXLR 都伴有玻璃体的异常表现,两者容易混淆。与 JXLR 不同的是,*VCAN* 相关的玻璃体视网膜病变是常染色体显性(AD)遗传(女性高发),裂隙灯检查可见玻璃体液化,伴有老年白内障、夜盲、进展性脉络膜视网膜萎缩、中至重度暗视和明视 ERG 受损,但无负波反应。

28.3.4 黄斑囊样水肿

引起 CME 的病因有多种,例如炎症、糖尿病、葡萄膜炎、眼内手术、视盘小凹及 AD CME。其诊断主要依赖 IVFA,中心凹周围可见花瓣样改变,这点可与 JXLR 相鉴别。

28.3.5 其他伴视网膜内囊样间隙的疾病

其他伴视网膜内囊样间隙的疾病包括窗样光泽营养不良、病理性近视、退行性黄斑劈裂、药物诱导（烟酸）、玻璃体黄斑牵引、孤立中心凹黄斑劈裂及广泛的视网膜营养不良。

28.3.6 虐待性头外伤引起的创伤性黄斑劈裂

虐待性头外伤引起的创伤性黄斑劈裂的表现与 JXLR 完全不同，最不易混淆。视网膜出血最常积存于内界膜下，劈裂腔的边缘可见线状出血和色素减退斑，常存在视网膜出血，劈裂通常是单侧的。

28.3.7 增生性玻璃体视网膜病变

增生性玻璃体视网膜病变通常是孔源形视网膜脱离的并发症，晚期 JXLR 容易与其混淆。

28.4 罕见临床表现

青年患者中较严重及不典型的临床表现主要包括黄斑萎缩和色素性改变。水尾现象作为小口氏病的表现也可见于 JXLR。水尾现象主要表现为光适应下眼底呈现黄灰色金属光泽，完全暗适应 3～12 小时后，眼底恢复正常。

Gunn 氏点是一种微小的白色点，有时可见于神经纤维层，与内界膜的可视反射对应，由 Müller 细胞的足板产生，在 JXLR 患者中几乎观察不到。

28.5 临床检查

28.5.1 OCT

JXLR 主要累及内层视网膜。OCT 检查可以观察到视网膜内典型的囊样间隙(图 28.3)。随着年龄的增长,囊样间隙会逐渐消退,萎缩症状也会消失,尤其是 20 岁以上的患者。

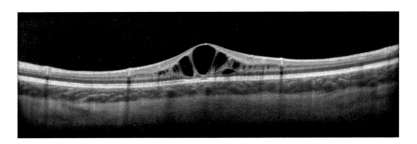

图 28.3 视网膜 OCT 检查显示 JXLR 患者黄斑劈裂

28.5.2 眼底自发荧光

FAF 显示黄斑中心凹处的自发荧光增加,有时可见与视网膜内囊样间隙一致的辐轮状图案。

28.5.3 全视野视网膜电图

虽然 ffERG 的检查结果具有可变性,但是负性 b 波依然是 JXLR 的典型表现。

28.5.4 眼底荧光素造影

眼底荧光素造影是区分非渗漏性黄斑劈裂与渗漏性黄斑囊样水肿的有效检查手段。渗漏性黄斑囊样水肿与 JXLR 无关。

28.6 基因检测

临床上检测的 JXLR 致病基因为 *RS1*，90%的患者都存在 *RS1* 基因的致病突变。针对已知突变或者种族间的群体特异性突变，靶向突变分析更有利；如果测序没有找到致病突变，则需要进行缺失/重复序列分析。

28.7 问题

28.7.1 病例1

一名 10 岁男孩患有夜盲、视力明显下降，有家族史，其兄弟和外祖父都有相似症状，双眼视力均为 0.5，无眼球震颤。眼底检查可见黄斑区神经纤维层辐轮状改变，玻璃体正常。FAF 显示中心凹处自体荧光增强，OCT 显示黄斑囊样间隙，IVFA 显示无渗漏。暗视 ffERG 检查呈现 b 波振幅下降，a 波振幅基本不变。明视 ERG 显示正常。对于该患儿的临床诊断，以下选项哪项正确？

  a) JXLR。   **b)** 先天性静止性夜盲(CSNB)。

  c) Goldmann-Favre 综合征。**d)** 增强 S-视锥细胞综合征。

  正确答案是 a。

患儿有夜盲、视力下降病史，眼底可见黄斑区神经纤维层辐轮状改变，以及典型 ERG 变化，并且 OCT 显示黄斑囊样水肿，以上均提示 JXLR。患儿基因检测结果为 *RS1*(c.3G>A)，杂合突变。

  a) **正确**。

  b) **不正确**。CSNB 的眼底为正常，OCT 检查正常，通常伴有眼球震颤。

c) **不正确**。患儿没有明显的玻璃体症状。Goldmann-Favre 综合征的明视 ERG 通常是异常的,负性 b 波不典型。

d) **不正确**。虽然 ESCS 中也存在黄斑囊样水肿所造成的黄斑辐射状改变,但是 ffERG 检测不显示负性 b 波,往往呈现视锥细胞反应异常。

28.7.2 病例 2

一名 22 岁男性,视力下降 10 年,兄弟有相同病史。外祖父于年轻时发生双侧视网膜脱离。患者视力为 - 2.00 sph OD, - 1.50 sph OS。眼前节检查无异常。眼底检查可见玻璃体纱膜,玻璃体后脱离,外周视网膜劈裂,OCT 可见黄斑囊样间隙,左眼视网膜脱离。ffERG 显示右眼 b 波振幅下降,明视 ERG 正常;左眼无信号。以下临床诊断哪项正确?

a) Wagner 综合征。 **b)** JXLR。

c) Goldmann-Favre 综合征。 **d)** 侵蚀性玻璃体视网膜病变。

正确答案是 b。

这是一个典型的 JXLR 病例,有特征性的 ERG、玻璃体表现。家族史符合 X 连锁隐性遗传模式。

a) **不正确**。没有脉络膜视网膜萎缩的表现,家系不符合 Wagner 综合征 AD 的遗传模式。黄斑囊样间隙、外周视网膜劈裂很少见于 Wagner 综合征。

b) **正确**。

c) **不正确**。Goldmann-Favre 综合征 ffERG 往往显示累及视锥-视杆细胞的刺激反应。此外,家系不符合 AR 的遗传模式。

d) **不正确**。家族史与侵蚀性玻璃体视网膜病变不一致。该疾病表现为进展性色素视网膜病变,尤其赤道边缘部表现为进行性"侵蚀"。ffERG 检查结果往往提示严重累及。

28.7.3 病例 3

一名 12 岁男孩,视力下降。其外祖父一只眼自幼视力低下,另一只眼视网膜脱离。先证者双眼视力为 20/200(−0.75 sph OU),无眼球震颤。眼底检查可见黄斑浅表辐轮状改变和下浅层视网膜劈裂,内层伴有血管围绕的视网膜裂孔,玻璃体正常。OCT 显示视网膜内囊样间隙,IVFA 无渗漏。暗视 ffERG 显示暗适应 b 波振幅下降,a 波振幅正常。明视 ERG 正常。*RS1* 基因检测阴性。以下进一步的检测手段中哪项最优?

a) *NR2E3* 基因测序。

b) 全外显子测序。

c) 视网膜营养不良基因目标基因组。

d) *RS1* 缺失/拷贝数分析。

正确答案是 d。

病史与检查均提示 JXLR 的可能。当 *RS1* 基因检测阴性,而临床表现明显提示 JXLR 的情况下,基因缺失/拷贝数分析是最好能解释以上阴性结果的方法。该患儿基因分析结果为 *RS1* c.53‑78del。

a) 不正确。*NR2E3* 基因突变并不能引起表层视网膜劈裂,而其 ERG 往往显示严重的明视反应异常。

b) 不正确。未进行基因缺失/拷贝数分析,表型和病史均与 JXLR 相符。

c) 不正确。临床诊断为 JXLR。

d) 正确。

推荐阅读

［1］Apushkin MA，Fishman GA，Rajagopalan AS. Fundus findings and longitudinal study of visual acuity loss in patients with X-linked retinoschisis. Retina. 2005;25(5):612－618

［2］Bowles K，Cukras C，Turriff A，et al. X-linked retinoschisis: RS1 mutation severity and age affect the ERG phenotype in a cohort of 68 affected male subjects. Invest Ophthalmol Vis Sci. 2011;52（12）: 9250－9256

［3］Eksandh L，Andréasson S，Abrahamson M. Juvenile X-linked retinoschisis with normal scotopic b-wave in the electroretinogram at an early stage of the disease. Ophthalmic Genet. 2005; 26（3）: 111－117

［4］Eksandh LC，Ponjavic V，Ayyagari R，et al. Phenotypic expression of juvenile X-linked retinoschisis in Swedish families with different mutations in the XLRS1 gene. Arch Ophthalmol. 2000;118(8):1098－1104

［5］Gehrig A，Weber BH，Lorenz B，et al. First molecular evidence for a de novo mutation in RS1（XLRS1）associated with X linked juvenile retinoschisis. J Med Genet. 1999;36(12):932－934

［6］Grayson C，Reid SN，Ellis JA，et al. Retinoschisin，the X-linked retinoschisis protein，is a secreted photoreceptor protein，and is expressed and released by Weri-Rb1 cells. Hum Mol Genet. 2000;9（12）:1873－1879

［7］Kim DY，Mukai S. X-linked juvenile retinoschisis（XLRS）: a review of genotype-phenotype relationships. Semin Ophthalmol. 2013; 28（5－6）:392－396

［8］Kim LS，Seiple W，Fishman GA，Szlyk JP. Multifocal ERG findings in carriers of X-linked retinoschisis. Doc Ophthalmol. 2007;114(1): 21－26

［9］Molday RS，Kellner U，Weber BH. X-linked juvenile retinoschisis: clinical diagnosis，genetic analysis，and molecular mechanisms. Prog

Retin Eye Res. 2012;31(3):195 - 212

[10] The Retinoschisis Consortium. Functional implications of the spectrum of mutations found in 234 cases with X-linked juvenile retinoschisis. Hum Mol Genet. 1998;7(7):1185 - 1192

（翻译：胡方园）

29　视网膜母细胞瘤

维卡斯·赫坦（Vikas Khetan），贾加迪桑·马德哈万
（Jagadeesan Modhavan），迭戈·奥桑东·维拉塞卡
（Diego Ossandon Villaseca），卡罗尔·L. 希尔兹
（Carol L. Shields）

摘要

　　视网膜母细胞瘤（retinoblastoma，RB）是一种婴幼儿眼内恶性肿瘤，最常见的临床表现是白瞳症。RB 早期诊断可取得良好疗效，晚期疾病进展形成巨大的肿瘤，可通过视神经或巩膜侵入周围的组织并发生转移，增加死亡风险。该病生存率在不发达国家约为 30%，发达国家为 97%。RB 基因（*RB1*）的 2 个等位基因失活可导致 RB 的发生。RB 可分为遗传性（25%～35%）和非遗传性（65%～75%）。遗传性 RB 是由新生突变或者遗传性 *RB1* 基因生殖细胞系突变所引起的，进而体细胞突变导致另一等位基因功能缺失（杂合性缺失）。家族性 RB 占新诊断 RB 的 6% 左右。遗传性 RB 中，85% 肿瘤都是早发型、双侧性和多灶性，平均有 5 个病灶，病灶在双眼随机分布。非遗传性 RB 的肿瘤往往发病晚，且表现为单病灶、单侧发病。RB 治疗的首要宗旨是维持患者生命，其次是最大限度恢复视觉。RB 治疗方案包括眼球摘除术、放射治疗、全身和动脉内化疗以及局部治疗。

关键词

　　视网膜母细胞瘤，婴幼儿眼内肿瘤，眼球摘除术，动脉内化疗，*RB1*

关键点

- RB 是一种婴幼儿眼内恶性肿瘤,分为遗传性和散发性。
- RB 发病存在两种假说:一种是生殖细胞常染色体显性杂合突变所引起的另一等位基因功能缺失(杂合性缺失);另一种是原位体细胞突变导致的双等位基因功能缺失的非遗传性模式。

29.1 概述

RB 是一种婴幼儿眼内恶性肿瘤,最常见的临床表现是白瞳症。RB 早期诊断可取得良好疗效,晚期疾病进展形成巨大的肿瘤,将通过视神经或巩膜侵入周围的组织并发生转移,增加死亡风险。疾病生存率在不发达国家约为 30%,发达国家为 97%。

RB 基因(*RB1*)的 2 个等位基因失活可导致 RB 的发生。RB 可分为遗传性(25%～35%)和非遗传性(65%～75%)。遗传性 RB 是由新生突变或者遗传性 *RB1* 的基因生殖细胞系突变所引起,进而体细胞突变导致另一等位基因功能缺失(杂合性缺失)。家族性 RB 占新诊断 RB 的 6% 左右。遗传性 RB 的新生突变是由胚胎期 *RB1* 的一个等位基因失活所引起,属于罕见突变。非遗传性 RB 中,每个等位基因的原位突变都会引起胚胎期体细胞改变。

遗传性 RB 中 85% 的肿瘤都是早发型、双侧性和多灶性,平均有 5 个病灶,病灶在双眼随机分布。非遗传性 RB 肿瘤往往发病晚,且表现为单病灶、单侧发病。

RB 治疗的首要宗旨是维持患者生命,其次是最大限度恢复视觉。RB 治疗方案包括眼球摘除术、放射治疗、全身和动脉内化疗以及局部治疗(冷冻疗法、经瞳孔温热疗法、激光光凝术)。

29.2 分子遗传学

RB1 基因定位于人类 13 号染色体 q14.2。*RB1* 是一个抑癌基因,主要参与细胞周期的调控。*RB1* 的 2 个等位基因突变将导致肿瘤发生。1 个等位基因突变见于生殖细胞系(遗传性 RB)或体细胞(非遗传性 RB)。大约 10% 的 *RB1* 基因生殖细胞系突变是由于生殖细胞系遗传镶嵌现象引起。遗传镶嵌现象是指生有多个患儿的父母,其自身并未检测到与患儿相同的等位基因突变。所有类型 RB 中,另一等位基因体细胞突变是由于有丝分裂不分离、基因拷贝数变异、*RB1* 基因座和着丝粒间的有丝分裂重组、基因转换和缺失所造成。杂合性缺失(LOH)是 *RB1* 另一等位基因缺失的最常见原因。单侧 RB 中,*RB1* 启动子区甲基化所引起的基因沉默也是等位基因功能缺失的原因。

最近的研究表明,RB 肿瘤的发生依赖不同的突变途径。少部分 RB 的发生是由于肿瘤细胞中 *MYCN* 基因异常扩增所导致,但其异常扩增是否是此恶性肿瘤发生的唯一基因组水平事件尚不清楚。由 *MYCN* 基因扩增和 *RB1* 致病性突变分别引起的肿瘤是否存在异同还需进一步研究。

此外,单独 *RB1* 基因的失活不足以诱导肿瘤发生,需要协同相应的遗传和随机事件才能共同导致视网膜前体细胞异常增殖。利用比较基因组杂交技术以及基因表达分析的研究有助于探索细胞发育、增殖、分化和凋亡过程中的基因调控事件。RB 患者的染色体最常被捕获到的最小区域是 1q31(52%)、6p22(44%)、2p24 - 25(30%)和 13q32 - 34(12%),最常丢失区域为 16p22(14%)。导致 RB 染色体异常的候选基因包括白血病致癌基因 *DEK* 和转录因子 E2F3。此外,*MYCN* 或 *KIF14* 异常扩增或高表达,以及 *CDH*Ⅱ(钙黏蛋白Ⅱ)的表达缺失也是决定 RB 发生与发展的影响因素。

少部分遗传性 RB 的发生是由于生殖细胞系新生突变引起，表现为 *RB1* 基因 13q 片段大小不等的缺失。该缺失的临床表现包括眉毛突出、宽鼻梁、耳垂前倾、前额变宽、鼻子尖锐、大口、上唇薄、下唇厚、人中变长、眼距过宽、眼球突起、腭裂、巨舌、肌张力减退、发育迟缓及运动障碍（图 29.1）。5%～15% 的 RB 患者表现为杂合性缺失，包括 13q14.2 片段的缺失。这些患者中单侧 RB 的患病率高于内含子突变患者的患病率。13q 片段的缺失具有表型异质性，这取决于缺失的位置和大小：缺失靠近 13q32（第 1 组）表现为轻度至中度发育延迟、畸形和生长迟缓；13q32（第 2 组）的缺失表现为 1 个或多个主要畸形，包括脑、泌尿生殖道、胃肠道或严重的小头畸形；累及 13q33q34（第 3 组）的远端缺失具有表型异质性。

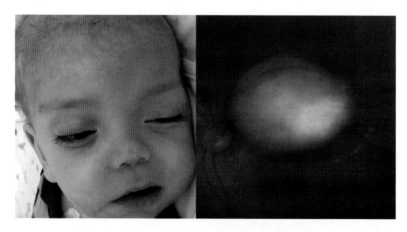

图 29.1　13q 缺失综合征患者表现为面部畸形和 RB

RB1 基因 13q 中间片段缺失 RB 患者的侵袭表型往往不显著，其缺失大于 1 Mb，可累及 *MED4* 基因。还可以累及其他基因，如 *NUFIP1* 和 *PCDH8* 的缺失可能会导致精神运动延迟；

MTLR1 的缺失会导致小头畸形；*EDNRB* 的缺失会导致喂养困难和耳聋。

RB1 基因突变有时会导致终止密码子提前出现，编码终止，该类型突变往往见于双侧 RB 患者。有报道指出基因完全性缺失很少会引起肿瘤的发生，这是由于其毗邻与细胞生长密切相关的未知基因发生连续缺失所引起。因此，大片段缺失几乎不存在于侵袭性恶性肿瘤中。

29.3 鉴别诊断

29.3.1 星形细胞错构瘤

星形细胞错构瘤是一种来源于视网膜神经纤维层星形胶质细胞的神经胶质肿瘤。该肿瘤表现为乳白色、界限清楚、隆起性病变，可能出现多个或单个病灶。肿瘤多呈多叶状，也可见扁平半透明状。它最常见于结节性硬化症，也可见于神经纤维瘤病患者。同时星形细胞错构瘤也可单独发病。

29.3.2 眼弓蛔虫病

眼弓蛔虫病可引起与 RB 相似的外周视网膜肿块，但它通常单侧发病，且与炎症相关。患者如果有幼犬接触史和食土癖，并伴有发热、嗜酸性粒细胞增多、肺炎或肝、脾大等临床表现，将有助于眼弓蛔虫病的诊断。犬弓形体血清滴度阳性可证实该诊断。

29.3.3 Coats 病

Coats 病的不同在于其可发生视网膜脱离，表现为血管异常扩张、扭曲，新生血管形成，伴有脂质样渗出。由于胆固醇的存在，渗出物常呈黄色。该病往往单眼发病，主要见于男性青少年。

29.3.4　其他类似疾病

其他具有白色肿块的疾病包括良性血管增生性肿瘤、脉络膜缺损和视网膜有髓鞘神经纤维。Norrie 病和早产儿视网膜病变与RB 的鉴别点在于前两者可发生视网膜脱离。

29.4　罕见表现

一些遗传性 RB 儿童可发展为松果体母细胞瘤(三侧性 RB)。松果体母细胞瘤的胚胎性、病理及免疫特征都与 RB 相似。视网膜瘤和视网膜细胞瘤是 RB 罕见的良性表现,发生率不到 3%。这种类型的 RB 也被称为"自发遏制性"或"自发退化性"RB。

强有力的临床证据表明,处于静止状态的视网膜瘤在后期可发展为恶性 RB,可能是由于细胞衰老受到抑制。视网膜瘤中 p16 的高表达可抑制细胞的增殖能力,导致细胞衰老的发生。

此外,罕见情况下 Hirschsprung 病与 13q 缺失综合征有关。

29.5　临床检查

29.5.1　超声检查

超声检查是 RB 诊断的关键。它的优点在于不需要患者保持镇静,并且在免于辐射的状态下可多次重复检查。RB 的超声检查显示软组织回声肿块、钙化灶阴影、出血或坏死性非均质改变。超声多普勒可见新生血管形成。玻璃体存在多回声区提示玻璃体种植、坏死性碎片或出血。超声检查也可检测到视网膜脱离。

29.5.2　CT 和 MRI

增强 CT 检查可见晶状体后肿块,往往伴有钙化。而 MRI 检查主要用于肿瘤分期,有助于诊断脉络膜浸润、视神经浸润或眼外浸润的程度。

29.5.3　眼底照相

眼底照相用于观察 RB 进展及干预后肿瘤的消退情况。

29.6　基因诊断

虽然 *RB1* 基因是公认的 RB 致病基因,但关于 *MYCN* 基因与 RB 致病性的研究在专业性的基因诊断实验室已经开展起来。*RB1* 基因检测包括拷贝数变化[利用定量多重 PCR(聚合酶链反应)检测外显子缺失和重复]、外显子和内含子区序列分析及剪接位点分析。此外,还包括 *RB1* 启动子区甲基化位点分析和氨基酸序列保守性分析。

荧光原位杂交(FISH)和染色体微阵列(CMA)可用于判定基因连续性缺失(如 13q 缺失)的情况。相比 FISH,CMA 可以更精准地定位缺失的位点及片段的大小。

29.7　问题

29.7.1　病例 1

一名 8 个月的患儿被诊断为双眼 RB,其父亲儿时被诊断为 RB,曾行眼球摘除术。下面哪一项是首选的分子检测手段?

a) 外周血中检测 *RB1* 基因的甲基化水平。

b) 肿瘤中检测 *RB1* 基因的甲基化水平。

c) 外周血中检测 *RB1* 基因的缺失/插入及点突变的情况。

d) 肿瘤中检测 *RB1* 基因的缺失/插入及点突变的情况。

正确答案是 C。

对于家族性 RB 病例而言,外周血中缺失/插入及点突变的筛查是判定 *RB1* 基因突变首选的检测手段。同时也有助于证实家族性 RB,阻止疾病进一步发展。

a)不正确。*RB1* 基因启动子甲基化水平的增加只见于肿瘤中,外周血中检测不到。

b)不正确。家族性 RB 患者肿瘤中 *RB1* 启动子甲基化水平的检测不具有疾病诊断价值。分子诊断是首选的检测手段,用于判定家族成员间 RB 的遗传特征。

c)正确。

d)不正确。外周静脉血基因突变筛查是诊断家族遗传性 RB 最优的检测手段。如果条件许可,外周血中检测到的突变可进一步在患者肿瘤中进行验证。

29.7.2 病例 2

下面关于视网膜细胞瘤遗传缺陷的描述中哪项正确?

a)*KIF14* 基因缺失。　　　　b)缺乏 *RB1* 基因突变。

c)缺乏基因突变。　　　　　　d)*p16* 基因高表达。

正确答案是 d。

视网膜细胞瘤中 *p16* 基因的高表达可抑制肿瘤细胞的增殖能力,导致细胞衰老。

a)不正确。*KIF14* 基因的表达与 RB 肿瘤的增殖能力升高相关,而视网膜细胞瘤是一种自发遏制性肿瘤,增殖能力低下。

b)不正确。视网膜细胞瘤中存在与 RB 肿瘤类似的 *RB1* 基因突变。

c)不正确。视网膜细胞瘤存在 *RB1* 基因突变。

d)正确。

29.7.3 病例 3

一名 5 月龄男婴患单眼 RB,伴有视神经浸润。基因检测未发现 *RB1* 突变。下列关于该肿瘤的分子谱中哪项正确?

a)外周血中 *MYCN* 基因扩增。

b)肿瘤中 *MYCN* 基因扩增。

c)肿瘤中 *KIF14*、*DEK*、*E2F3* 基因拷贝数显著升高。

d)肿瘤中 *CDH11*(钙黏蛋白 11)缺失。

正确答案是 b。

MYCN 基因扩增是 *RB1* 基因正常的 RB 肿瘤中的驱动突变。

a)**不正确**。*MYCN* 基因扩增是一个偶发事件,仅在肿瘤中发生。

b)**正确**。

c)**不正确**。只有 *RB1* 基因突变可引起基因组不稳定性,导致多个癌基因异常扩增。

d)**不正确**。*MYCN* 基因扩增并不能引起肿瘤抑制基因的缺失。

29.7.4 病例 4

一名 6 月龄婴儿进行 RB 相关基因筛查。该患儿双眼 RB,面部畸形,发育延迟。下列哪项检查最合适?

a)外周血 *RB1* 基因点突变检测。

b)LOH 分析。

c)外周血 FISH、CMA 检测。

d)外周血甲基化检测。

正确答案是 c。

该患儿最可能有 13q14 缺失。FISH 技术用于检测大片段的缺失。如果片段缺失过长，可以通过常规核型分析进行判定。13q14 的大片段缺失可引起 *RB1* 基因及其相邻基因的丢失，最终导致双眼 RB、先天性面部畸形、智力迟钝的发生。

a）不正确。*RB1* 的点突变引起单纯性 RB，不伴有全身症状。

b）不正确。LOH 分析不是首要检测手段。

c）正确。

d）不正确。*RB1* 基因启动子的甲基化研究适用于肿瘤样本而不是外周血。

推荐阅读

［1］ Knudson AG, Jr. Mutation and cancer: statistical study of retinoblastoma. Proc Natl Acad Sci U S A. 1971;68(4):820 - 823

［2］ Shields JA, Shields CL. Intraocular tumors-A text and Atlas. Philadelphia, PA: WB Saunders Company; 1992

［3］ Zimmerman LE, Burns RP, Wankum G, et al. Trilateral retinoblastoma: ectopic intracranial retinoblastoma associated with bilateral retinoblastoma. J Pediatr Ophthalmol Strabismus. 1982;19 (6):320 - 325

［4］ Munier FL, Thonney F, Girardet A, et al. Evidence of somatic and germinal mosaicism in pseudo-lowpenetrant hereditary retinoblastoma, by constitutional and single-sperm mutation analysis. Am J Hum Genet. 1998;63(6):1903 - 1908

［5］ Cavenee WK, Dryja TP, Phillips RA, et al. Expression of recessive alleles by chromosomal mechanisms in retinoblastoma. Nature. 1983; 305(5937):779 - 784

［6］ Ramprasad VL, Madhavan J, Murugan S, et al. Retinoblastoma in India: microsatellite analysis and its application in genetic counseling. Mol Diagn Ther. 2007;11(1):63 - 70

[7] Rushlow DE, Mol BM, Kennett JY, et al. Characterisation of retinoblastomas without RB1 mutations: genomic, gene expression, and clinical studies. Lancet Oncol. 2013;14(4):327 - 334

[8] DiCiommo D, Gallie BL, Bremner R. Retinoblastoma: the disease, gene and protein provide critical leads to understand cancer. Semin Cancer Biol. 2000;10(4):255 - 269

[9] Chen D, Gallie BL, Squire JA. Minimal regions of chromosomal imbalance in retinoblastoma detected by comparative genomic hybridization. Cancer Genet Cytogenet. 2001;129(1):57 - 63

[10] Bowles E, Corson TW, Bayani J, et al. Profiling genomic copy number changes in retinoblastoma beyond loss of RB1. Genes Chromosomes Cancer. 2007;46(2):118 - 129

[11] Corson TW, Huang A, Tsao MS, et al. KIF14 is a candidate oncogene in the 1q minimal region of genomic gain in multiple cancers. Oncogene. 2005;24(30):4741 - 4753

[12] Dimaras H, Khetan V, Halliday W, et al. Loss of RB1 induces non-proliferative retinoma: increasing genomic instability correlates with progression to retinoblastoma. Hum Mol Genet. 2008; 17 (10): 1363 - 1372

[13] Friend SH, Bernards R, Rogelj S, et al. A human DNA segment with properties of the gene that predisposes to retinoblastoma and osteosarcoma. Nature. 1986;323(6089):643 - 646

[14] Cooper GM. The Cell: A Molecular Approach. 2nd ed. Sunderland, MA: Sinauer Associates; 2000

[15] Albrecht P, Ansperger-Rescher B, Schüler A, et al. Spectrum of gross deletions and insertions in the RB1 gene in patients with retinoblastoma and association with phenotypic expression. Hum Mutat. 2005;26(5):437 - 445

[16] Bunin GR, Emanuel BS, Meadows AT, et al. Frequency of 13q abnormalities among 203 patients with retinoblastoma. J Natl Cancer Inst. 1989;81(5):370 - 374

[17] Mitter D, Ullmann R, Muradyan A, et al. Genotype-phenotype correlations in patients with retinoblastoma and interstitial 13q

deletions. Eur J Hum Genet. 2011;19(9):947 - 958

[18] Richter S, Vandezande K, Chen N, et al. Sensitive and efficient detection of RB1 gene mutations enhances care for families with retinoblastoma. Am J Hum Genet. 2003;72(2):253 - 269

（翻译：胡方圆）

30 视神经发育不全

摘要

视神经发育不全（optic nerve hypoplasia，ONH）是最常见的一类视盘异常。这是一种累及单眼或双眼的先天性、非进展性发育异常。临床表现多样。其小视盘周围筛板结构上无神经纤维覆盖的圆环区域与小视盘共同构成"双环征"，但临床上并不是经常能观察到这种体征。患者常表现为视力下降，伴有或不伴有眼球震颤或斜视。患者视力下降的程度与其视盘大小并不一定相关。视盘发育不全可能伴有小眼球、无虹膜及眼型白化病等其他眼部异常，可能伴有神经系统及内分泌系统异常（如透明隔-视神经发育不全）等其他系统异常。尽管许多患者有潜在的基因异常，但对于大部分患者而言，无法得知其明确的分子学发病机制。

关键词

视神经发育不全，双环征，儿童致盲，缺损，小眼球

关键点

- ONH 是一种先天性、非进展性发育异常，以小视盘为特点，可伴或不伴有视盘周围"双环征"。
- 尽管许多患者有潜在的基因异常，但对于大部分患者而言，无法得知其明确的分子学发病机制。

30.1　概况

　　ONH 是最常见的一类视盘异常。这是一种累及单眼或双眼的先天性、非进展性发育异常。临床表现多样。其小视盘周围筛板结构上无神经纤维覆盖的圆环区域与小视盘共同构成"双环征",但临床上并不是经常能观察到这种体征(图 30.1)。患眼视网膜血管走行扭曲,丧失正常发育的血管走行形态。尽管临床上个体差异很大,但该体征相当重要。患者常表现为视力下降,伴有或不伴有眼球震颤或斜视。患者视力下降的程度与其视盘大小并不一定相关。视盘至黄斑的距离/视盘直径所得比值如果增加,即可显示存在 ONH,这在病变程度较轻的病例中已经被观察到。色觉等其他视功能可一直不受影响。患者可表现为瞳孔传入障碍。视盘发育不全可能伴有小眼球、无虹膜及眼型白化病等其他眼部异常。

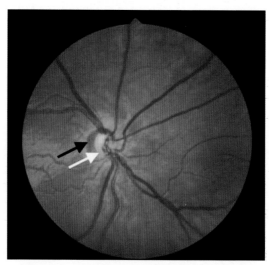

图 30.1　一例严重的视盘发育不全眼底表现
白色箭头所指是患者的视盘,黑色箭头所指区域即"双环征"。

在有明显先天性视力缺陷的患儿中，将近 1/4 患儿患 ONH。根据目前人口情况，5%～15% 失明患儿患 ONH。该病的患病率约为 1.5/10 000。一般认为胎儿时期暴露于酒精或违禁药品等致畸物质可能增加 ONH 的发病率。卡马西平、异维甲酸、苯妥英钠、奎宁及丙戊酸等药物的使用也被认为是易感因素之一。下半部分视神经节段性发育不全被认为与妊娠期胰岛素依赖型糖尿病有关。

一旦确诊 ONH，应对患者进行系统评估，通过相关检查评估患者是否同时存在神经系统或内分泌系统异常。既往报道指出，许多综合征同时合并有 ONH（详见后附文本框）。近一半的 ONH 患者合并有垂体功能低下，此外，据以往病例归纳总结，60% 双眼 ONH 患者及近 1/3 单眼 ONH 患者在神经系统影像学上发现异常，其中包括 ONH 合并视交叉发育不全、皮层异位、其他神经元迁徙异常、脑积水、胼胝体发育不全/缺如，或透明隔缺如。少数患者甚至合并有脑萎缩、脑膨出、小脑蚓部发育不全或其他后颅窝异常。患者可能出现垂体缺如（空蝶鞍），但较为常见的情况是 MRI 检查垂体后叶见高亮信号异位出现于垂体柄的位置上（图 30.2），

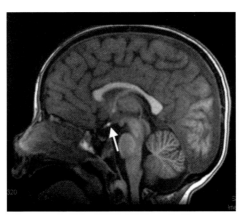

图 30.2　一例 SOD 患者的颅脑 MRI 可见异位垂体表现为"亮点"（见箭头所示）

而垂体柄本身可能发育不全。当 ONH 合并垂体与脑中线结构异常时，则诊断为透明隔-视神经发育不全（septo-optic dysplasia, SOD）。尽管有时该综合征又被称为 de Morsier 综合征，但根据历史记载，de Morsier 并没有对这一系列异常进行过系统阐述。SOD 患者可合并有面部畸形、巨颅异常和前囟扩大等。患者可有发育迟缓、癫痫或颅神经麻痹。患者体内可出现激素水平改变的情况，表现为甲状腺素、生长激素、肾上腺激素（皮质类固醇）以及抗利尿激素的分泌缺乏。双侧病变患者或存在脑中线结构异常的患者发生激素水平异常的风险较高，但单侧病变患者也可能存在轻度的激素水平改变。即使新生儿筛查结果正常，也必须进行甲状腺轴和皮质类固醇轴异常的筛查，因为上述异常如果一旦被忽略而没有得到适当的治疗，患儿可能发生猝死（详见后附文本框）。

与 ONH 相关的系统性综合征（OMIM）*

- Aarskog 综合征（305400）
- Aicardi 综合征（304050）
- 白化病
- Blepharophimosis 综合征（110100）
- CHARGE 综合征［眼组织缺损（coloboma of the eye）、心脏缺陷（heart defects）、后鼻孔闭锁（atresia of the nasal choanae）、生长发育迟缓（retardation of growth and/or development）、泌尿生殖系统异常（genital and/or urinary abnormalities）以及伴有或不伴有耳聋的耳发育异常（ear abnormalities with or without deafness）］（214800）
- Duane 综合征（126800）
- Goltz 综合征（109400）
- Goldenhar 综合征（164210）
- 新生儿中枢性尿崩症
- Jadassohn 皮脂腺痣（163200）
- Noonan 综合征（163950）

- Proteus 综合征(176920)
- Smith-Lemli-Optiz 综合征(270400)
- STAR 综合征[并趾畸形(toe syndactyly)、内眦距离过宽(telecanthus)、肛门生殖器(anogenital)及肾脏畸形(renal malformations)](300707)
- SUNCT 综合征[短暂单侧神经痛样头痛(short-lasting unilateral neuralgiform headache attacks)伴结膜充血(conjunctival injection)及流泪(tearing)]
- 18 三体综合征
- Vici 综合征(242840)
- Walker-Warburg 综合征(236670)

* 最为相关的综合征

30.2 分子遗传学

大多数 ONH 患者无明确的分子遗传学病因。尽管并不普遍,但少部分 SOD 患者存在 *HESX1* 致病的纯合突变或杂合突变。*SOX2*、*SOX*、*PAX6* 及 *OTX2* 在 ONH 患者中也表达。以往曾经报道过患者原来负责编码线粒体柠檬酸转运蛋白的 *SLC25A1* 可出现 2 个致病的复合杂合突变。*FGFR*、*FGF8* 及 *PROKR2* 突变与 ONH 相关。尽管 *ATOH7* 的多态性与 ONH 相关,但患者并没有出现相关序列的致病突变。

30.3 鉴别诊断

30.3.1 视神经萎缩

视神经萎缩最突出的体征就是视盘苍白。临床上可表现为视力、视野及色觉异常。病因众多，包括肿瘤、外伤、缺血、视乳头水肿、中毒、营养缺乏、炎症、浸润、遗传性疾病及感染。有别于ONH，视神经萎缩患者的视盘/视神经大小一般是正常的。

30.3.2　视盘倾斜综合征

这种先天性异常在人群中的发病率大约为2%。虽然该病往往散发，但表现为常染色体显性（AD）遗传模式的患者家系也曾被报道。该病在临床上表现为视盘旋转，但也表现为鼻下方新月形改变（视盘周围萎缩改变），眼底血管走行反向走行，或下方后巩膜葡萄肿。患者常表现为双眼异常。与高度近视相关。视野表现为双颞上方缺损。

30.3.3　青光眼

小视盘及"双环征"可能对混淆视杯和盘缘的判断。

30.3.4　视神经缺损

视神经缺损在少数情况下可能与ONH相混淆（图30.3）。

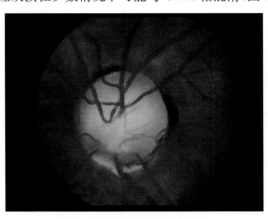

图 30.3　视神经缺损的眼底表现

30.4 罕见表现

尽管不常见,既往曾有 ONH 猝死病例被报道过,这往往与皮质醇激素轴异常有关。

ONH 是一种罕见的发育异常,以先天性视盘、视网膜血管及视网膜节细胞缺失为特征,即 ONH 谱系病的一种严重发病形式。

30.5 临床检查

30.5.1 OCT

OCT 检查特别有助于识别视神经纤维层及节细胞层变薄的情况,对部分患者更可发现轻度的黄斑发育不全。

30.5.2 视网膜电图

ONH 患者的 ERG 正常。

30.5.3 视觉诱发电位

患眼视觉诱发电位波形可表现为振幅降低和潜伏期延长。

30.5.4 MRI

高分辨率眼眶 MRI 检查对于 ONH 诊治具有价值,尤其是对于垂体轴异常的诊治。

30.5.5 内分泌科检查

建议进行内分泌科检查,包括以下项目:皮质醇、泌乳素、促肾上腺皮质激素(adrenocorticotropic hormone,ACTH)、胰岛素样生长因子 1(insulin-like growth factor-1,IGF1)、胰岛素样生长因子结合蛋白 3（insulin-like growth factor binding protein-3，IGFBP3）、促甲状腺激素（thyroid stimulating homone，TSH）及游离 T_4（free T_4）水平。

30.6 基因检测

在发现新的基因突变之前，现有的基因检测手段并不能确切鉴定散发的 ONH 病例的分子遗传学病因。临床上已有多个实验室提供 *HEX1* 突变检测用于筛查可疑 SOD 病例。当患者出现多系统症状且不符合现有已知表现型时，应考虑请遗传学专业人士为患者完善染色体微阵列（CMA）或外显子测序等基因组检查。

30.7 问题

30.7.1 病例 1

一名 6 月龄婴儿被家属带至眼科进行检查评估，他们发现患儿的视力"不太好"。患儿为足月顺产，无其他既往病史，生长发育正常。新生儿甲状腺相关筛查结果正常。眼科检查显示患儿有眼球震颤，视觉反应低于正常标准。瞳孔反射正常，眼前节正常，但眼底检查显示双眼 ONH，伴双环征。MRI 检查显示胼胝体狭小及透明隔缺如。下一步该做什么？

a）测序 *HESX1*。

b）了解患儿的皮质醇、TSH 及 T_4 水平。

c）了解患儿的血清中维生素 B_{12} 水平。

d）将患儿转诊至儿童神经外科以进一步评估。

正确答案是 b。

尽管体格检查及前述甲状腺相关筛查正常，将近 50% 双眼

ONH 合并胼胝体发育不全的患者存在下丘脑-垂体轴功能不全。因此尽管患儿在新生儿筛查项目中各项检查均正常,仍有可能出现甲状腺检查异常。

a) **不正确。** *HESX1* 在 ONH 患者中的基因突变频率不高。

b) **正确。**

c) **不正确。** 维生素 B_{12} 缺乏的患儿应表现为视神经萎缩,而不是 ONH。

d) **不正确。** 虽然 SOD 极少情况下合并有脑积水,但不需要转至外科进行评估。

30.7.2 病例 2

一名 9 岁女孩转诊至你的门诊,寻求会诊意见。她原来的眼科主诊医生发现她视盘"很小"。该患儿出生时无特殊情况,体格检查基本正常。眼科检查如下,最佳矫正视力:OD 20/25, OS 20/30;双眼屈光度数: - 19.00 DS;眼轴:OD 29.5 mm, OS 28.97 mm;色觉正常,瞳孔反射正常,眼前节检查无特殊,视盘长轴偏长,颞侧有萎缩弧改变,无双环征。下一步该做什么检查?

a) 全身麻醉下行全面检查。

b) 眼眶 MRI 检查。

c) 视神经 OCT 及视神经成像检查。

d) 以上皆非。

正确答案是 d。

此病例实际上是视盘倾斜综合征,临床上有时会与 ONH 相混淆。患者视力往往正常,眼轴长,无双环征。不需要进一步完善其他检查。

a) **不正确。** 该患儿的临床表现符合视盘倾斜综合征。全身麻醉下检查无意义,并不能获得进一步的信息。

b）不正确。视盘倾斜综合征不会合并有颅脑异常。

c）不正确。虽然 OCT 有助于确诊,但临床上即便视盘 OCT 结果显示神经纤维层厚度正常,光凭临床查体也能对大部分患者做出准确诊断。

d）正确。

30.7.3 病例 3

一名 3 岁男孩前来评估 ONH。患儿既往病史不详,无其他已知的患病家族成员。体格检查正常。患儿眼球震颤、视力差,瞳孔反射稍迟钝,眼前节检查无特殊;眼底检查可见严重 ONH,伴双环征。MRI 检查明确 ONH 诊断,但无颅脑结构异常。内分泌科检查正常。下一步该做什么检查?

**a）基因芯片。

**b）基因检测 *PAX6*。

**c）基因检测 *SOX2*。

**d）以上皆非。

正确答案是 d。

现有的基因检测手段并不能确切鉴定散发的 ONH 病例的分子遗传学病因。尽管既往有关于 *HESX1* 突变的报道,但在散发病例当中该检查的阳性率极低,临床价值低。

a）不正确。目前对于一个其他系统正常的 ONH 患儿,无进行染色体微阵列的指征。

b）不正确。虽然 *PAX6* 突变可导致 ONH 合并无虹膜异常,但暂无证据显示该突变可引起单独 ONH 病变。

c）不正确。虽然 *SOX2* 突变可导致 ONH 合并小眼球畸形,但暂无证据显示该突变可引起单独的 ONH 病变。

d）正确。

推荐阅读

[1] Borchert M, McCulloch D, Rother C, et al. Clinical assessment, optic disk measurements, and visualevoked potential in optic nerve hypoplasia. Am J Ophthalmol. 1995;120(5):605 - 612

[2] Acers TE. Optic nerve hypoplasia: septo-optic-pituitary dysplasia syndrome. Trans Am Ophthalmol Soc. 1981;79:425 - 457

[3] Cohen RN, Cohen LE, Botero D, et al. Enhanced repression by HESX1 as a cause of hypopituitarism and septooptic dysplasia. J Clin Endocrinol Metab. 2003;88(10):4832 - 4839

[4] Benner JD, Preslan MW, Gratz E, et al. Septo-optic dysplasia in two siblings. Am J Ophthalmol. 1990;109(6):632 - 637

[5] Kelberman D, Dattani MT. Septo-optic dysplasia-novel insights into the aetiology. Horm Res. 2008;69(5):257 - 265

[6] McCabe MJ, Alatzoglou KS, Dattani MT. Septo-optic dysplasia and other midline defects: the role of transcription factors: HESX1 and beyond. Best Pract Res Clin Endocrinol Metab. 2011;25(1):115 - 124

[7] Taban M, Cohen BH, David Rothner A, et al. Association of optic nerve hypoplasia with mitochondrial cytopathies. J Child Neurol. 2006;21(11):956 - 960

[8] Phillips PH, Spear C, Brodsky MC. Magnetic resonance diagnosis of congenital hypopituitarism in children with optic nerve hypoplasia. J AAPOS. 2001;5(5):275 - 280

[9] Dutton GN. Congenital disorders of the optic nerve: excavations and hypoplasia. Eye (Lond). 2004;18(11):1038 - 1048

[10] Lambert SR, Hoyt CS, Narahara MH. Optic nerve hypoplasia. Surv Ophthalmol. 1987;32(1):1 - 9

[11] Kim RY, Hoyt WF, Lessell S, et al. Superior segmental optic hypoplasia. A sign of maternal diabetes. Arch Ophthalmol. 1989;107 (9):1312 - 1315

[12] Petersen RA, Holmes LB. Optic nerve hypoplasia in infants of diabetic mothers. Arch Ophthalmol. 1986;104(11):1587

[13] Garcia-Filion P, Borchert M. Prenatal determinants of optic nerve hypoplasia: review of suggested correlates and future focus. Surv Ophthalmol. 2013;58(6):610 - 619

[14] Hellström A, Wiklund LM, Svensson E. Diagnostic value of magnetic resonance imaging and planimetric measurement of optic disc size in confirming optic nerve hypoplasia. J AAPOS. 1999;3(2):104 - 108

[15] Wakakura M, Alvarez E. A simple clinical method of assessing patients with optic nerve hypoplasia. The discmacula distance to disc diameter ratio (DM/DD). Acta Ophthalmol (Copenh). 1987;65(5): 612 - 617

[16] Zeki SM, Dudgeon J, Dutton GN. Reappraisal of the ratio of disc to macula/disc diameter in optic nerve hypoplasia. Br J Ophthalmol. 1991;75(9):538 - 541

[17] Pilat A, Sibley D, McLean RJ, et al. High-resolution imaging of the optic nerve and retina in optic nerve hypoplasia. Ophthalmology. 2015;122(7):1330 - 1339

（翻译：黄咏恒）

31 Leber 遗传性视神经病变

巴勃罗·罗密欧（Pablo Romero）

摘要

Leber 遗传性视神经病变（Leber hereditary optic neuropathy，LHON）是一种由线粒体基因组突变所致的疾病。患者往往双眼相继发病，表现为急性或亚急性无痛性视力下降。患者常有患眼中心暗点或旁中性暗点。80%～90%LHON 患者为男性，但其可见于任意年龄段和性别。所有来自线粒体脱氧核糖核酸（mtDNA）关于 LHON 的突变存在不完全的临床外显率，因此出现相关突变的个体并不一定表现出相应的症状。根据其 mtDNA 点突变及单倍体情况，大约 60% 的患者在发病后出现一定程度的自发缓解。发病年龄小与较好的视力预后相关。

关键词

Leber 遗传性视神经病变，视盘充血，线粒体突变，视神经萎缩

> **关键点**
>
> - LHON 是一种由线粒体基因组异常所致疾病，临床上表现为双眼急性或亚急性无痛性视力下降。
> - LHON 常见于健康青年男性，但也可见于任意年龄和性别。
> - 近 95% 的 LHON 患者可表现为 3 种原发性 mtDNA 点突变之一。

31.1 概述

LHON 是一种由线粒体基因组突变所致的疾病。全球患病率为 1/50 000～1/30 000。该病患病率因人口差异而不同,但对于很多地区而言患病率不详。患者往往双眼受累,尽管存在双眼相继发病的情况,表现为急性或亚急性视力下降,但往往不伴有眼痛,患眼常有中心暗点或旁中心暗点。80%～90% LHON 患者为男性,但 LHON 可见于任意年龄段和性别。男性好发的确切原因不详。

所有来自 mtDNA 关于 LHON 的突变存在不完全的临床外显率,这些外显率差异反映了非连锁修饰基因、基因调控或环境因素在疾病病理生理过程中起着作用。比如,饮酒或吸烟似乎提高了患者发病(视力下降)的概率。此外,对于那些已经发病的患者,饮酒或吸烟降低了他们症状自限和视力恢复的概率。根据 mtDNA 突变情况及线粒体单倍体类型,LHON 表型及发病情况可能不同。

大部分患者视力极差,20/200,甚至更差。患者早期就有明显的色觉损失,同时表现为典型的中心暗点或旁中心暗点。根据 mtDNA 突变情况及线粒体单倍体类型,大约有 60% 的患者在发病后出现一定程度的自发缓解。发病年龄小与较好的视力预后相关。LHON 患者患眼的瞳孔功能保持相对完好。既往报道指出部分患者,特别是 m.14484T>C 突变的患儿在发病后患眼视力可有一定程度的恢复。患者可双眼同时发病,也可能双眼先后发病,一般双眼先后发病的平均时间间隔为 2 个月。

眼底镜检查常能发现异常,尤其是在视力急性下降的时期,可见视盘充血,视网膜血管扩张且迂曲、出血,视盘周围毛细血管扩张伴视盘周围神经纤维层肿胀(图 31.1)。随着时间的推移,患眼视盘逐渐变得苍白而无法了解其原来的临床特点。患眼可出现与青光眼患眼不同的视盘杯凹改变及视网膜动脉血管减少的情况。

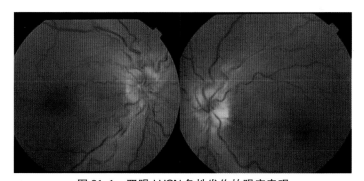

图 31.1　双眼 LHON 急性发作的眼底表现
检查显示双眼视盘充血,"假性水肿",伴有视盘周围毛细血管扩张及视网膜动脉走行迂曲。

31.2　分子遗传学

LHON 确切的发病机制目前仍然未被完全揭示。在超过 95% 的患者群体中可以找到以下 3 个原发性 mtDNA 点突变: m.11778G>A(ND4)、m.3460G>A(ND1)及 m.14484T>C (ND6)。除此以外还有 30 多个不常见的线粒体突变与 LHON 相关。根据血液检查结果,与 LHON 有关的 mtDNA 突变可能是异质性,也可能是同质性。虽然异质性的程度与临床表型存在一定的关系,但是临床工作者必须理解:患者身上每个不同组织之间的突变负荷差异可以非常大。因此,血液检查结果未必就能直接反映该患者视神经水平的突变负荷。对于有症状的患病个体,通过血液检测 mtDNA 突变,结果往往是典型的同质性,但实际上存在例外的情况。既往的家系报道显示,即使在同一家系的 LHON 患者之间,其 mtDNA 突变也存在不同程度的异质性。根据临床上所见的基因检测结果,对实际发病情况提供的解释是非常有限的,这是为高危的家族成员提供遗传咨询时面临的众多挑战之一。

31.3 鉴别诊断

31.3.1 常染色体显性遗传性视神经萎缩(OMIM 165500)

常染色体显性(AD)视神经萎缩,又称为 Kjer 视神经萎缩,是最为常见的遗传性视神经病变之一。*OPA1*(3q29)突变导致疾病的发生。每 10 000~50 000 个新生儿中,就有约 1 个新生儿患该病。患者往往在儿童时期就起病,典型表现为双眼缓慢、逐渐丧失中心视野,色弱,旁中心暗点。典型的视盘改变为节段性、颞侧苍白(视神经萎缩),有时萎缩的视盘形态犹如"挂在半空中的馅饼",部分严重的病例甚至全视盘萎缩。不论在不同家系之间,还是在同一家系不同成员之间,其临床表现都非常多样,存在不完全的外显率。患者往往在 10~20 岁开始出现典型的临床症状。有些 *OPA1* 突变的患者甚至出现眼球以外的神经系统及相关系统的异常,如耳聋、进行性眼外肌麻痹、肌肉痛性痉挛、反射亢进或共济失调("视神经萎缩附加综合征")。

此外,表 31.1 中罗列了一些与视神经萎缩相关的突变位点。

表 31.1　其他已知的与视神经萎缩相关的突变位点

疾病	基因/位点	附注
OPA2(OMIM 311050)	Xp11. 4 - p11. 21	X 连锁。儿童早期发病,缓慢进展
OPA3(OMIM 165300)	*OPA3*;19q13. 32	AD,视神经萎缩,白内障,合并或不合并椎体外系异常及共济失调
OPA4(OMIM 605293)	*OPA4*;18q12	AD

续表

疾病	基因/位点	附注
OPA5（OMIM 610708）	*OPA5*；22q12 - q13.1	AD
OPA6（OMIM 258500）	*OPA6*；8q21 - q22	AR
OPA7（OMIM 612989）	*TMEM126A*；11q14.1	AR，合并或不合并听神经病变。常早年发病
OPA8（OMIM 616648）	*OPA8*；16q21 - 22	AD，10～20 岁发病，表现为进行性视力下降。部分患者可出现迟发型感觉神经性听力丧失，更为罕见的是部分患者存在二尖瓣脱垂或功能不全
OPA9（OMIM 616289）	*ACO2*；22q13	AR
OPA10（OMIM 616732）	*RTN4IP1*；6q21	AR，合并或不合并共济失调、智力障碍及癫痫发作

缩略词：AD（常染色体显性）；AR（常染色体隐性）；OPA（视神经萎缩）。

31.3.2 3-甲基谷氨酸尿症Ⅲ型（OMIM 258501）

这是一种常染色体隐性（AR）遗传疾病。该病也被称为隐性遗传性视神经萎缩 3 型（OPA3）或视神经萎缩附加综合征。这是一种 OPA3 等位基因异常所导致的疾病，存在 *OPA3* 基因突变。表现为神经眼科综合征：早期发病的双眼视神经萎缩、迟发性痉挛、椎体外系功能障碍及认知功能障碍。有时会与 Behr 综合征相混淆。确诊需要测定尿的 3 -甲基谷氨酸及 3 -甲基戊二酸排泄量。

31.3.3 Behr 综合征（OMIM 210000）

这种 AR 疾病是由于 *OPA1* 纯合突变或复合杂合突变引起。临床特征性表现为早期发病的视神经萎缩合并神经系统异常（如共济失调、痉挛及智力障碍）。

31.3.4 Wolfram 综合征（OMIM 222300）

这是一种罕见且严重的 AR 神经退行性疾病，表现为尿崩症（diabetes insipidus）、糖尿病（diabetes mellitus）、视神经萎缩（optic atrophy）及耳聋（deafness），简称为 DIDMOAD 综合征（DIDMOAD syndrome）。值得注意的是，也有不少患者为 AD 异常，临床表现较轻。该综合征还可能出现其他临床表现，如肾脏异常、共济失调、早产儿痴呆或发育迟缓及多种精神疾病。患者存在 *WFS1* 突变。

31.3.5 Bosch-Boonstra-Schaaf 视神经萎缩综合征（OMIM 615722）

Bosch-Boonstra-Schaaf 视神经萎缩综合征是一种 AD 遗传性疾病，表现为发育迟缓、中度智力障碍及视神经萎缩。绝大部分患者同时存在视皮质功能障碍。患者可表现为一系列的先天畸形，包括前突耳、高鼻梁、朝天鼻、内眦赘皮、睑裂上斜及锥状指（趾）等。此外，部分患者还伴有肌张力低下、强迫症及孤独症等异常。患者存在 *NR2F1*（5q15）杂合突变。

31.3.6 Lamb-Shaffer 综合征（OMIM 616803）

SOX5（12p12）的杂合突变导致这种 AD 遗传性疾病。既往文献曾报道过一类连续缺失综合征，相比小片段基因缺失患者，存在大片段缺失的患者更容易出现先天畸形及肌肉骨骼异常。Lamb-Shaffer 综合征是一种神经发育异常所引起的疾病，表现为整体发育迟缓、智力障碍、语言障碍及颜面部畸形（额部隆起、耳畸形及低鼻梁）。此外，部分患者可有斜视、行为问题、癫痫发作、肌张力低下、动作笨拙、平衡力差、构音困难及脊柱侧弯等异常。

31.3.7 Mohr-Tranebjaerg 综合征（OMIM 304700）

Mohr-Tranebjaerg 综合征（OMIM 304700）是一种由于 *TIMM8A*（Xq22）突变导致的 X 连锁隐性遗传性疾病。该疾病患者特征性表现为进行性耳聋及视神经萎缩。患者在丧失听觉之前语言发育正常。眼部异常主要表现为近视、视力下降、视野向心性缩小及异常的视网膜电图。关于皮质盲、肌张力障碍、骨折及智力缺陷等表现在既往的文献上也有所报道。*TIMM8A* 突变所导致的耳聋、视神经萎缩及智力障碍的三联征，被称为 Jensen 综合征。

31.3.8 线粒体 DNA 耗竭综合征 4A 型（OMIM 203700）

线粒体 DNA 耗竭综合征 4A 型也被称为 Alpers 综合征，该病是由于核基因内双等位基因突变所造成，原基因负责编码 mtDNA 聚合酶 γ（*POLG*；15q26）。临床表现为婴幼儿的精神运动性迟滞、难治性癫痫及肝衰竭。患儿病情往往持续进展，最终结局常是在 3 岁前死于肝衰竭或癫痫持续状态。同时，患儿可表现为不同程度的视神经萎缩。

31.3.9 Charcot-Marie-Tooth 病 1B 型（OMIM 118200）

Charcot-Marie-Tooth 病 1B 型是由于 *MPZ*（1q23.3）杂合突变所致。该基因出现的致病变异能引起多种感觉神经病变，包括 Dejerine-Sottas 病、先天性低髓鞘化神经病变及其他形式的轴突 Charcot-Marie-Tooth 病。

Charcot-Marie-Tooth 病是一种累及周围感觉神经的多神经病变。它是周围神经系统中最常见的遗传性疾病。可通过 AD、AR 及 X 连锁隐性遗传模式遗传。该病往往潜伏发作，表现为缓慢进展性的远端肢体肌群无力及萎缩，常是腿部及足部先出现症状。病程中运动神经及感觉神经都受累。典型好发年龄约在 20

岁左右。该病临床症状严重程度不一,严重者可表现为重度的远端肌群萎缩伴明显的手足畸形,轻者则仅特征性表现为弓形足伴亚临床肌力减弱。关于患者的阿‐罗瞳孔(Argyll-Robertson pupils)及严重视神经萎缩,鲜有报道。

31.3.10 脊髓小脑共济失调 1 型(OMIM 164400)

脊髓小脑共济失调 1 型(SCA;OMIM 164400)是由于 *ATXN1*(6p22)中的(CAG)n 三核苷酸出现重复扩增所致。这是一种 AD 遗传的小脑退行性病变,伴有脑干及脊髓不同程度的受累。临床特征性表现为共济失调、肌张力减退及痉挛性截瘫,部分患者同时存在视神经萎缩。

31.3.11 其他需要鉴别诊断的非遗传性疾病

其他需要鉴别诊断的非遗传性疾病包括:特发性视神经萎缩、中毒性视神经病变、浸润性病变、既往视盘炎或视乳头水肿、虐待性头部创伤,以及视神经炎的后期眼底改变。

31.4 不常见的临床表现

早发型或迟发型 LHON 病例并不常见,典型的患者往往在 15～35 岁发病,出现视力下降,但实际上 1～90 岁典型 LHON 病例也有报道。即便来源于同一家系,各个患病个体之间的发病年龄也存在差异,其中 A2 单倍型患者平均发病年龄较晚。以往曾有相关报道指出,11778 突变的 LHON 患者中女性多见。

其他不常见的临床表现包括白质改变、头痛、Wolff-Parkinson-White 综合征及 Lown-Ganong-Levine 综合征(心动过速发作,心电图上 PR 间隙变短及 QRS 波宽度正常)等。

31.5 辅助检查

31.5.1 眼底静脉内荧光素血管造影

IVFA 不是诊断所必需的检查项目,与真正的视盘水肿不同,LHON 患者的眼底 IVFA 并不表现为视盘渗漏。

31.5.2 OCT

发病时间<6 个月的 LHON 患者,其 OCT 检查表现为视网膜神经纤维层增厚;发病时间>6 个月的萎缩期患者,其 OCT 检查表现为神经纤维层严重变薄。其中颞侧纤维(乳斑束)最先受累,变薄程度最为严重。既便到了疾病晚期,患者视盘鼻侧纤维似乎也不受累和萎缩。

31.6 基因检测

由于>95%的 LHON 患者存在 3 个原发 mtDNA 点突变,即 11778G>A、3460G>A 及 14484T>C,大部分实验室提供检测以上 3 个位点的目标基因组。其中大约 70%患者为 11778G>A 突变,而 3460G>A 和 14484T>C 突变各占所有突变的 13%~14%。如果上述 3 个位点检测结果为正常,则进一步检测线粒体基因组,以了解是否存在其他 mtDNA 突变位点。

31.7 问题

31.7.1 病例1

一位 21 岁的男性患者主诉双眼视力下降 5 天。患者既往体健,其表兄/弟数年前也有类似症状。颅脑 MRI 检查结果正常。

眼底见双眼视盘轻度水肿伴小血管扩张、视盘周围出血。视野检查显示一眼中心暗点,另一眼旁中心暗点。下一步该做什么?

a)检测核 DNA *CEP290*。

b)检测 *MT‑TL1*、*MT‑ND1*、*MT‑ND5*、*MT‑TH* 及 *MT‑TV*。

c)检测 mtDNA:m. 11778G > A、m. 3460G > A 及 m.14484T>C。

d)检测 mtDNA *MT‑ATP6*(或 *ATP6*)。

正确答案是 c。

尽管未观察到视神经的改变,但我们也了解到这是一位典型的 LHON 患者。LHON 最常引起健康青年男性双眼同时或相继出现亚急性、无痛性视力下降。其家族史往往符合线粒体基因的遗传方式。近 95% 的 LHON 患者存在 3 个原发性 mtDNA 点突变(m.11778G>A、m.3460G>A 及 m.14484T>C)。

a)**不正确**。*CEP290* 与 Leber 先天性黑朦相关(LCA)。

b)**不正确**。*MT‑TL1*、*MT‑ND1*、*MT‑ND5*、*MT‑TH* 及 *MT‑TV* 与一种临床上少见表现型相关,80% 以上存在上述突变的患者表现为线粒体脑肌病、乳酸性酸中毒及卒中样发作(mitochondrial encephalomyopathy, lactic acidosis, and strokelike episodes,MELAS)。

c)**正确**。

d)**不正确**。*MT‑ATP6* 突变与 NARP 综合征(neuropathy, ataxia, and retinitis pigmentosa)相关,表现为神经病变、共济失调及视网膜色素变性(RP)。

31.7.2　病例 2

在一个已知存在 LHON 突变的家系,4 位年龄介于 25～35 岁

的家系成员存在突变(2 男 2 女),但只有 1 位男性突变携带者表现出相关临床症状。这是因为:

a) 异质性。

b) 嵌合体。

c) 遗传早现。

d) X 染色体失活或莱昂作用。

正确答案是 a。

更高水平的异质性与更高概率出现 LHON 临床症状相关。此外,男性较女性患者更容易出现临床症状。

a) 正确。

b) 不正确。嵌合体是指一个个体的体内存在 2 套或以上核基因型不同的细胞,而该个体来源于单个受精卵。LHON 的本质是线粒体异常。

c) 不正确。遗传早现是一种遗传现象,患者在较早的年龄段即表现出症状及遗传异常所导致的体征,和(或)表现为该家系中发病年龄逐代提前,症状逐代加重。比较典型的存在遗传早现的遗传病有亨廷顿舞蹈病和强直性肌营养不良等。该现象见于核基因内三核苷酸重复扩增,所以与线粒体疾病无关。

d) 不正确。莱昂作用是指雌性个体中,每个细胞中 2 个 X 染色体的其中之一失活。这与线粒体基因组无关。

31.7.3 病例 3

一位既往体健的 21 岁男学生主诉视力下降,前来门诊就诊,否认烟酒史,日常饮食无特殊,否认特殊用药史、吸毒史。体格检查提示其双眼视力 20/200,双眼瞳孔等大等圆,对光反射、调节反射对称。患者的父亲及祖父有"视神经异常"病史。眼底检查提示双眼视神经萎缩。假设存在类似视神经异常的患者家属作为先证

者,最有可能的临床诊断是:

    a) LHON。

    b) AD 遗传视神经萎缩。

    c) Wolfram 综合征。

    d) 中毒性视神经萎缩。

    正确答案是 b。

    "男传男"是 AD 遗传的特点,该特点基本排除 X 连锁遗传及母系线粒体遗传的可能性。

    a) **不正确**。上述病例表现为"男传男"的遗传方式,排除了线粒体基因组突变的可能。

    b) **正确**。

    c) **不正确**。Wolfram 综合征,又称为 DIDMOAD 综合征,除了视神经萎缩,同时伴有尿崩症、糖尿病及耳聋。

    d) **不正确**。根据病史,患者并没有相关的危险因素。

推荐阅读

[1] Spruijt L, Kolbach DN, de Coo RF, et al. Influence of mutation type on clinical expression of Leber hereditary optic neuropathy. Am J Ophthalmol. 2006;141(4):676 - 682

[2] Harding AE, Sweeney MG, Govan GG, et al. Pedigree analysis in Leber hereditary optic neuropathy families with a pathogenic mtDNA mutation. Am J Hum Genet. 1995;57(1):77 - 86

[3] Yu-Wai-Man P, Griffiths PG, Hudson G, et al. Inherited mitochondrial optic neuropathies. J Med Genet. 2009;46(3):145 - 158

[4] Carelli V, Ross-Cisneros FN, Sadun AA. Mitochondrial dysfunction as a cause of optic neuropathies. Prog Retin Eye Res. 2004;23(1):53 - 89

［5］ Yu-Wai-Man P, Turnbull DM, Chinnery PF. Leber hereditary optic neuropathy. J Med Genet. 2002;39(3):162 - 169

［6］ Wong LJ. Pathogenic mitochondrial DNA mutations in protein-coding genes. Muscle Nerve. 2007;36(3):279 - 293

［7］ Torroni A, Petrozzi M, D'Urbano L, et al. Haplotype and phylogenetic analyses suggest that one Europeanspecific mtDNA background plays a role in the expression of Leber hereditary optic neuropathy by increasing the penetrance of the primary mutations 11778 and 14484. Am J Hum Genet. 1997;60(5):1107 - 1121

［8］ Hudson G, Carelli V, Spruijt L, et al. Clinical expression of Leber hereditary optic neuropathy is affected by the mitochondrial DNA-haplogroup background. Am J Hum Genet. 2007;81(2):228 - 233

［9］ Hudson G, Keers S, Yu-Wai-Man P, et al. Identification of an X-chromosomal locus and haplotype modulating the phenotype of a mitochondrial DNA disorder. Am J Hum Genet. 2005; 77 (6): 1086 - 1091

［10］ Kerrison JB, Newman NJ. Clinical spectrum of Leber hereditary optic neuropathy. Clin Neurosci. 1997;4(5):295 - 301

［11］ Nikoskelainen EK, Huoponen K, Juvonen V, et al. Ophthalmologic findings in Leber hereditary optic neuropathy, with special reference to mtDNA mutations. Ophthalmology. 1996;103(3):504 - 514

［12］ Newman NJ, Lott MT, Wallace DC. The clinical characteristics of pedigrees of Leber hereditary optic neuropathy with the 11778 mutation. Am J Ophthalmol. 1991;111(6):750 - 762

［13］ Stone EM, Newman NJ, Miller NR, et al. Visual recovery in patients with Leber hereditary optic neuropathy and the 11778 mutation. J Clin Neuroophthalmol. 1992;12(1):10 - 14

［14］ Wakakura M, Yokoe J. Evidence for preserved direct pupillary light response in Leber hereditary optic neuropathy. Br J Ophthalmol. 1995;79(5):442 - 446

（翻译：黄咏恒）

32 眼部复杂遗传性疾病

合著者：克里司森·R.迪亚兹（Christian R. Diaz）

摘要

原发性开角型青光眼、圆锥角膜、年龄相关性黄斑变性（ARMD）及斜视等疾病都属于眼部复杂遗传性疾病。这些疾病可能与多个基因异常、环境及生活习惯这三方因素的共同作用和累积效应有关。虽然多因素疾病/多基因遗传性疾病常有家族聚集性，但却没有明确的疾病遗传模式，这使得个体罹患某种多基因遗传性疾病的风险难以得到准确的判断与评估。此外，由于引起多基因遗传性疾病的众多特定因素仍然未知，而且疾病发生过程存在某些环境因素的作用，所以在进行多基因遗传性疾病的相关研究时，难度系数增加不少。

关键词

复杂遗传性疾病，多因素疾病，原发性开角型青光眼，圆锥角膜，年龄相关性黄斑变性，斜视

关键点

- 复杂多因素疾病可能与多个基因异常、环境及生活习惯这三方因素的共同作用和累积效应有关。
- 原发性开角型青光眼、圆锥角膜、ARMD 及斜视等疾病都是眼部复杂遗传性疾病的例子。
- 目前由于常规的基因检测价格不菲，而且存在相关风险，同时现阶段对于多基因遗传性疾病的认识仍然有待深入研究，所以对疾病患者及高危人士进行相关的基因检测显得华而不实。

诸如冠心病、糖尿病及肥胖等常见疾病发生过程并不能确切地归咎于某个单一的致病基因,这些疾病可能与多个基因异常、环境及生活习惯这三方因素的共同作用和累积效应有关,这类疾病可归类为多因素疾病或复杂遗传性疾病。虽然多因素疾病/多基因遗传性疾病常有家族聚集性,但却没有明确的疾病遗传模式,这使得个体罹患某种多基因遗传性疾病的风险难以得到准确的判断与评估。此外,由于引起多基因遗传性疾病的众多特定因素仍然未知,而且疾病发生过程存在某些环境因素的作用,因此进行多基因遗传性疾病的相关研究时,存在一定的难度。原发性开角型青光眼、圆锥角膜、ARMD 及斜视等疾病都属于眼部复杂遗传性疾病。表 32.1～表 32.4 阐述了部分与下述复杂遗传性疾病相关的基因多态性、基因突变,这些突变及多态性是疾病发展相关的易感因素,然而单独的某个基因突变不一定导致疾病的发生。实际情况是特定的基因多态性(单倍型)组合增加了罹患某种复杂遗传性疾病的风险,因此这些基因多态性的组合可能只是增加了罹患多基因遗传性疾病风险的必要不充分条件。不同的基因突变情况通过相应的病理生理过程,增加个体罹患疾病的风险。例如,与视盘大小、角膜厚度或房水生成相关的基因可能与青光眼、圆锥角膜等疾病的发生有关;斜视的发生与眼部屈光状态、调节或双眼融合的发育相关,而以上环节又分别由不同的基因调控参与,所以这些基因可以通过不同的、相互独立的病理生理过程导致不同类型的斜视发生。值得注意的是,存在单基因突变所致的斜视相关综合征(见表 32.1)。临床上有一类斜视综合征——眼外肌广泛纤维化综合征(congenital fibrosis of the extraocular muscles,CFEOM),目前遗传学上至少能分为 8 种亚型:CFEOM1A、CFEOM1B、CFEOM2、CFEOM3A、CFEOM3B、CFEOM3C、Tukel 综合征及 CFEOM3 合并多小脑回。表现为先天性、非进展性眼肌麻痹,合并或不合并上睑下垂,这是由于支配眼外肌的相关颅神经核及其发出的神经在发育环节上出现异常,导致相关眼外肌出现纤维化及功能障碍。

表 32.1　与斜视相关的基因与位点

位点	已知的相关基因	附注
7p22.1	无	*STBMS1*(OMIM 185100)。斜视易感性
12q12	*KIF21A*	*CFEOM1*(OMIM 135700)AD
11q13.4	*PHOX2A*	*CFEOM2*(OMIM 602078)AR
16q24.3	*TUBB3*	*CFEOM3A*(OMIM 600638)AD
12q12	*KIF21A*	*CFEOM3B*(OMIM 135700)AD
13q12.11	无	*CFEOM3C*(OMIM 609384)AD
21q22	无	*CFEOM4*(OMIM 609428)AR Tukel 综合征:非进展性、限制性眼肌麻痹,伴有上睑下垂及轴后性少指/并指畸形
4q25	*COL25A1*	*CFEOM5*(OMIM 616219)AR
20q13.2	*SALL4*	Duane 桡骨线综合征(607323)AD 又称 Okihiro 综合征,临床上特征性地表现为上肢发育异常、眼发育异常,部分患者更伴有肾脏发育异常
7p15.2	*HOXA1*	Bosley-Salih-Alorainy 综合征(OMIM 601536)AR Duane 综合征伴有明显的感音神经性耳聋,部分患者存在外耳缺陷和(或)运动发育指标落后
8q13	无	*DURS1*(OMIM 126800)AD
2q31.1	*CHN1*	*DURS2*(OMIM 604356)

续表

位点	已知的相关基因	附注
20q12	*MAFB*	*DURS3*（OMIM 617041）AD
13q12.2 - q13	无	Moebius综合征为一种先天性、非进展性面肌无力，伴有单侧或双侧眼球外展受限。其他异常包括：听力丧失和其他颅神经功能障碍，如运动、颜面、肌肉骨骼、神经发育及社会问题（OMIM 157900）。此外也有 *HOXB1*（17q21）纯合子突变相关的遗传性先天性面瘫及共同性内斜视病例报道
19q13.1	*RYR1*	先天性眼肌麻痹，面肌无力，恶性高热的易感体质，骨骼-肌肉疾病，脊柱侧弯，上睑下垂
18p11.22	*PIEZO2*	上睑下垂，眼肌麻痹和（或）斜视，以外还有骨骼肌挛缩。也有肺动脉高压的相关病例报道（OMIM 108145）
2q37.1	*ECEL1*	遗传性远端关节弯曲综合征 5D 型（AR）。上睑下垂、远视、散光等屈光不正及外斜视（OMIM 615065）
11q24.2	*ROBO3*	水平性凝视麻痹，伴有进行性脊柱侧弯，伴有或不伴有脑干发育不全（OMIM 607313）
Xq26.3	*SLC9A6*	Christianson综合征：小头畸形，眼球运动障碍，严重的全面发育迟缓，发育倒退，肌张力低下，运动异常，早发性癫痫发作（OMIM 300243）

缩略词：AD（常染色体显性）；AR（常染色体隐性）。
附注：Duane 眼球后退综合征（Duane retraction syndrome，DURS）是一种先天性眼球运动障碍，患者的患侧外展神经发育不全/完全不发育，临床表现为患眼外展或内收受限或完全麻痹，甚至外展和内收同时受限或完全麻痹。当患者的患眼内收时会出现睑裂缩小，甚至眼球后退。

表 32.2　与原发性开角型青光眼相关的基因与位点

位点	已知的相关基因	附注
1q24.3	*MYOC*	*GLC1A*（OMIM 137750）AD. JOAG *CYP1B1* 基因的杂合突变可能与二基因遗传也相关
2cen - q13	无	*GLC1B*（OMIM 606689）
3q21 - q24	无	*GLC1C*（OMIM 601682）AD
8q23	无	*GLC1D*（OMIM 602429）AD
10p13	*OPTN*	*GLC1E*（OMIM 137760）AD 正常眼压青光眼
7q36.1	*ASB10*	*GLC1F*（OMIM 603383）
5q22.1	*WDR36*	*GLC1G*（OMIM 609887）
2p16 - p15	无	*GLC1H*（OMIM 611276）
15q11 - q13	无	*GLC1I*（OMIM 609745）
9q22	无	*GLC1J*（OMIM 608695）.JOAG
20p12	无	*GLC1K*（OMIM 608696）AD.JOAG 8% 与 *MYOC* 的突变有关
3p21 - p22	无	*GLC1L*（OMIM 137750）
5q22.1 - q32	无	*GLC1M*（OMIM 610535）AD.JOAG
15q22 - q24	无	*GLC1N*（OMIM 611274）AD.JOAG
19q13.33	*NTF4*	*GLC1O*（OMIM 613100）
12q14	*TBK1*	*GLC1P*（OMIM 177700）AD
9q33.3	*LMX1B*	指甲-髌骨综合征（OMIM 161200）青光眼、指甲发育不全及髌骨发育不全或缺如。其他异常包括髂角（髂骨向后呈角样生长）、肘部异常，极为罕见的情况下会伴有肾脏病变

续表

位点	已知的相关基因	附注
3q29 10p13	*OPA*1 *OPTN*	正常眼压青光眼（OMIM 606657）
11p15.5	*IGF-II*	胰岛素生长因子是一种已知的视神经营养因子，其机制涉及细胞凋亡
1p13.3	*GSTM1*	氧化应激通路
22q11.23	*GSTT1*	氧化应激通路
19q13.32	*APOE*	*APOE* 突变可能会导致神经元变性的发生
3q24	*AGTR1*	肾素-血管紧张素-醛固酮系统与房水动力学的调节有关。特别是关于日本人群的研究，结果显示 AGTR1 的基因多态性可能是青光眼的危险因素之一
4q31.23	*EDNRA*	内皮素可能是一种强有力的血管收缩剂
10q25.3	*ADRB1*	B 肾上腺素能受体显著表达于睫状体与小梁网
17p13.1	*P53*	细胞凋亡机制
6p21.31	*P21*	细胞凋亡机制
6p21.33	*TNFα*	肿瘤坏死因子的过表达与视神经变性相关
17q11.1	*NOS2A*	通过一氧化碳通路调节细胞凋亡
1p36.22	*MTHFR*	同型半胱氨酸的过表达诱发视网膜神经节细胞的凋亡
1q32.1	*OPTC*	*OPTC* 基因表达于虹膜、小梁网、睫状体、视网膜、玻璃体及视神经
6p21.33	*HSP70*	对日本人群有相关研究

续表

位点	已知的相关基因	附注
2q13	*IL-1*	对中国人群有相关研究
6p21.32	*TAP1*	对中国人群有相关研究
16q22.1	*CDH-1*	对中国人群有相关研究
10p12.31	无	导致 POAG 易感性增加的相关位点
12q21.31	无	导致 POAG 易感性增加的相关位点
2p16	无	导致 POAG 易感性增加的相关位点
2q31-q34	无	导致 POAG 易感性增加的相关位点
13q14	无	JOAG

缩略词：AD（常染色体显性）；AR（常染色体隐性）；JOAG（青少年开角型青光眼）；OMIM（在线人类孟德尔遗传）。

表 32.3　与圆锥角膜相关的基因与位点

位点	已知的相关基因	附注
20p11.2	*VSX1*	KTCN1（OMIM 605020）视觉系统同源盒基因 1，转录因子
16q22.3-q23.1	无	KTCN2（OMIM 608932）
3p14-q13	无	KTCN3（OMIM 608586）
2p24	无	KTCN4（OMIM 609271）
5q14.1-q21.3	无	KTCN5（OMIM 614622）
9q34	无	KTCN6（OMIM 614623）
13q32	无	KTCN7（OMIM 614629）
14q24.3	无	KTCN8（OMIM 614628）
15q22-q25	*miR-184*	有关角膜发育及维持其形态完整性的关键基因，调节其转录活性的过程中所涉及的微小 RNA

续表

位点	已知的相关基因	附注
5q23.2	*LOX*	赖氨酸氧化酶（OMIM 153455）参与了胶原与弹性蛋白的交联
9q34.2-q34.3	*COL5A1*	V型胶原，α-1链（OMIM 120215）部分构成角膜胶原的原纤维成分
5q15	*CAST*	钙蛋白酶/钙蛋白酶抑制蛋白（OMIM 114090），蛋白质降解
2q21.3	*RAB3GAP1*	1 Rab GTP 酶活化蛋白（OMIM 602536），调节胞吐作用
7q21.1	*HGF*	肝细胞生长因子（OMIM 142409），与角膜伤口愈合相关
3q26.31	*FNDC3B*	纤连蛋白（OMIM 135600），细胞外基质蛋白
13q14.1	*FOXO1*	（OMIM 136533）转录因子
5q31.1	*TGFBI*	转化生长因子β所诱导（OMIM 601692）
16q24.2	*ZNF469*	转录因子（OMIM 612078），调节角膜胶原结构及合成，脆性角膜综合征
13q32.3	*DOCK9*	胞质分裂作用因子9（OMIM 607325），鸟苷酸交换因子
9p23	*MPDZ*	（OMIM 603785）
2q35	*WNT10A*	（OMIM 606268）负责分泌信号蛋白的 *WNT* 基因家族成员
10p11.22	*ZEB1*	锌指 E-盒转录因子同源盒基因1（OMIM 189909）
21q22.11	*SOD1*	超氧化物歧化酶1（OMIM 147450）胞质抗氧化物酶
2q13	*IL1A*	白介素-1α，细胞因子（OMIM 147760）

续表

位点	已知的相关基因	附注
2q13	*IL1B*	白介素－1β，细胞因子（OMIM 147720）
2q36. 3	*COL4A3*	Ⅳ型胶原，α－3链（OMIM 120070），构成角膜的膜结构部分
2q36. 3	*COL4A4*	Ⅳ型胶原，α－4链（OMIM 120131），构成角膜的膜结构部分
5q31. 3－g32	*SPARC*	（OMIM 182120）

缩略词：AD（常染色体显性）；AR（常染色体隐性）；OMIM（在线人类孟德尔遗传）。
资料来源：经过克里斯汀·R.迪亚斯医学博士（Christian R. Díaz，MD.）授权后刊登出版。

表 32.4 与年龄相关性黄斑变性相关的基因与位点

位点	已知的相关基因	附注
1q25. 3－q31. 1	*HMCN1*	*ARMD1*（OMIM 603075）AD
1q31. 3	*CFHR3*	*ARMD1*（OMIM 603075）AD
1q31. 3	*CFHR1*	*ARMD1*（OMIM 603075）AD
19q13. 32	*APOE*	*ARMD1*（OMIM 603075）AD
1p22. 1	*ABCA4*	*ARMD2*（OMIM 153800）AD
14q32. 12	*FBLN5*	*ARMD3*（OMIM 608895）AD 也可表现为神经疾病，伴或不伴有 ARMD
1q31. 3	*CFH*	*ARMD4*（OMIM 610698）
10q11. 23	*ERCC6*	*ARMD5*（OMIM 613761）
19p13. 3	*RAX2*	*ARMD6*（OMIM 613757）
10q26. 13	*HTRA1*	*ARMD7*（OMIM 610149）（"湿性"）ARMD 的易感性

位点	已知的相关基因	附注
10q26. 13	*LOC387715*	*ARMD8*(OMIM 613778)
19p13. 3	*C3*	*ARMD9*(OMIM 611378)
9q32 - q33	None	*ARMD10*(OMIM 611488)
20p1121	*CST3*	*ARMD11*(OMIM 611953)
3p22. 2	*CX3CR1*	*ARMD12*(OMIM 613784)
4q25	*CFI*	*ARMD13*(OMIM 615439)AD
6p21. 33	*C2 CFB*	*ARMD14*(OMIM 615489),减少 ARMD 的患病风险
5p13. 1	*C9*	*ARMD15*(OMIM 615591)

缩略词:AD(常染色体显性);AR(常染色体隐性);ARMD(年龄相关性黄斑变性);OMIM(在线人类孟德尔遗传)。

青光眼、圆锥角膜及斜视等各种眼部复杂遗传性疾病也可能是其他遗传性综合征的伴随症状,虽然这些遗传病有明确的病因,但是它们到底通过哪种独立的病理生理机制引起眼部疾病则尚未明确,比如遗传性骨甲发育不全可伴发青光眼,21 三体综合征患者可患有圆锥角膜,形形色色的遗传性综合征所伴随的斜视。最后必须指出,尽管不少学者想明确阐述环境危险因素在这些遗传性疾病发生过程中所扮演的角色,但都几乎以失败告终,比如饮食结构与 ARMD 的关系,或者吸烟情况与青光眼的关系,这些环境与疾病之间的关系往往说不清、道不明。

熟知个体基因型情况对患病风险与预后的评估,甚至对治疗方案的选择都能提供有用的指导性意见,其中后者所衍生出的概念就是"个体化用药",即凭借基因型的信息制订数种理想的治疗方案。当然,有关上述多基因遗传性疾病仍有许多未解之谜。值得注意的是,用作筛查上述疾病的基因检测其实存在相关风险,比如某个体如果完全根据自己的基因型检测结果而忽略了环境危险因素,则可能错误地低估了患病风险,而舍弃一些本来必需的临床筛查项目。近年来,由于常规基因检测价格不菲,而且存在相关风险,同时现阶段对于多基因遗传性疾病的认识仍然有待深入研究,因此对患者进行相关的基因检测显得华而不实。值得注意的是,ARMD 的相关基因检测意义仍有待商榷,虽然该检测目前已经商品化,但临床上选择该检测前还是要三思。

32.1 问题

32.1.1 病例1

一位 30 岁女性前来为她的父亲(60 岁)及祖母(85 岁)进行遗传咨询,后两者都在约 50 岁时确诊为原发性开角型青光眼。而她 68 岁的叔父目前也确诊了该病。她想了解她自己将来是否也会罹患该病。以下哪种基因检测比较适合她?

a) *MYOC*。   **b**) *OPA1*。

c) 全外显子测序(WES)。   **d**) 以上皆非。

正确答案是 d。

原发性闭角型青光眼属于多基因遗传性疾病,病理生理过程涉及许多基因的效应,甚至牵涉环境因素,单基因检测根本不能提供帮助。

a) **不正确。** *MYOC* 突变与青少年型开角型青光眼相关。

b) **不正确。** *OPA1* 突变在正常眼压青光眼的发生过程中担当一定的角色。

c) **不正确。** 虽然 WES 或许能检测出与青光眼或者眼前节结构相关的基因片段上的一些突变及基因多态性,但就目前情况而言并不能确切地提供有诊断价值的意见。

d）正确。

32.1.2 病例2

一位 55 岁有吸烟习惯的女性前来进行遗传咨询。她已故的父亲患有湿性 ARMD，在生前曾进行过 15 次玻璃体腔注射治疗；2 位姑姑都患有干性 ARMD。如今，为了免受她父亲在生前眼科治疗的"折磨"，她希望自己可以"尽早地"获得治疗。她曾在网上了解过该病是遗传相关的，她想知道自己有多大的风险罹患 ARMD。根据现在她所提供的临床信息，她"遗传"该病并出现与她已故父亲一样病情的可能性有多大？

a）50%。　　　　　　　　b）25%。

c）8%。　　　　　　　　d）以上皆非。

正确答案是 d。

对于多基因遗传性疾病，就算应用多基因测序也不可能预测疾病的复发风险。

a）**不正确**。　　　　　　b）**不正确**。

c）**不正确**。　　　　　　d）**正确**。

（翻译：黄咏恒）

33 白化病

摘要

　　白化病是一种以眼部色素减退为特征的疾病,伴或不伴有皮肤和毛发的色素减退。最常见的临床表现包括虹膜半透明、眼球震颤及黄斑发育不全。视力在 20/40~20/400 之间,主要取决于黄斑发育不全的程度,反过来又与基因型有关。虽然临床表型有助于指导基因诊断,但往往基因型在临床上难以预测。

关键词

　　白化病,虹膜半透明,眼球震颤,黄斑发育不全,酪氨酸酶

> **关键点**
>
> - 白化病是一种以眼部色素减退为特征的疾病,伴或不伴有皮肤、毛发的色素减退。
> - 虹膜半透明、眼球震颤及黄斑发育不全是白化病最常见的临床表现。视力在 20/40~20/400 之间,主要取决于黄斑发育不全的严重程度。
> - 虽然临床表现有助于指导基因诊断,但往往基因型在临床上难以预测。

33.1 概述

白化病是一种以眼部色素减退为特征的疾病,伴或不伴有皮肤、毛发的色素减退。累及皮肤、毛发的称为眼皮肤白化病(oculocutaneous albinism,OCA),仅眼部受累的称为眼白化病(ocular albinism,OA)。

白化病的眼部表现包括婴儿眼球震颤、虹膜半透明(图33.1)、眼底色素减退、黄斑发育不全(图33.2),以及视神经灰白,

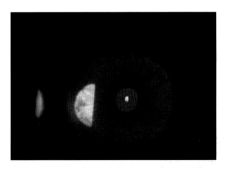

图33.1 白化病标志性透明虹膜

虹膜后睫状突和晶状体清晰可见

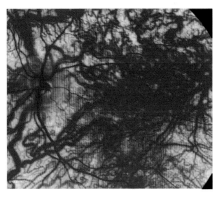

图33.2 白化病黄斑发育不全

由于色素减退和中央凹反射消失导致脉络膜血管突起。视网膜血管异常进入黄斑区。

伴或不伴有视神经发育不全。虹膜透明是其最稳定的临床特征，虹膜很少缺损，有时不易观察到，特别是在眼球震颤的情况下。视力在 20/40～20/400 之间，这主要取决于黄斑发育不全的严重程度。同时，斜视和屈光不正的发病率也较高。

OA 为 X 连锁隐性遗传病，而 OCA 为常染色体隐性(AR)遗传，极少数为常染色体显性(AD)遗传模式，通过家系检测可以鉴别这两种疾病。所有类型的白化病携带者都有可能出现虹膜透明的表现，以下虹膜最常见。X 连锁隐性 OA(OA1)女性携带者的 X 染色体失活将导致不规则性视网膜色素沉着，称为"泥浆泼溅样"眼底，表现为具有正常 X 染色体的视网膜色素上皮(RPE)细胞呈现色素性斑块，X 染色体异常的 RPE 细胞呈现色素减退性斑块(图 33.3)。此外，X 染色体失活也会引起皮肤表面色素减退性斑块。

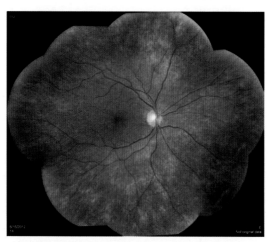

图 33.3　X 连锁隐性 OA(OA1)女性携带者的 X 染色体失活将导致不规则性视网膜色素沉着

可见"泥浆泼溅样"眼底。片状视网膜色素沉着是由于 *GPR143* 基因正常表达的视网膜色素上皮细胞呈现的色素性斑块与表达该基因的 X 染色体拷贝异常造成的色素减退性斑块散在分布所引起。

33.2 分子遗传

基因 *TYR* 编码的蛋白质酪氨酸酶是黑色素合成的关键酶。黑色素的合成是通过酪氨酸的羟基化生成左旋多巴（*L* - 3,4 -二羟基苯丙氨酸），进而左旋多巴氧化生成多巴醌。黑色素包括两种形态：一种是真黑素，色素很深，与日晒有关；另一种是褐黑素，表现为黄橘色，微红。当真黑素的生成减少时，褐黑素的生成会相应增加。

细胞内囊泡中的黑色素被称为"黑素小体"，通常见于黑素细胞中。眼睛中，黑色素存在于虹膜色素后上皮、虹膜基质的吞噬细胞、RPE 和脉络膜黑素细胞中。

白化病根据其致病基因的不同有不同的命名（表 33.1）。

表 33.1　白化病基因命名分类

命　　名	基　　因	遗传方式
酪氨酸阴性（OCA1）	*Tyr*	AR
黄色变异（OCA1B）	*Tyr*	AR
轻微色素沉着（OCA1MP）	*Tyr*	AR
温度敏感（OCA1TS）	*Tyr*	AR
2 型 OCA（OCA2）	*OCA2*	AR
3 型 OCA（OCA3）	*TYRP1*	AR
4 型 OCA（OCA4）	*SLC45A2*	AR
6 型 OCA（OCA6）	*SLC24A5*	AR
7 型 OCA（OCA7）	*C10orf11*	AR
Hermansky-Pudlak 综合征	9 个基因	AR
Chediak-Higashi 综合征	*LYST*	AR
X 连锁眼白化病（OA1）	*GPR143*	XLr

缩略词：OCA（眼皮肤白化病）；AR（常染色体隐性）；XLr（X 连锁隐性）。

33.3 鉴别诊断

即使在白种人中,虹膜透明也往往是异常表现,但其可发生在其他情况下,例如外伤、继发性萎缩(如疱疹性葡萄膜炎)和早产儿。任何有眼球震颤表现的幼儿都应考虑白化病的可能,但是在无其他主要体征的情况下,如虹膜透明或黄斑发育不全,仅眼球震颤则考虑不是白化病。黄斑发育不全可能是由单纯性 *PAX6* 突变或无虹膜所引起,它们均与虹膜透明无关。早产可能是虹膜透明的诱因。

在任何信号不对称的情况下,三导联视觉诱发电位(VEP)均表现为不对称的交叉反应,例如单侧无眼畸形、严重小眼球症或重度弱视。

33.3.1 Åland Island 眼部疾病(OMIM 300600)

Åland Island 眼部疾病为 X 连锁隐性遗传病,临床表现为眼底色素减退、视力下降、眼球震颤、散光、红色盲、进行性近视及暗适应能力减退。因为其存在眼底色素减退的表现,被认为是白化病的一种形式,但在三导联 VEP 中无视神经紊乱的表现。该病可出现虹膜透明的表现,是由 *CACNA1F* 基因突变引起的遗传病,*CACNA1F* 突变也可导致 X 连锁隐性不完全先天性静止性夜盲症(CSNB2A;OMIM 300071)。

33.3.2 BADS(执行缺陷)综合征(OMIM 227010)

该表型也称为貂白色表型,包括 OA、黑色素缺失、耳聋,其分子学机制还不明确。

33.3.3 Griscelli 综合征 1 型(OMIM 214450)

Griscelli 综合征 1 型为 AR 遗传病,以白化症为临床特征,伴有原发性神经系统缺陷,但无免疫损伤或噬血细胞综合征的表现。它是由编码肌球蛋白 VA 的基因(*MYO5A*;15q21.2)突变引起。伴有免疫损伤的 Graseli 综合征被称为 Graseli 综合征 2 型(*Rab27A* 基因)。Graseli 综合征 3 型表现为白化症,无免疫或神经系统表现(*MLPH* 或 *MYO5A* 基因)。

33.3.4 Elejalde 综合征(OMIM 256710)

Elejalde 综合征也称为神经外胚层黑色素沉着病,临床特点为精神运动迟缓、癫痫发作、低张力、非自主运动、全身性色素减退和早期银发病。有报道提出,Elejalde 病的致病基因与 Graseli 综合征 1 型的 *MYO5A* 是等位基因。

33.3.5 瓦登伯革综合征

瓦登伯革综合征是一种 AD 遗传病,由 *PAX3*(2q36)杂合突变引起。它是一种听觉-色素综合征,其特征为头发(额前一撮白发或少年白)、皮肤、眼睛(虹膜异色症和蓝眼珠)色素异常,先天性感音神经性听力丧失和内眦外移。瓦登伯革综合征分为 4 型:1 型的特点是内眦外移;2 型的特点是无内眦外移;3 型表现为内眦外移和上肢畸形;4 型也被称为 Waardenburg-Shah 综合征,伴有 Hirschsprung 病。

33.3.6 Prader-Willi/Angelman 综合征(OMIM 176270/105830)

Prader-Willi 综合征的临床特征为胎儿活动减少、肥胖、肌张力低下、智力低下、身材矮小、低促性腺激素性功能减退症、小手脚。70%～80%的病例都是由父源染色体 15q11–q13 区域内

SNRPN、*NDN* 及其他基因连续性缺失所导致。15q11‑q13 的母源单亲二倍体和非对称性染色体易位所造成的新发突变已在个别病例中被报道。Angelman 综合征是一种神经发育障碍性疾病，其特征是智力低下、运动或平衡障碍、典型的异常行为及严重言语障碍。Angelman 综合征是由染色体 15q11.2‑q13 的母源性缺失、15q11.2‑q13 父源单亲二倍体、基因组印迹异常及 *UBE3A* 基因突变引起。Prader-Willi 综合征和 Angelman 综合征均可出现视网膜、皮肤白化症，以及虹膜苍白和虹膜透明，这是由一个累及 *P* 基因的染色体连续性缺失造成的。

33.3.7　掌（跖）骨过短-先天性无齿症-少毛症-不完全白化病（OMIM 211370）

来自芬兰的一个家系中有 3 个兄弟姐妹，他们均表现为先天性无牙畸形、身材矮小、掌骨和跖骨过短、毛发稀疏、白化病和其他眼部异常（斜视、眼球震颤、双行睫、晶状体混浊和高度近视）。

33.3.8　不完全白化病

不完全白化病是一种以眼部皮肤色素减退为临床表现的 AD 遗传病，其与白化病的区别在于无视网膜中心凹发育不全、眼球震颤和畏光的症状。不完全白化病患者视力通常正常，存在有虹膜透明的表现。不完全白化病有类似 OCA 的毛发及皮肤色素减退的症状。

33.3.9　白化病耳聋综合征（OMIM 300700）

白化病耳聋综合征是 X 连锁隐性遗传病，罕见发病，累及 X 染色体 Xq24‑q26，临床表现为极重度耳聋和 OCA 的症状。分子发病机制尚不清楚。

33.3.10 小头畸形-眼皮肤白化症-手指异常综合征(OMIM 203340)

有报道一个家系中的 2 个兄弟姐妹表现为小头畸形、OCA、多手指末节发育不全及第一趾骨远端发育不全。

33.3.11 Cross 综合征(OMIM 257800)

Cross 综合征的临床表现是眼皮肤色素减退、小眼畸形、僵直、精神和身体发育迟缓、手足徐动症样运动。分子发病机制尚不清楚。

33.3.12 Preus 综合征(OMIM 257790)

Preus 综合征的临床表现为生长迟缓、长头畸形、白内障、高弓腭、牙齿宽小、全身色素减退、精神运动迟缓和低色素性贫血。分子发病机制尚不清楚。

33.4 罕见临床表现

白化病与一些系统性疾病相关。Hermansky - Pudlak 综合征是一种以 OCA 为特征的系统性疾病,具有家族内和家族间的表型差异;其症状还包括出血性疾病(血小板减少)、肺纤维化或肉芽肿性结肠炎。Chediak-Higashi 综合征是一种由白细胞趋化异常所导致的细胞免疫缺陷疾病,诊断依赖于血涂片上异常白细胞颗粒的判定。白化病相关的其他系统性疾病还包括听力丧失和体液免疫缺陷。

33.5 临床检查

患者往往伴有异常的视觉通路交叉,单侧眼至对侧大脑半球的神经纤维过度交叉,可通过三导联 VEP 进行检测。

33.6 基因检测

临床上,患者表型可为分子诊断提供依据,但基因型往往难以预测。OCA 患者多为复合杂合型突变,对表型有很大的影响。例如,当 *TYR* 的 2 个拷贝都发生无效突变(OCA1A)时,表型往往很严重,视力范围在 $20/200 \sim 20/400$ 之间;如果酪氨酸酶活性仅部分降低(OCA1B),患者往往是轻度病变,表现为轻微的色素减退,视力良好。累及酪氨酸酶活性的复合杂合型突变,包括无效突变和其他类型突变,有其特征性表型谱。与色素沉着相关的其他基因与不同类型的白化病有关(见表 33.1)。许多分子诊断实验室可以提供多个基因检测目标基因组来明确白化病类型。

33.7 白化病相关网站

www.albinism.org

33.8 问题

33.8.1 病例 1

6 岁男童,眼球震颤。检查结果显示双侧眼均有虹膜透明的表现,以及轻度黄斑发育不全,伴有视神经灰白。患儿及其父母头发均为淡棕色且肤色苍白。父母检查结果显示母亲有轻微的虹膜透明症状。下列哪项是正确的?

a) 患儿极有可能为 OCA。

b) 视神经灰白表明有色素沉着,故排除白化病可能。

c) 表型符合 OCA1 诊断。

d） 患儿三导联 VEP 检查为正常。

正确答案是 a。

多数情况下，白化病的诊断依赖于临床表型。该患儿表现为眼球震颤、虹膜透明、黄斑发育不全及轻度视神经发育不全，临床表型符合白化病的诊断。

a）正确。

b）不正确。 虽然视神经灰白是白化病的眼底表现，但其不是由黑色素减少引起的。

c）不正确。 OCA 表型不匹配于基因型。

d）不正确。 大多数 OCA 患者由于其存在不对称性视觉通路交叉，三导联 VEP 往往显示图形翻转。

33. 8. 2　病例 2

1 岁男童，眼球震颤。检查显示头发发白，双眼视力 20/200，虹膜透明，黄斑发育不全。进一步的 VEP 检查显示不对称性视觉通路交叉。其父母皮肤发白，皮肤可经日晒变黝黑，眼科检查正常。患儿可诊断为下列哪种类型 OCA？

a） OCA1A。

b） OCA1B。

c） OA1。

d） 不确定。

正确答案是 d。

虽然家族史和临床检查可以提供重要线索，尤其在女性携带者表现为 X 染色体失活的情况下，但是在白化病诊断中，临床表型并不能准确反映基因型，特别是 1 岁以内儿童的表型往往类似，不依赖于其基因型。

a）**不正确**。*TYR* 序列分析是唯一判定 OCA1A 和 OCA1B 的方法。

b）**不正确**。同 a。

c）**不正确**。该问题在于患儿皮肤发白是否遗传于其父母，是由于 OA 发病还是 OCA。如果患儿母亲没有 X 染色体失活的表现，患儿不可能是 OA1。

d）**正确**。

33.8.3 病例 3

5 岁男童，诊断为白化病，儿科医生称其有"双眼震颤"。检查发现患儿头发发白，双眼水平对称性眼球震颤、虹膜透明、眼底色素减退及黄斑发育不全。患儿身上有多处瘀伤，其母亲刷牙时会偶尔出血。进一步检查显示全血细胞计数（CBC）、血小板、凝血酶原时间（PT）、凝血激活酶时间（PTT）、国际标准化比值（INR）和骨骼检查均正常。你的诊断是什么？

a）Chediak-Higashi 综合征。　　**b**）白血病。

c）Hermansky‐Pudlak 综合征。　**d**）虐童。

正确答案是 c。

该患儿的临床诊断为 OCA，伴有出血表现，但常规血液检查显示无明显凝血障碍。极可能是 Hermansky‐Pudlak 综合征，应考虑肺和胃肠道部位的检查。可通过电子显微镜观察血小板致密体异常或减少的情况，以及血小板聚集/功能研究和已知基因脱氧核糖核酸（DNA）序列分析来明确诊断以及致病突变。

a）**不正确**。Chediak-Higashi 综合征累及儿童，伴有 OCA 及反复感染，只有当病变累及骨髓时才会出现出血的症状。

b）**不正确**。该病例的 CBC 正常，基本排除白血病的可能。白血病与白化病没有关联。

c）正确。

d）不正确。虽然身上有多处不明原因瘀伤的儿童往往会被考虑有受虐的可能，尤其是行走不便，背部、躯干、四肢皮肤表面多处瘀伤的儿童，但是综合该患儿家族史、临床表现及骨骼检查无异常的结果可以排除虐童的可能。

33.8.4 病例 4

8月龄男童，眼球震颤，父母担忧孩子会致盲。患儿及家系成员毛发及皮肤色素均正常。患儿眼科检查显示双眼水平对称性中频大幅度眼球震颤，伴有虹膜透明、黄斑发育不全、视神经灰白的症状。三导联 VEP 结果显示图形翻转。母亲检查结果显示腰背部皮肤色素减退，双眼轻微虹膜透明表现，"泥浆泼溅样"眼底。该母亲生下一胎患病的概率有多大？

a）8%。   b）50%。

c）25%。   d）100%。

正确答案是 c。

患儿为 X 连锁隐性 OA。大幅度的眼球震颤在幼儿期比较常见，容易造成眼球不固定的假象。该母亲表现为典型的 X 染色体失活的特征。由于其为杂合子，每次妊娠卵子有 50% 的概率会携带 OA1 基因的突变（GPR143）。如果该卵子与携带 X 染色体的精子结合，则后代为女性携带者；如果该卵子与携带 Y 染色体的精子结合，则后代为男性患病。所以，其后代有 25% 的概率为女性携带者，25% 的概率为正常女性，25% 的概率为正常男性，25% 的概率为男性患者。

a）**不正确。**   b）**不正确。**

c）**正确。**   d）**不正确。**

33.8.5 病例 5

7 岁男童,诊断为 OCA,4 年间密切随访,眼球震颤的振幅减小,其余无明显临床改变。患儿表现为明显的虹膜透明症状,头发发白,面色苍白,无全身症状或畸形。父母想借助基因检测手段指导将来的怀孕计划。下列哪项基因检测为首选方案?

a）白化病多基因目标基因组检测。

b）*TYR* 缺失\拷贝数分析。

c）基因芯片。

d）全外显子测序（WES）。

正确答案是 a。

在北美地区,*TYR* 和 *p* 基因突变是导致 OCA 最常见的致病突变。由于 OCA 表型不匹配于基因型,所以市面上白化病多基因目标基因组是最经济的检测手段,可以在一次检测中实现多基因突变位点的检测,明显优于多次检测单个基因。例如,某实验室可提供 OCA1、OCA2、OCA3、OCA4 的基因检测,同时又包含 Hermansky‑Pudlak 综合征及 Chediak-Higashi 综合征的致病基因。可提供基因目标基因组检测（包括已验证的单基因检测）的实验室资源来源于 Gene Tests（http://www.genetests.org/tests/）和 Genetic Testing Registry（https://www.ncbi.nlm.nih.gov/gtr/）。

a）**正确**。

b）**不正确**。*TYR* 缺失/拷贝数变异只见于<1%的白化病患者。如果目标基因组没有检测到可以解释患者表型的突变,可以考虑 *TYR* 缺失/拷贝数分析。

c）**不正确**。基因芯片并不能检测基因内突变。该技术用于检测拷贝数变化（如拷贝数变异或缺失）,不局限于 1 个基因,可发现其他疾病。例如,染色体 15q 缺失(p 基因缺失)不仅会导致白化病,还会引起 Prader-Willi 综合征。

d) 不正确。 当疾病不确定为单基因疾病时,才选择 WES。WES 结果可以解释疾病也有可能为阴性结果。WES 价格昂贵,其覆盖所有的编码基因,有些基因可能与本身疾病不相关(例如,阿尔兹海默病与癌症),这就大大增加了数据分析的不确定性,还会陷入该不该出报告的伦理两难困境中。

推荐阅读

［1］ Chiang PW, Spector E, Tsai AC. Oculocutaneous albinism spectrum. Am J Med Genet A. 2009;149A(7):1590 - 1591

［2］ Hutton SM, Spritz RA. Comprehensive analysis of oculocutaneous albinism among non-Hispanic Caucasians shows that OCA1 is the most prevalent OCA type. J Invest Dermatol. 2008;128(10):2442 - 2450

［3］ Pott JW, Jansonius NM, Kooijman AC. Chiasmal coefficient of flash and pattern visual evoked potentials for detection of chiasmal misrouting in albinism. Doc Ophthalmol. 2003;106(2):137 - 143

［4］ Schmitz B, Schaefer T, Krick CM, et al. Configuration of the optic chiasm in humans with albinism as revealed by magnetic resonance imaging. Invest Ophthalmol Vis Sci. 2003;44(1):16 - 21

［5］ Simeonov DR, Wang X, Wang C, et al. DNA variations in oculocutaneous albinism: an updated mutation list and current outstanding issues in molecular diagnostics. Hum Mutat. 2013;34(6):827 - 835

［6］ Levin AV, Stroh E. Albinism for the busy clinician. J AAPOS. 2011;15(1):59 - 66

(翻译:胡方园)

索引

436

图书在版编目(CIP)数据

威尔斯眼遗传学手册/(美)亚历克斯·V.莱文(Alex V. Levin),(美)马里奥·扎诺利
(Mario Zanolli),(美)杰尼娜·E.卡帕索(Jenina E. Capasso)编著;王敏,吴继红主
译.—上海:复旦大学出版社,2022.6
书名原文:The Wills Eye Handbook of Ocular Genetics
ISBN 978-7-309-15969-1

Ⅰ.①威… Ⅱ.①亚…②马…③杰…④王…⑤吴… Ⅲ.①眼病—遗传病—诊断—手册
Ⅳ.①R770.4-62

中国版本图书馆 CIP 数据核字(2021)第 197641 号

Copyright © 2018 of the original English language edition by Thieme Medical
Publishers, Inc.,
New York, USA
Original Title:
The Wills Eye Handbook of Ocular Genetics
by Alex V. Levin/Mario Zanolli/Jenina E. Capasso

本书简体中文版权© 2021 由复旦大学出版社所有。未经出版者书面许可,不得以任何
方式复制或发行本书的任何部分。
上海市版权局著作权合同登记号:09-2019-076

威尔斯眼遗传学手册

(美)亚历克斯·V.莱文(Alex V. Levin) (美)马里奥·扎诺利(Mario Zanolli)
(美)杰尼娜·E.卡帕索(Jenina E. Capasso) 编著
王 敏 吴继红 主译
责任编辑/肖 芬

复旦大学出版社有限公司出版发行
上海市国权路 579 号 邮编:200433
网址:fupnet@ fudanpress.com http://www.fudanpress.com
门市零售:86-21-65102580 团体订购:86-21-65104505
出版部电话:86-21-65642845
上海盛通时代印刷有限公司

开本 890 × 1240 1/32 印张 14.75 字数 370 千
2022 年 6 月第 1 版第 1 次印刷

ISBN 978-7-309-15969-1/R · 1916
定价:128.00 元

如有印装质量问题,请向复旦大学出版社有限公司出版部调换。
版权所有 侵权必究